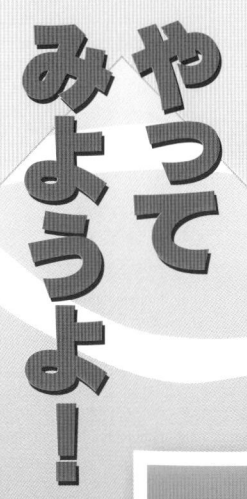
やってみようよ！

JUMP
心エコー図を読んでみよう！
いよいよ臨床例に挑戦！
心エコー図がみえてくる

HOP
心エコー図を読む前に
意外に知らない超音波の真実!?
今、なぞが明らかに！

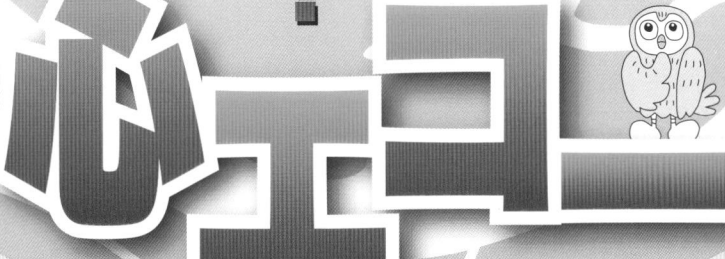
心エコー

STEP
心エコー図の基本的な撮り方・読み方
基本画像で、正常例・解剖・計測・
正常値をマスター！

DVD BOOK

インターメディカ

この本を読まれる皆さんへ

関西医科大学助教授・同附属男山病院内科部長
小糸 仁史

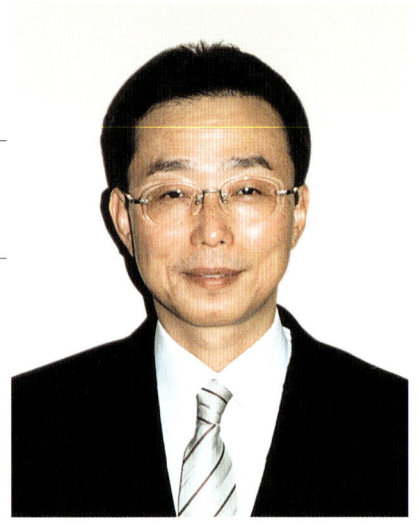

　髙階經和先生の「やってみようよ！ 心電図」がとてもわかりやすいと、看護師さんをはじめ、医学生や心電図を学ぶ人の間で評判となり、同じような心エコー図の本を望む声が多数あるとのことで、私のところに執筆のお話がありました。

　最初、看護師さんが心エコー図に興味があるのかなと思いましたが、超音波検査士の受験資格は、看護師・准看護師・臨床検査技師・診療放射線技師の免許を取得しているもの、となっています。今日の医療は多岐にわたり、医師・看護師・その他コメディカルの方々の専門知識・技能・経験に基づいて支えられています。超音波検査などは、まさにそのものでしょう。

　そういえば、私がDr.Spodickのもとで心エコー図の指導を受けた米国マサチューセッツ州立大学医学部セントヴィンセント病院の超音波検査士の皆さんは、全員が元ベテラン看護師さんたちでした。よく一緒に勉強し、教えてもらうことも多々ありました。私にとって楽しかった思い出の一頁です。

　さて、心エコー図の本はたくさんありますが、読者の対象は循環器専門医や内科臨床医のことが多く、心疾患の心エコー図所見の説明が中心となっています。しかし、ほとんど予備知識もなく、初めて心エコー図に接する人にとっては、なぜ超音波であのような画像が映るのかわからず、私もそうでしたが心エコー図をみても、どこをどうみたらよいのか全くわかりません。まず、超音波画像が映る理由や性質を理解し、超音波検査でみえる心臓の解剖を覚え、正常例がどのように映るかを理解したうえでないと、心疾患を正しく評価することはできないのです。

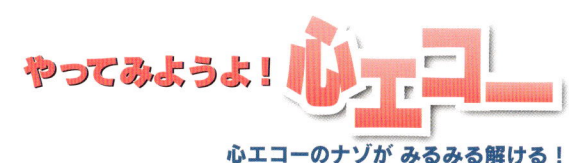

　そこで、まずPART-1/HOPでは超音波装置で心臓の画像が映る理由をできるだけわかりやすく、数式はできるだけ使わず解説することに努めました。とはいっても、私も超音波の基本原理について系統的に研修を受けたわけでもなく、一から勉強のし直しでした。幸い、東芝メディカルシステムズの大道和也氏の協力を得ることができ、約1年にわたり週1回の割合で夜間勉強会をしていただきました。大道氏には、休日を利用して行った超音波画像の実験、および心エコー図のDVD作成でも協力していただき、本書を上梓できたのは大道氏のお陰といっても過言ではありません。改めて、ここに感謝の意を表します。

◆

　PART-2/STEPでは、心エコー図の基本画像の解説をしていますが、検査には一連の流れがあり、実際に私が検査をする時の手順に沿って解説しています。読者の皆さんには、この基本画像と検査の手順(順番)をしっかり頭に焼き付けていただきたいと思います。なぜならば、心エコー図で心疾患を診断する時は、「あれっ、ここが自分の知っている正常例と違うぞ!」というのが手がかりになって診断されていくからです。

◆

　PART-3/JUMPでは、よくみられる心疾患症例で特に注目する点をクイズ形式にし、正常例と比較しながら解説するように心がけました。最低限の症例は提示できたと思いますが、まだまだいろいろな心疾患が存在します。日々、患者さんから教えられる毎日です。また、関西医科大学附属滝井病院中央検査部の高田厚照技師には、忙しい臨床検査の中、症例の画像収集に協力していただき、感謝しております。

◆

　ここに書いた内容は、臨床実習に来た学生や研修医に指導していることを活字にしたものです。本書が、学生や研修医、看護師の皆さんが心エコー図を学ぶきっかけとなれば望外の幸せです。
　最後に、髙階先生をはじめ、ご協力いただいた皆様に心より深謝致します。

2005年11月

LET'S TRY!

まずは、「身近な食品」を使って
▶ **やってみようよ！**

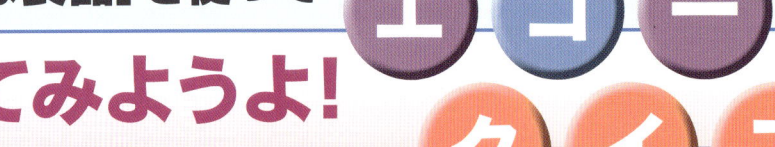
エコー・クイズ

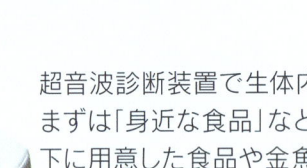

超音波診断装置で生体内をみる前に、
まずは「身近な食品」などにプローブを向けて表示してみました。
下に用意した食品や金魚が、さて、どんな画像に変身するでしょうか？
p6〜7の超音波画像に対応する写真を選んでください。
一つの食品だけでなく、複数の食品を重ねて表示している画像もありますから、ご注意を！

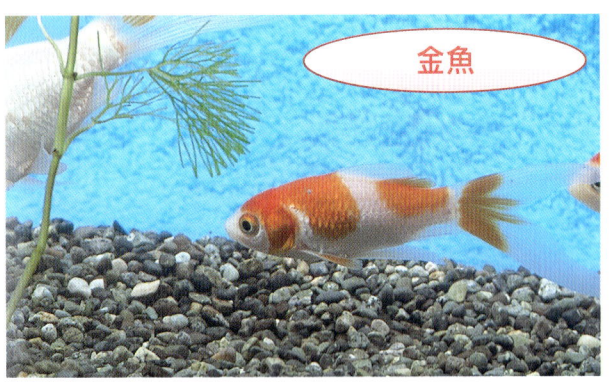
金魚

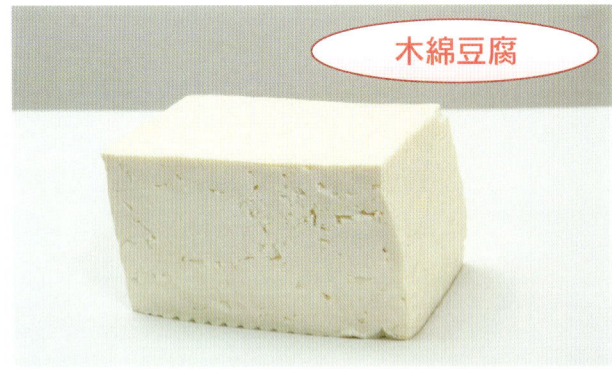
木綿豆腐

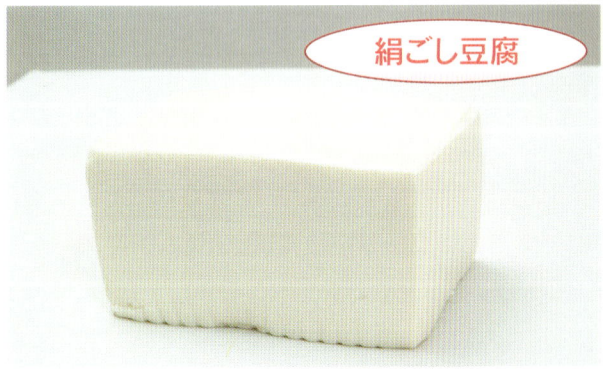
絹ごし豆腐

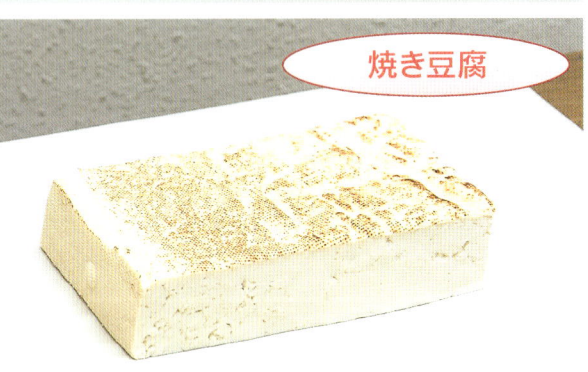
焼き豆腐

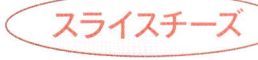
スライスチーズ

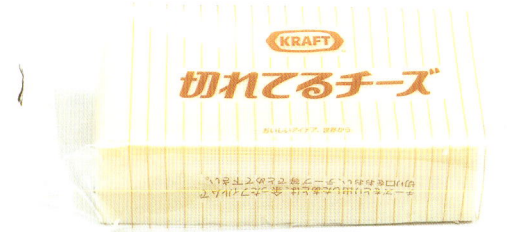

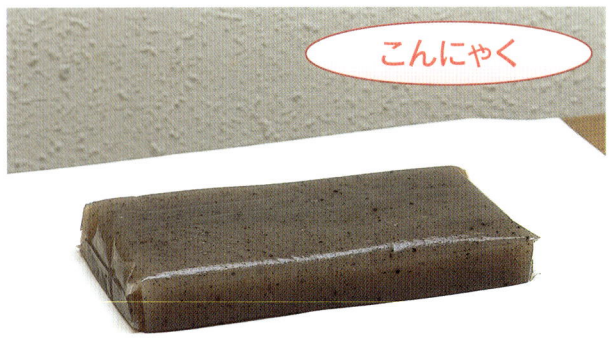
こんにゃく

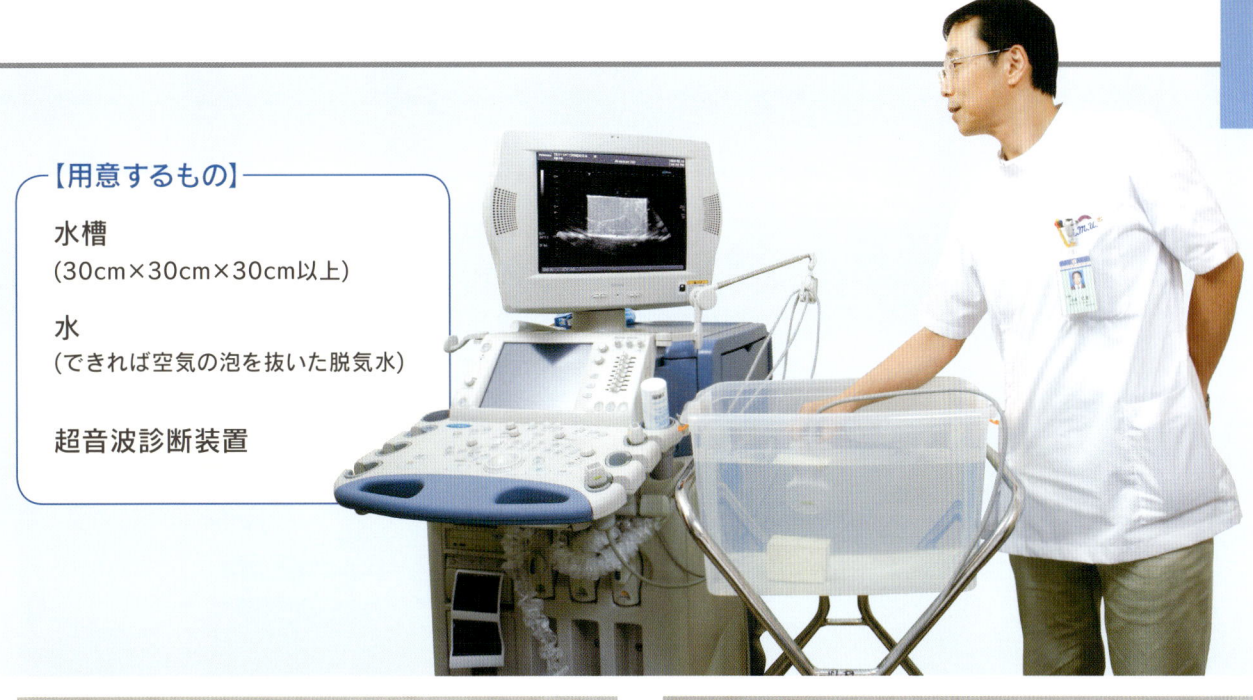

【用意するもの】

水槽
（30cm×30cm×30cm以上）

水
（できれば空気の泡を抜いた脱気水）

超音波診断装置

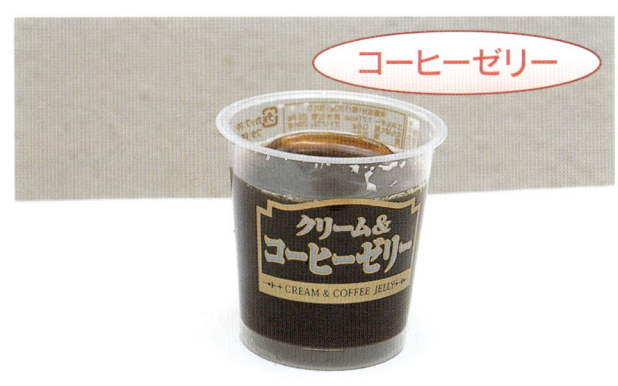

コーヒーゼリー

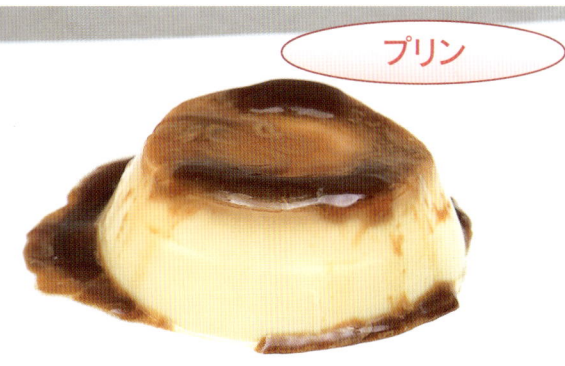

プリン

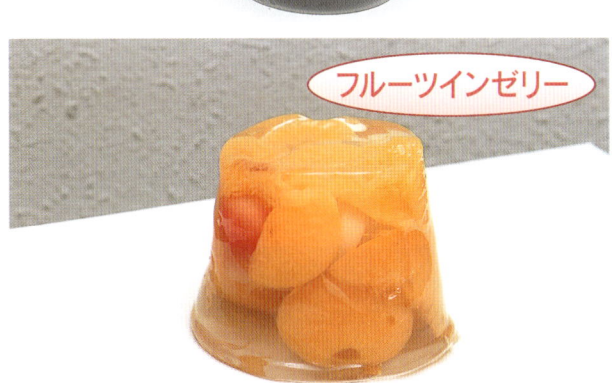

フルーツインゼリー

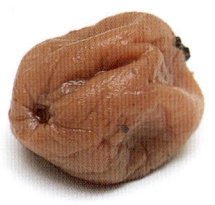

梅干

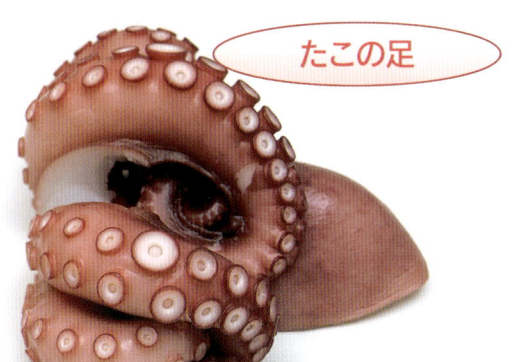

たこの足

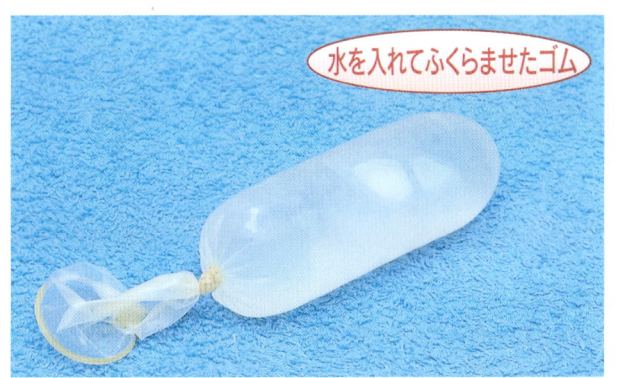

水を入れてふくらませたゴム

LET'S TRY!

Q この画像は、何を映しているでしょう？

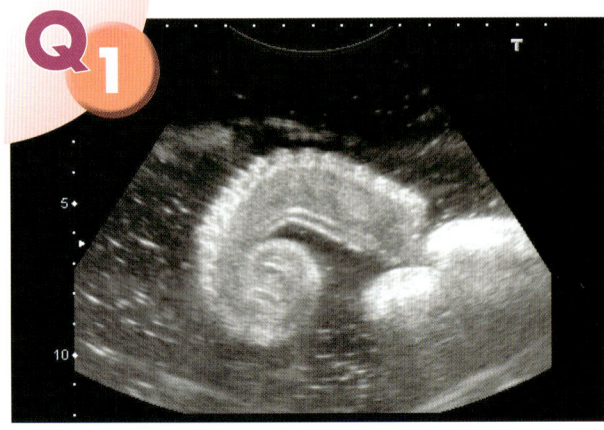

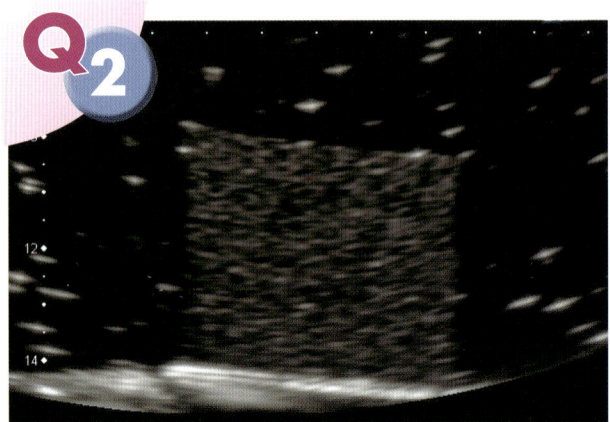

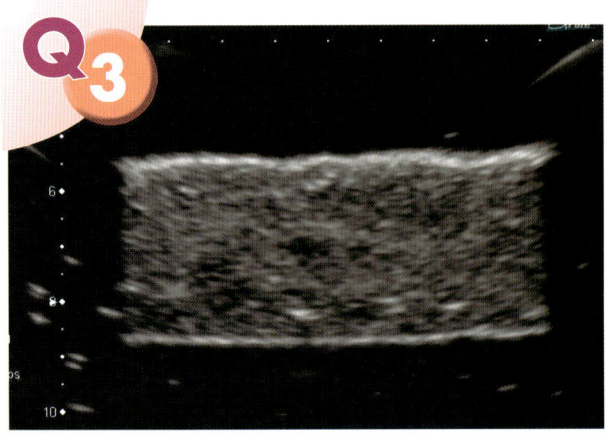

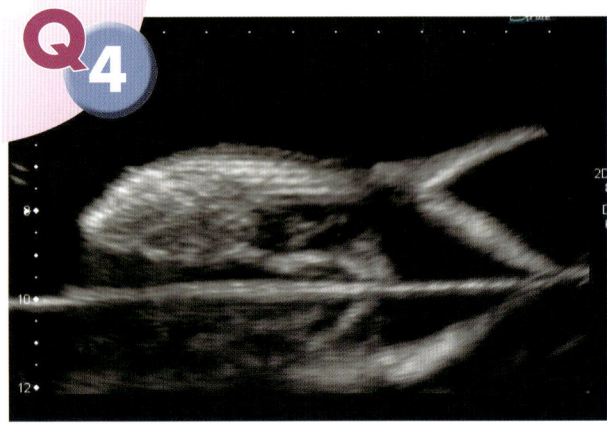

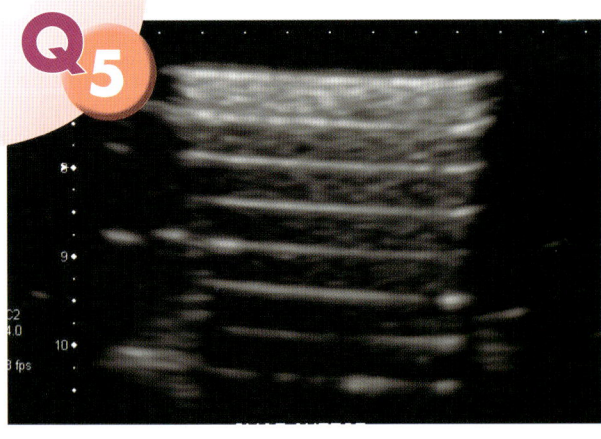

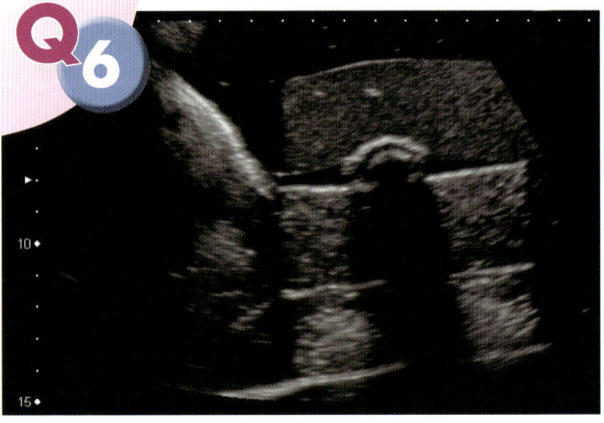

☆ 画像に関する詳しい解説は、p48〜57をご覧ください。

エコー・クイズ

やってみようよ！

ヒント p4〜5の食品などが、単品もしくは複数映っています

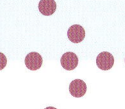

Q7
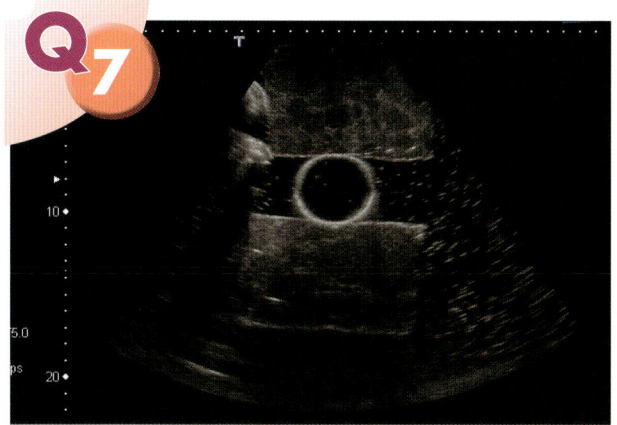

Q8
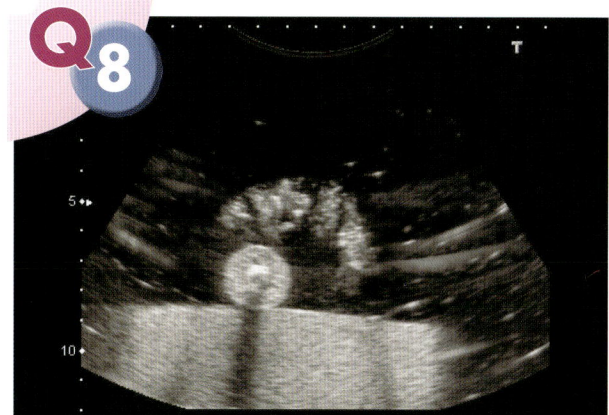

Q9
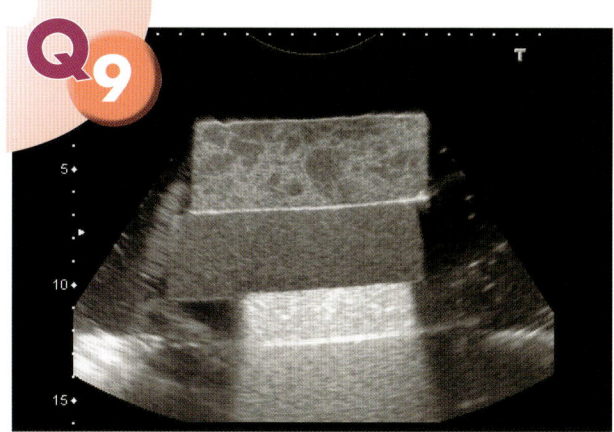

Q10
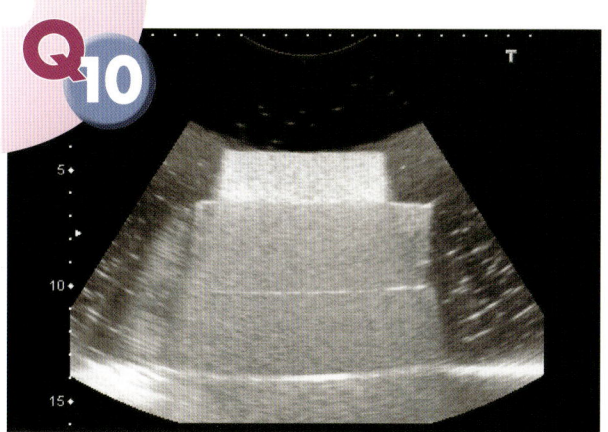

Q11
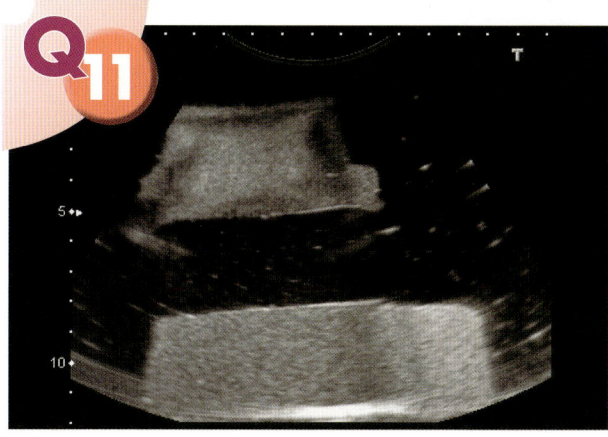

Q12
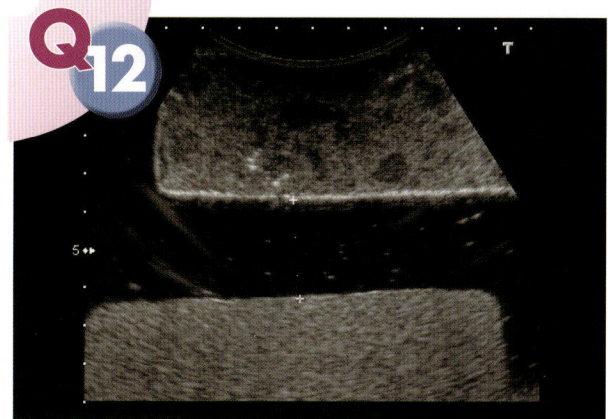

【クイズの答え】
Q1 たこの足　Q2 コーヒーゼリー　Q3 焼き豆腐　Q4 金魚　Q5 スライスチーズ　Q6 絹ごし豆腐＋梅干＋焼き豆腐＋こんにゃく　Q7 焼き豆腐＋水を入れてふくらませたゴム　Q8 フルーツインゼリー＋木綿豆腐　Q9 焼き豆腐＋木綿豆腐＋こんにゃく　Q10 こんにゃく＋焼き豆腐＋木綿豆腐　Q11 プリン＋コーヒーゼリー＋木綿豆腐　Q12 焼き豆腐＋コーヒーゼリー＋絹ごし豆腐

CONTEN

この本を読まれる皆さんへ …………………………………………………… 2

LET'S TRY!
まずは、「身近な食品」を使ってやってみようよ！エコー・クイズ …………… 4

PART-1 HOP
心エコー図を読む前に
意外に知らない超音波の真実！？
今、なぞが明らかに！

POINT- 1	超音波って、何だろう？	12
POINT- 2	超音波の進む速度は、どのくらい？	16
POINT- 3	音響インピーダンスって、何だろう？	20
POINT- 4	減衰：音波の行方は？	24
POINT- 5	指向性：超音波診断装置で生体内がみられるワケ(1)	30
POINT- 6	断層像：超音波診断装置で生体内がみられるワケ(2)	34
POINT- 7	超音波診断装置の「分解能」とは？	38
POINT- 8	超音波診断装置には各種モードがある	42
POINT- 9	超音波画像を表示してみよう	48
POINT-10	アーチファクトに注意しよう	58
POINT-11	超音波診断装置の構成と取り扱い	64
POINT-12	超音波診断装置の画像調整方法	72

PART-2 STEP
心エコー図の基本的な撮り方・読み方
基本画像で、正常例・解剖・計測・
正常値をマスター！

心エコーの基本画像をマスターしよう …………………………………… 80
 ① 傍胸骨長軸像 …………… 82
 ② 傍胸骨短軸像 …………… 88
 ③ 心尖部四腔像 …………… 92
 ④ 心尖部左室長軸像 …………… 97

PART-3 JUMP
心エコー図を読んでみよう！
いよいよ臨床例に挑戦！
心エコー図がみえてくる

心エコー図検査の流れと判読のチェックポイント ………… 102

Q1	心室中隔・左室後壁の厚さは、どのくらいでしょう？	106
Q2	心室中隔・左室後壁の厚さは、どのくらいでしょう？	109
Q3	左室拡張末期径・収縮末期径は、どのくらいでしょう？	114
Q4	大動脈弁の性状は？大動脈弁最高血流速度はどのくらいでしょう？	116
Q5	大動脈弁・僧帽弁の性状は？左房径・左室径はどのくらいでしょう？	120
Q6	大動脈径・左室径はどのくらいでしょうか？大動脈弁輪部の形態をどう思いますか？	126
Q7	この大動脈弁には、いくつ弁がありますか？	129
Q8	左房径はどのくらいでしょうか？僧帽弁の動きや性状、弁口面積はどうですか？pressure half time(PHT)はいくらになりますか？	132
Q9	どの弁に、異常があるでしょうか？	137
Q10	どの弁に、異常があるでしょうか？	141
Q11	右室前壁の前、左室後壁の後ろにあるものは？	144
Q12	心室レベルMモードの心室中隔の動きはどうですか？	147
Q13	左室壁運動に異常がみられるのは、どの部位？	150
Q14	左室壁運動に異常がみられるのは、どの部位？	155
Q15	左室壁に異常がみられるのは、どの部位？	158
Q16	心室の動きが異常な部位はどこでしょうか？	160
Q17	左室壁および壁運動の異常な部位はどこでしょうか？	162
Q18	左室の壁運動異常の部位は、どこでしょう？	165
Q19	左室レベルMモードで心室中隔の動きは？	169
Q20	異常シャント血流は、どの部位にみられるでしょうか？	172
Q21	弁の付着位置がおかしいのは、どの弁でしょうか？	175
Q22	連続波ドプラ三尖弁逆流波形から推定される右室収縮期圧は、どのくらいでしょうか？	177
Q23	僧帽弁レベルMモード図の所見から、考えられる心疾患は？	180

APPENDIX●超音波と心エコー図関連の数式 ………… 182

TS やってみようよ！心エコー

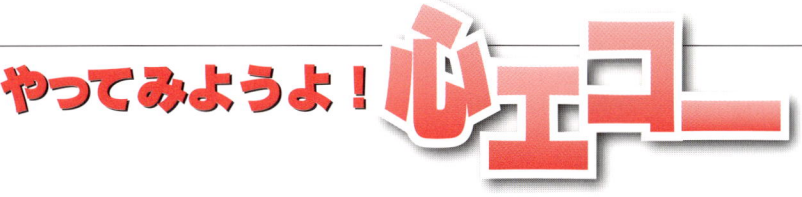

付録DVD「心エコー図の撮り方とその手順」　CONTENTS

超音波診断装置の画像調整法

① GAIN
② STC
③ Dynamic Range
④ AGC
⑤ プローブの周波数

健常例1

❶ 傍胸骨長軸像
① 傍胸骨長軸断層像
② 大動脈弁レベルMモード
③ 僧帽弁レベルMモード
④ 左室レベルMモード
⑤ カラードプラモード

❷ 傍胸骨短軸像
① 左室短軸断層像
② 僧帽弁レベル短軸像
③ 僧帽弁カラードプラ
④ 大動脈弁レベル短軸像
⑤ 大動脈弁カラードプラ
⑥ 肺動脈弁Mモード
⑦ 肺動脈弁カラードプラ
⑧ 右室流出路パルスドプラ
⑨ 三尖弁カラードプラ
⑩ 右室流入路パルスドプラ

❸ 心尖部四腔像
① 心尖部四腔断層像
② 僧帽弁カラードプラ
③ 左室流入路パルスドプラ

❹ 心尖部四腔像＋大動脈弁像
① 大動脈弁像
② 大動脈弁カラードプラ
③ 左室流出路パルスドプラ
④ 心尖部四腔像の三尖弁カラードプラ
⑤ 右室流入路パルスドプラ

❺ 心尖部左室長軸像
① 心尖部二腔断層像
② 心尖部左室長軸断層像
③ 僧帽弁・大動脈弁カラードプラ
④ 左室流入路パルスドプラ
⑤ 左室流出路パルスドプラ
⑥ 大動脈弁連続波ドプラ
⑦ 右室流入路断層像
⑧ 三尖弁カラードプラ
⑨ 三尖弁連続波ドプラ

❻ 心窩部像
① 心窩部断層像
② 下大静脈カラードプラ

健常例2

❶ 傍胸骨長軸像
① 傍胸骨長軸断層像
② 大動脈弁レベルMモード
③ 僧帽弁レベルMモード
④ 左室レベルMモード
⑤ 僧帽弁カラードプラ
⑥ 大動脈弁カラードプラ

❷ 傍胸骨短軸像
① 左室短軸断層像
② 僧帽弁レベル短軸像
③ 僧帽弁カラードプラ
④ 大動脈弁レベル短軸像
⑤ 大動脈弁カラードプラ
⑥ 肺動脈弁Mモード
⑦ 肺動脈弁カラードプラ
⑧ 右室流出路パルスドプラ
⑨ 三尖弁カラードプラ
⑩ 右室流入路パルスドプラ

❸ 心尖部四腔像
① 心尖部四腔断層像
② 僧帽弁カラードプラ
③ 左室流入路パルスドプラ

❹ 心尖部四腔像＋大動脈弁像
① 大動脈弁像
② 大動脈弁カラードプラ
③ 左室流出路パルスドプラ
④ 大動脈弁連続波ドプラ

❺ 心尖部左室長軸像
① 心尖部二腔断層像
② 僧帽弁カラードプラ
③ 左室流入路パルスドプラ
④ 心尖部左室長軸断層像
⑤ 僧帽弁・大動脈弁カラードプラ
⑥ 左室流入路パルスドプラ
⑦ 左室流出路パルスドプラ
⑧ 右室流入路断層像
⑨ 三尖弁カラードプラ
⑩ 三尖弁連続波ドプラ

❻ 心窩部像
① 心窩部断層像
② 下大静脈カラードプラ

弁膜症例

❶ 傍胸骨長軸像
① 傍胸骨長軸断層像
② 大動脈弁レベルMモード
③ 僧帽弁レベルMモード
④ 左室レベルMモード
⑤ カラードプラモード

❷ 傍胸骨短軸像
① 左室短軸断層像
② 僧帽弁レベル短軸像
③ 僧帽弁カラードプラ
④ 大動脈弁レベル短軸像
⑤ 大動脈弁カラードプラ
⑥ 肺動脈弁カラードプラ
⑦ 肺動脈弁パルスドプラ
⑧ 三尖弁カラードプラ
⑨ 右室流入路パルスドプラ

❸ 心尖部四腔像
① 心尖部四腔断層像
② 僧帽弁カラードプラ
③ 左室流入路パルスドプラ

❹ 心尖部四腔像＋大動脈弁像
① 大動脈弁像
② 大動脈弁カラードプラ
③ 大動脈弁パルスドプラ
④ 大動脈弁連続波ドプラ
⑤ 三尖弁カラードプラ
⑥ 三尖弁連続波ドプラ

❺ 心尖部左室長軸像
① 心尖部二腔断層像
② 僧帽弁カラードプラ
③ 心尖部左室長軸断層像
④ 僧帽弁・大動脈弁カラードプラ
⑤ 左室流入路パルスドプラ
⑥ 左室流出路パルスドプラ
⑦ 大動脈弁連続波ドプラ
⑧ 右室流入路断層像
⑨ 三尖弁カラードプラ
⑩ 三尖弁連続波ドプラ

❻ 心窩部像
① 心窩部断層像
② 僧帽弁カラードプラ
③ 下大静脈カラードプラ

* 部屋の照明を暗くして再生すると、エコー画像をより鮮明にご覧いただくことができます。

PART 1 HOP

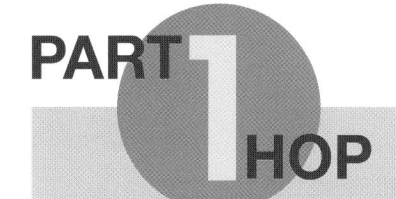

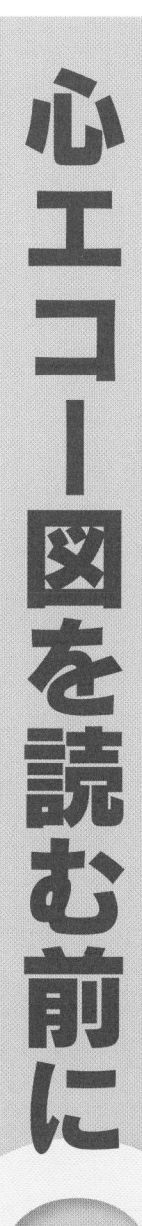

心エコー図を読む前に

意外に知らない超音波の真実!?
今、なぞが明らかに!

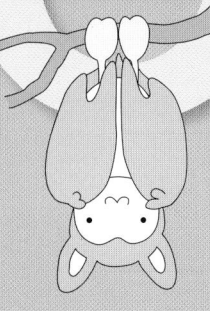

PART-1…HOP

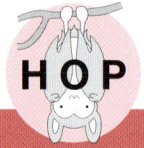

POINT-1 　超音波って、何だろう？

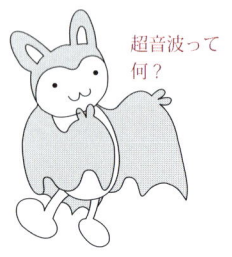

超音波って何？

皆さん、おなじみの「超音波検査」。

日常、あたりまえのように使われている、この「**超音波**」というのは、どのようなものだと思いますか？

「音波というぐらいだから、音の一種？」

「超音波メスというのがあるから、電磁波か何か？」

改めて「超音波とは」と考えてみると、何となく、あいまいにしか理解していないことに気づきます。

実は、**超音波というのは「音」**なのです。ただし、聞いたことのある人はいません。そう、**人の耳では聞こえないほど高い音**なのです。

超音波をイメージするとき、もうひとつ、思い浮かべてほしいのが、「波」。そうです、寄せては返す、あの波です。

超音波も、水面の波も、「波」ではありますが、ひとつ大きな違いがあります。

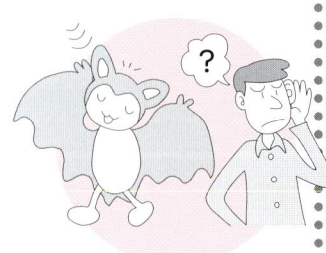

超音波は役立たず？

超音波は「聞くことを目的としない音」とも定義されています。人間の耳には役に立たない音ですが、診断装置を通して生体内の情報をもたらしてくれる「役に立つ音」でもあるのです。

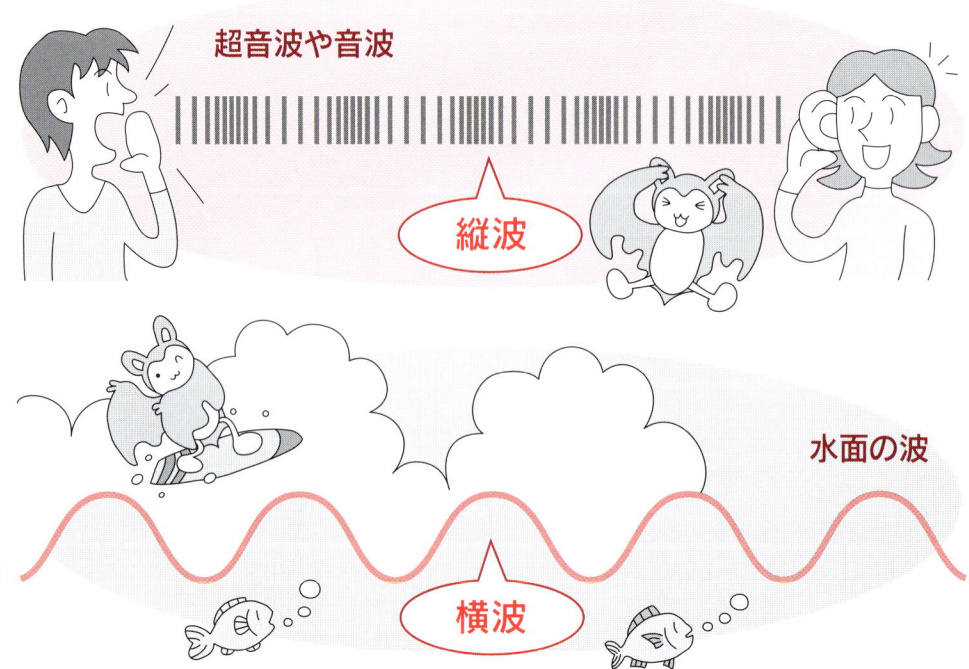

超音波や音波　縦波

水面の波　横波

POINT 1 超音波って、何だろう？

水面の波は横波ですが、超音波や音波は縦波。波の種類が違うのです。

横波というのは、皆さんおなじみの、あのウェーブ。大人も子供も、波というと思い描く、あの上下のカーブです。

ところが縦波は、あまり、なじみがありません。

縦波は「疎密波」といって、水面の波のように上下にカーブを描くのではなく、密度のあらい(疎)部分と、密な部分が交互に連続しています。

たとえば、人間の声を例にとって考えてみましょう。声も音ですから、縦波です。

ある日、Aさんは街角で友人をみかけ、「Bさん!」と叫びました。

そのときAさんの声帯は震え、振動が空気中を伝わって、Bさんの鼓膜を震わします。それがBさんの脳に伝わって認識され、「あらっ！Aさん、お久しぶり」。

Aさんの声帯から発生した振動(縦波)は、**空気を押したり引いたりして伝わり(疎密波)**、無事、Bさんの鼓膜を震わせたというわけです。

疎密波というのは、なかなかイメージしづらい波ですね。

たとえば、ずらりと並んだ小人たちが、両手を盛んに広げたり縮めたりしている様子、というふうにイメージすることもできます。

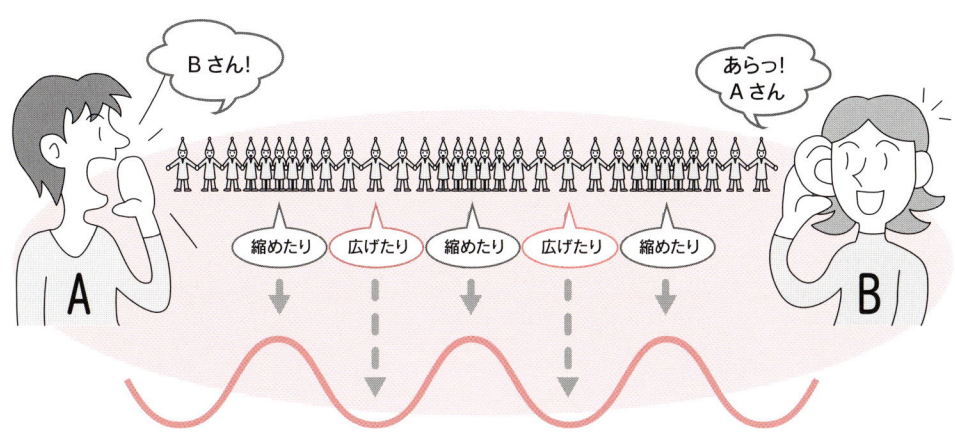

音は、このように縦波(疎密波)なのですが、理解しやすくするために、普通、横波(水面の波)の形に置き換えて表現されています。

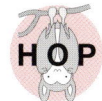

超音波というのは、人間の耳では聞こえないほど高い音でしたね。

人間の耳には聞こえない、この超音波を聞いて暮らしている生物がいます。

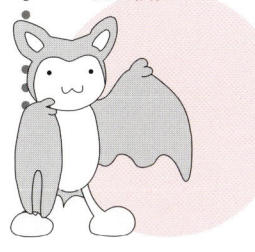

コウモリのナビゲーションは超音波。

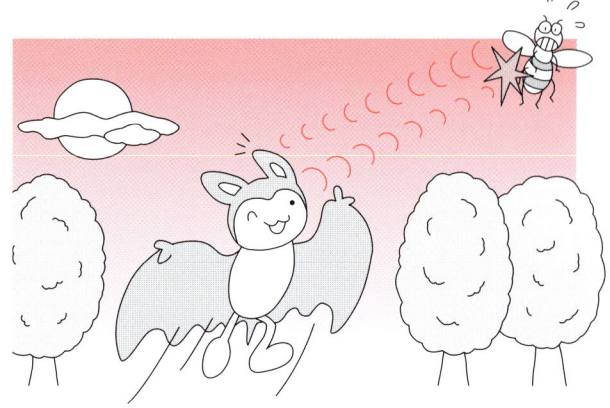

それは、夕方になるとみかける、あのコウモリ。

コウモリはほとんど目はみえないのですが、空中を自由に飛びまわり、餌を捕らえています。このとき、コウモリをナビゲーションするのが超音波。

コウモリは非常に高い声、つまり超音波を出し、障害物からはね返る超音波をとらえて周囲を認識しています。

コウモリの声…、ほとんど聞いたことがありませんね。

では、**音の高い、低いというのは、どのようなもの**なのでしょうか？

皆さん、子供のころ叩いた木琴を思い出してください。

木琴の鍵盤は、大きいものから小さいものへと順番に並んでいます。いちばん大きいものを叩くといちばん低い音、いちばん小さいものを叩くといちばん高い音が出ます。大きい鍵盤が震えると低い音、小さい鍵盤が震えると高い音。これは大きい

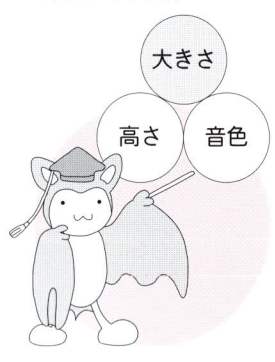

音の三要素？

音には、大きさ・高さ・音色という3つの要素があります。音の大きさは振幅で表されます。これは、横波でいえば上下の幅。縦波でいえば、前後に震える幅です。超音波診断で大切な要素は、音の大きさと高さになります。

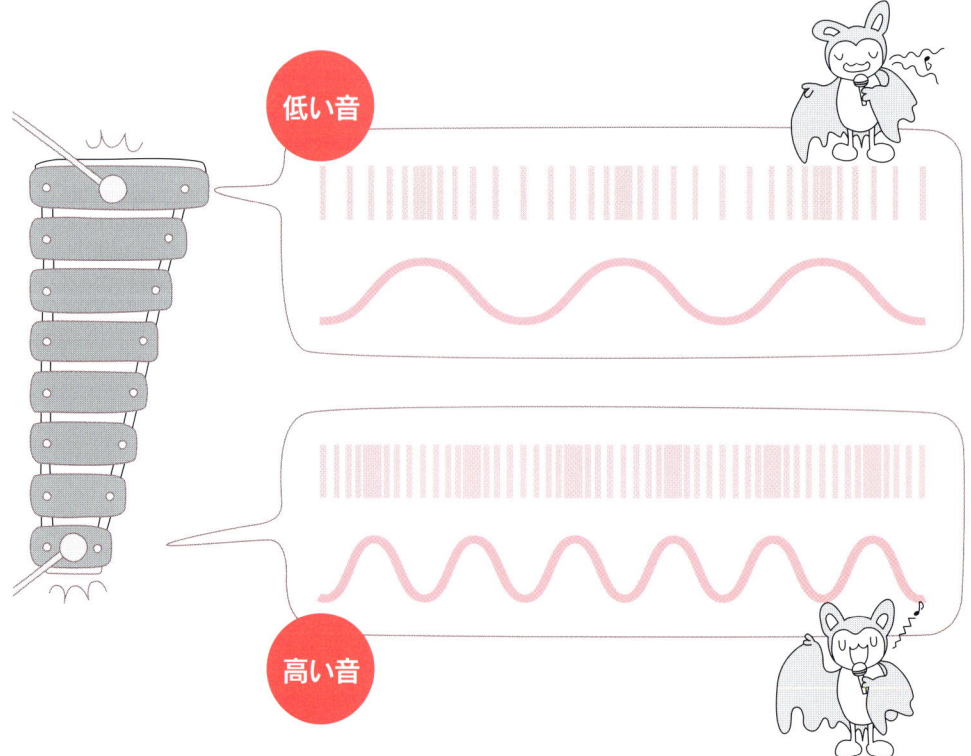

鍵盤は震える回数が少ないので低い音、小さい鍵盤は震える回数が多いので高い音が出るのです。

この、音が1秒間に振動する回数のことを周波数と呼びます。

周波数の単位はヘルツ(Hertz:Hz)。人間の耳で聞こえる音の範囲(可聴域)は、一般に20～20,000Hzです。

これは、鼓膜が1秒間に20～20,000回、震えるということです。

つまり、人間の耳に聞こえない超音波は、20,000Hz以上の振動回数を持つ音というわけです。ちなみに、1KHz=1,000Hz、1MHz=1,000KHz=1,000,000Hzです。

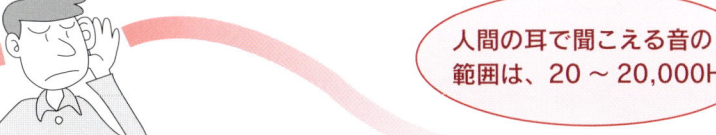

人間の耳で聞こえる音の範囲は、20～20,000Hz

ところで、コウモリがおしゃべりする周波数は、どのくらいだと思いますか？ 何と、50,000～60,000Hzという、何とも甲高い声で語り合っているとか。

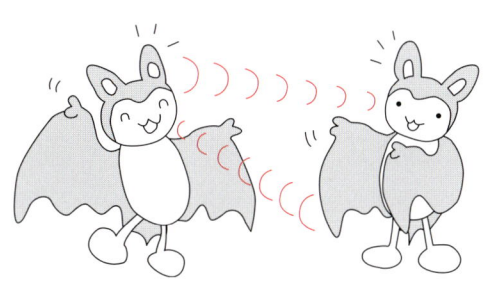

Lesson-1

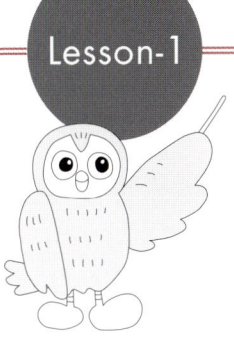

- 超音波は、人間の耳には聞こえない高い音。周波数は20,000Hz以上。

- 波には横波・縦波があり、音波や超音波は縦波(疎密波)である。

- 周波数というのは、1秒間に振動する回数。単位はヘルツ(Hertz:Hz)。

- 1KHz=1,000Hz、
  1MHz=1,000KHz=1,000,000Hz

コウモリのおしゃべりは50,000～60,000Hz。

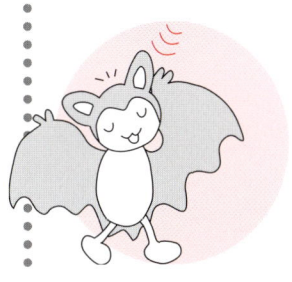

POINT 1 超音波って、何だろう？

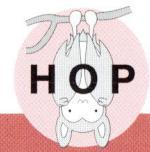

POINT-2　超音波の進む速度は、どのくらい？

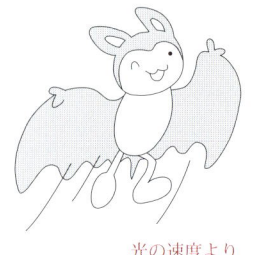

光の速度より音の速度は遅い。

ピカッ！ ゴロゴロゴロ。

夏の夕暮れ、突然、稲妻が光り、ゴロゴロという音が響いたと思うまもなく大粒の雨が降り出して、あわてて軒下に逃げ込んだ——あなたにも、こんな経験はありませんか？

雷に気づくとき、必ず、ピカッと光をみた後、ゴロゴロという雷鳴が後から耳に届きます。

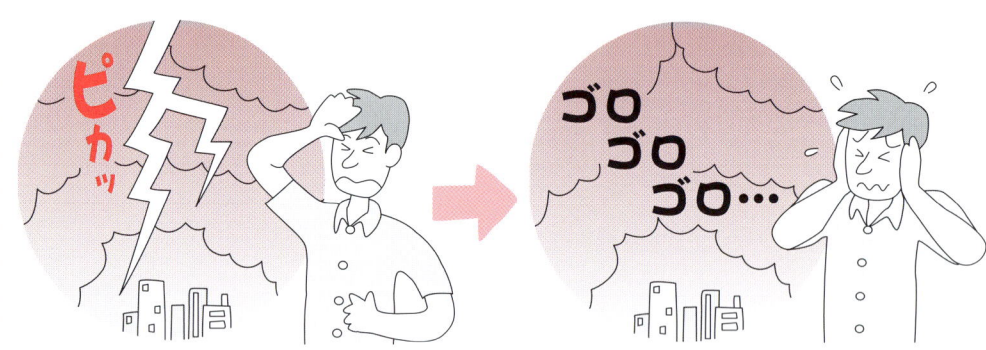

これは、どうしてでしょう？ そうです、光の速度に比べると、音の速度はとても遅いのです。空気中で、光は1秒間に約300,000,000m進みますが、音は1秒間に約350mしか進みません。

この1秒間に音が進む距離のことを音速(音の伝播速度)といいます。

POINT-1でお話ししたように、超音波は「音」。空気中を進むときは、雷鳴と同じように音速で進みます。

同時に、音は波です。超音波は疎密波でしたね。

波には「波長」があり、「周波数」があります。「周波数」は、音が1秒間に振動する回数とお話ししましたが、もう一度、具体的にイメージしてみましょう。

まず、お母さんと子供がスーパーに買い物に行くようすを想像してください。2人とも同じペース(歩数)で歩き始めました。

ところが、お母さんの歩幅は広く、子供の歩幅は狭いため、お母さんが先にスー

[音はマッハのスピード？]

音速は時速1,260kmで、これはマッハ1という単位で表されます。
そういえば、超音速旅客機の速度はマッハ○○と、聞いた覚えがありますね。

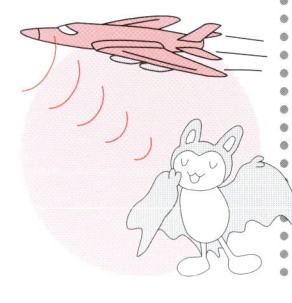

パーに着いてしまいました。

このときの歩幅が波に例えると「**波長**」であり、歩数が「**周波数**」になります。

つまり、同じ時間で同じ歩数を歩くなら、歩幅（波長）が広いお母さんのほうが遠くまで歩けます。同じ距離を歩くなら、お母さんのほうが先に着き、速度が速いということになります。

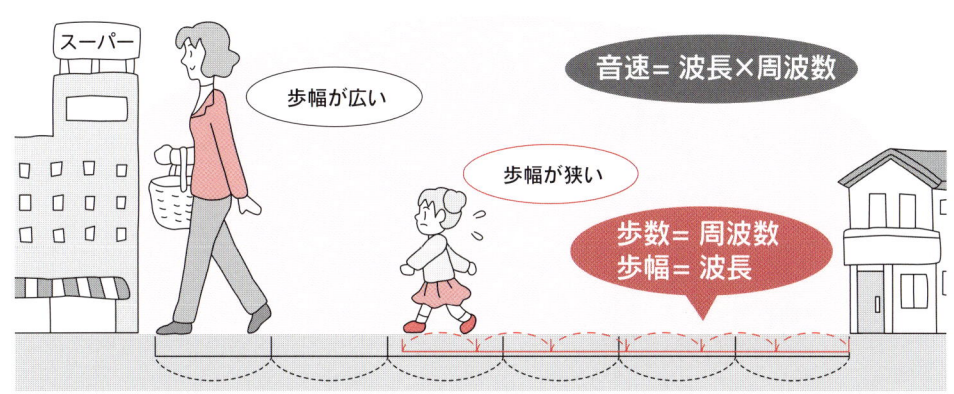

音速が速いということは、同じ時間内であれば、**より遠くまで音が伝わる**ということです。

ところで、超音波は生体内をどのくらいの速度で進むのでしょうか？

もちろん、**生体内は空気中のように均一ではなく、骨・血液・脂肪・筋肉などのように、さまざまな組織によって構成**されています。

実は、生体組織内で超音波は骨では速く伝わり、血液ではより遅く伝わります。表のように、**各組織内で微妙に音速が違っている**のです。

空気や骨と、水やほかの組織では、音速が大きく異なることに注目してください。

媒　体	音速 (m/s)
空気	330
血液	1,570
脳	1,540
脂肪	1,450
軟部組織（平均）	1,540
腎臓	1,560
頭蓋骨	4,080
水	1,480

(P.N.T.Wells:Ultrasonics in Clinical Diagnosis より)

空気と骨はほかの媒体と音速が大きく異なる。

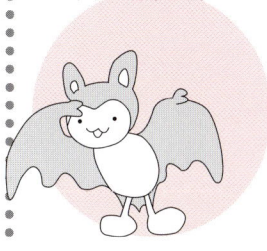

骨・血液・脂肪・筋肉などによって、超音波が伝わる速度が微妙に異なるため、注目していただきたいのは「屈折」という現象が発生することです。

ここで、図のような4人の子供たちに登場してもらいましょう。

手をつないだ4人の子供たちが、超音波の「屈折」をわかりやすく演じてくれます。

❶ 4人の子供たちが手をつないで同じ方向に、同じ速さで走り出しました。

❷ 1番の子供が、舗装された道路から足場の悪いでこぼこ道に到着した時（Ⓐ点）、4番の子供はⒶ'点にいて、まだ舗装された道を走っています。

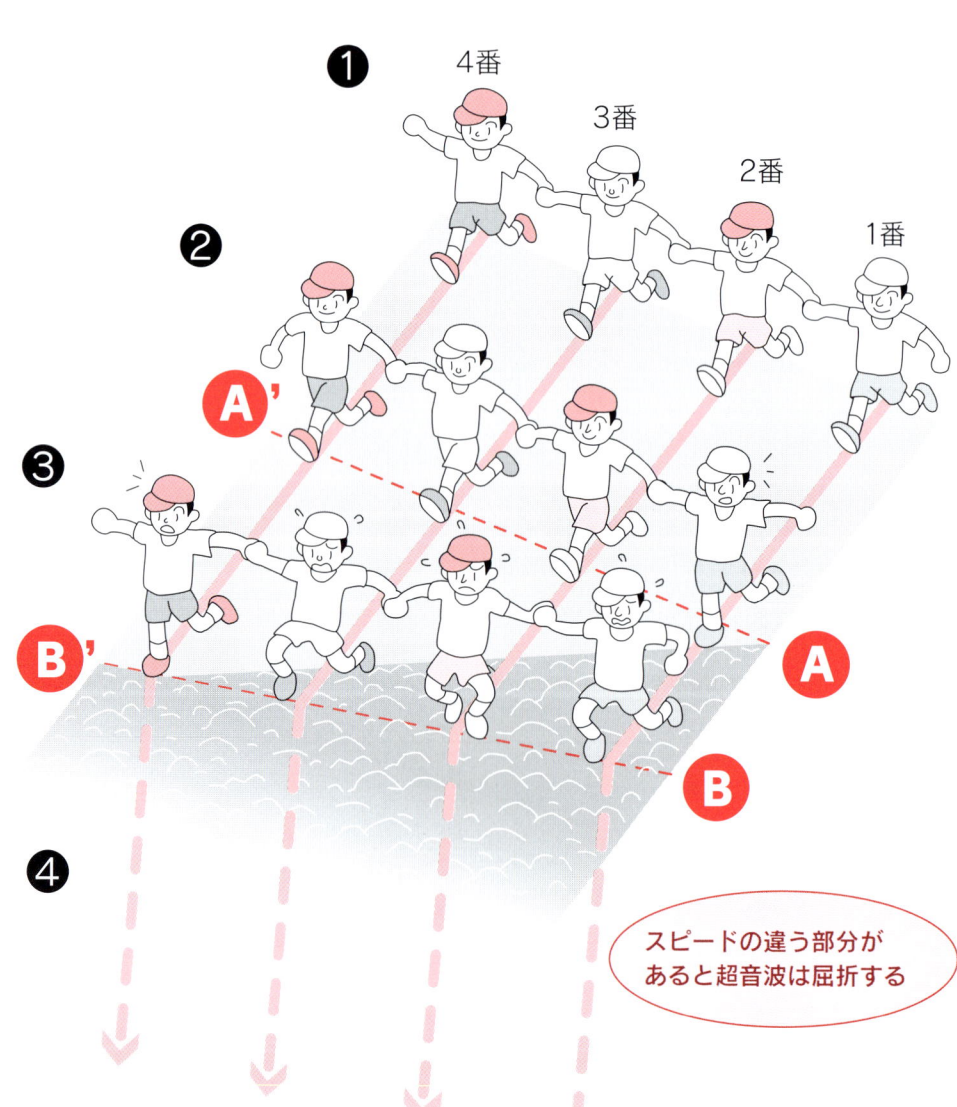

スピードの違う部分があると超音波は屈折する

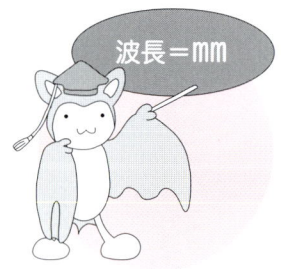

波長の単位は？

波長の単位は、距離で表すことができます。
超音波診断装置では、波長はmmの単位で、設定されています。

波長＝mm

❸ 1番の子供はでこぼこ道で速度が遅くなり、4番の子供がでこぼこ道に着いた時(Ⓑ'点)には、Ⓑ点までしか進んでいません。

❹ その後、4人の子供たちは、でこぼこ道を同じ速度で走ることになり、手をつないでいるため、走る方向が図のように「屈折」してしまいました。

いかがですか？ 子供たちの演じてくれた「屈折劇場」。

超音波は、生体内の組織によって進む速度が違うため、「屈折」という現象が起きます。

例えば、脂肪と筋肉の音速は異なるため、その境界面で超音波は屈折するのです。これが、超音波画像に悪影響を与え、アーチファクト(虚像)として描出される原因になります。

POINT 2 超音波の進む速度は、どのくらい？

Lesson-2

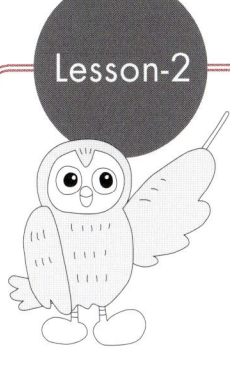

- 1秒間に音が進む距離を「音速」という。
  音速は、空気中では約350m/sec(時速にすると1,260km/h=マッハ)。水中では1,480m/sec。

- 音には「波長」と「周波数」がある。

- 生体内の各組織ごとに、超音波の伝わる速度(音速)は異なる。

- 音速の異なる生体組織の境界面で、超音波は「屈折」する。

超音波の速度は、生体内の組織によって異なる。

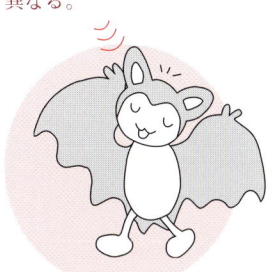

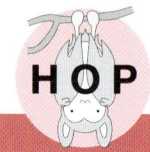

POINT-3　音響インピーダンスって、何だろう？

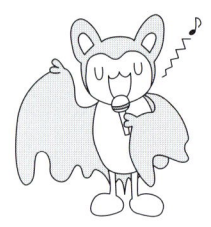

「音響インピーダンス」という言葉、聞いたことがありますか？

「音響インピーダンス？ 何、それ」という声が聞こえてきそうです。

インピーダンスは、impedance。交流回路で電流の流れにくさを表す量、つまり**直流回路の電気抵抗**にあたるものです。

それが、超音波と何の関係があるのかというと…、実は、超音波診断装置は、この音響インピーダンスを利用して、画像を映し出しているのです。

音響インピーダンスを理解していただくため、おなじみの"逆さ富士"の絵を用意しました。湖に映る富士山は、ご存知のように逆さまです。

光の反射

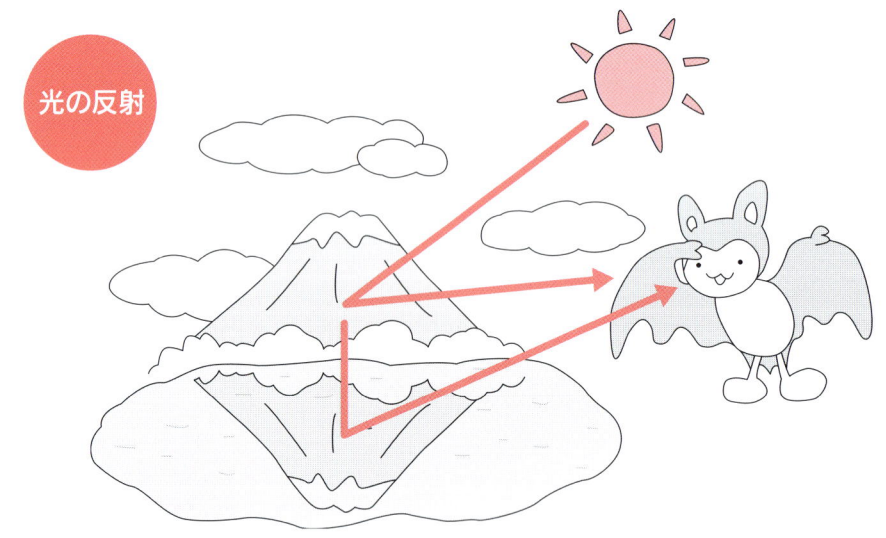

音の反射

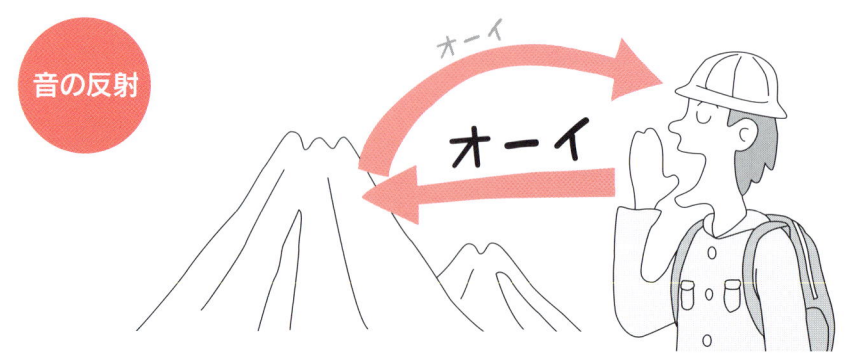

どうして、このような現象が起こるのでしょうか？

湖に映る富士山は、実物の富士山に反射した太陽光が空気中を通り、水面で反射して私たちの目に入ってきたものです。

つまり、光の反射が、美しい逆さ富士を私たちにみせてくれているのです。

光と同じように、音も反射します。やまびこは声が山の壁に当たって、はね返って(反射)、私たちの耳に戻ってきて聞こえます。

ところで、**物質はすべて、物質の密度と体積弾性率で決まる**「音響インピーダンス」という性質を持っています。簡単にいうと、

❶ **重たくて硬いものの音響インピーダンスは高い**
❷ **軽くて軟らかいものの音響インピーダンスは低い**

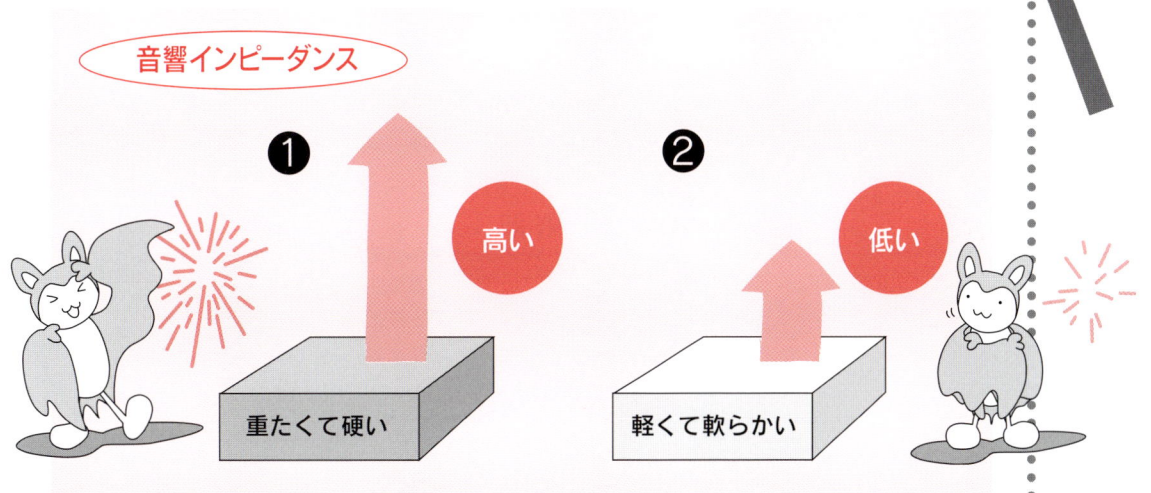

ということができます。

つまり、**固体は音響インピーダンスが高く、気体は低い**というわけです。

さらに音波は、**異なる音響インピーダンスを持つ境界面を通過する時、その一部が反射**する性質を持っています。**音響インピーダンスの差が大きいほど、この反射波は多く、透過波は少なくなります。**

「音響インピーダンス」と「音波の反射」の関係を理解するには、段差を乗り越えて進む人たちを思い浮かべてください。

段差が大きいと、手足の力の強い人たちしか上がることができず、多くの人が戻っ

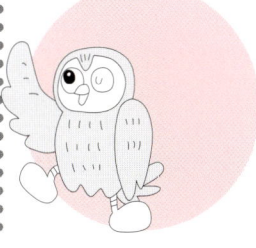

音響インピーダンス、固体は高く、気体は低い。

てきてしまいます。

一方、段差が小さいと多くの人々が上がることができ、前に進んでいきます。

段差を音響インピーダンスの差、人々を音波と考えれば、「音響インピーダンスと音波の反射」の関係を理解することができます。

つまり、**音響インピーダンスの差が大きいほど反射波は多く、透過波は少なく**

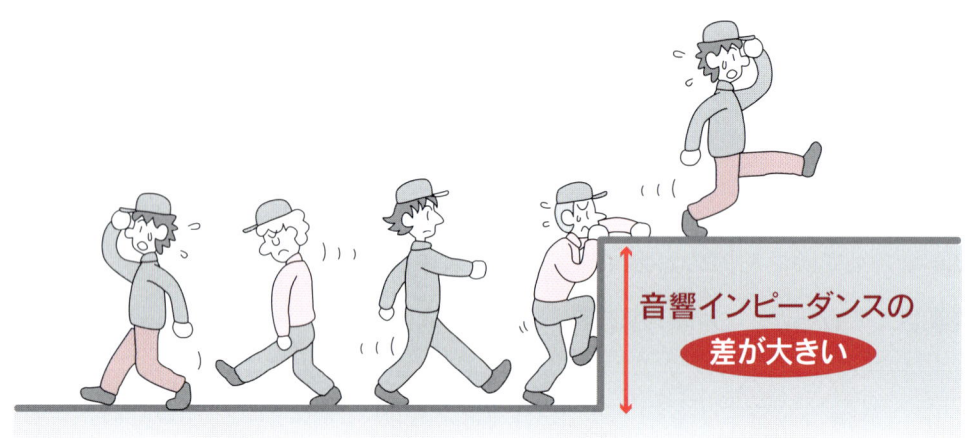

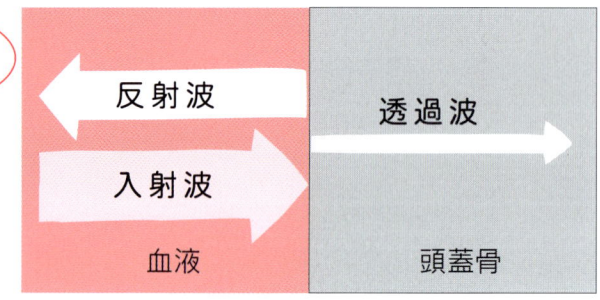

ゼリーの取り持つ仲？

超音波診断装置のプローブと生体組織の間には空気の層があり、音響インピーダンスが大きく異なっています。そのままでは、プローブを押し当てても空気の層で超音波が反射してしまい、生体に送ることができません。

そこで、登場するのが、あのゼリー。プローブや生体とほぼ同じ音響インピーダンスを持つゼリーを媒介することで、プローブと生体の間の空気層を取り除き、超音波を生体に効率よく送ることができるのです。

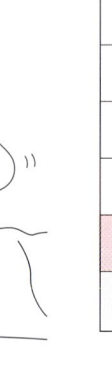

媒　体	音響インピーダンス($\times 10^6$ kg/m²・s)
空気	0.0004
血液	1.62
脳	1.60
脂肪	1.35
軟部組織（平均）	―
腎臓	1.62
頭蓋骨	7.80
水	1.52

(P.N.T.Wells:Ultrasonics in Clinical Diagnosis より)

なる。反対に、音響インピーダンスの差が小さいと反射波は少なく、透過波は多くなるのです。

生体内は骨・血液・筋肉・脂肪といった音響インピーダンスの異なる組織で構成されています。ここに超音波を通すと…、そうです、反射が起きますね。超音波診断装置は、この反射波をとらえて画像化しているのです。

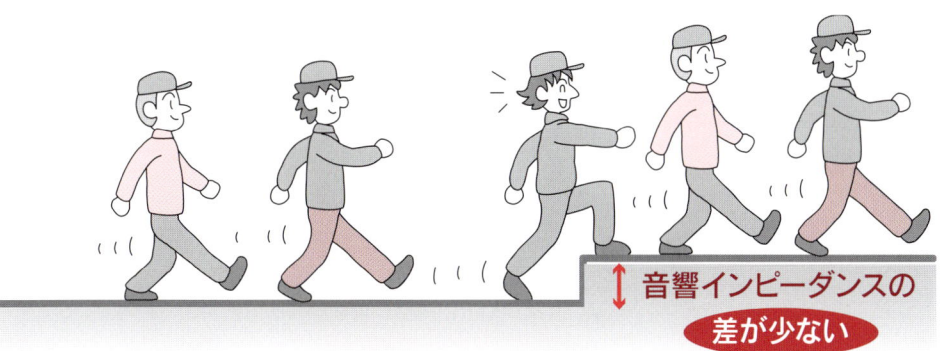

音響インピーダンスの差が少ない

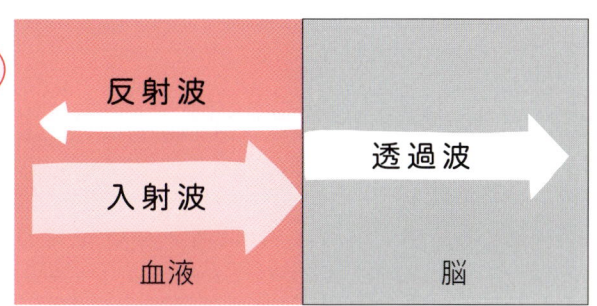

Lesson-3

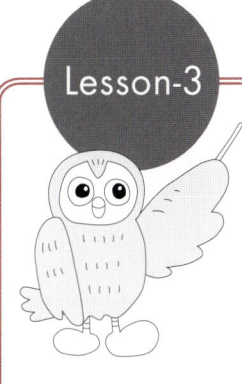

- 物体は、「音響インピーダンス」という性質を持つ。
- 音波は、異なる音響インピーダンスを持つ境界面を通過する時、その一部が反射する。
- 音響インピーダンスの差が大きいほど、反射波は多くなる。
- 超音波診断装置は、生体組織の音響インピーダンスの差による反射波をとらえて、画像化している。

HOP POINT 3　音響インピーダンスって、何だろう？

超音波診断装置は反射波をとらえて、画像化。

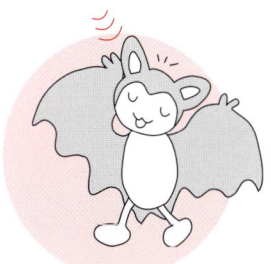

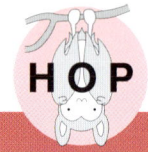

POINT-4　減衰：音波の行方は？

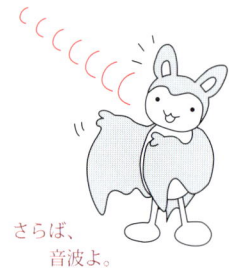

さらば、
音波よ。

ある朝Aさんは、通りで知り合いのBさんに「おはよう！」と声をかけました。
それを聞いてBさんも、元気に「おはよう！」と返します。
Aさんが発した声「おはよう」は、はっきりとBさんの耳に届いています。
ところが、Bさんより200m離れた所にいたCさんには、Aさんの声は聞こえません。

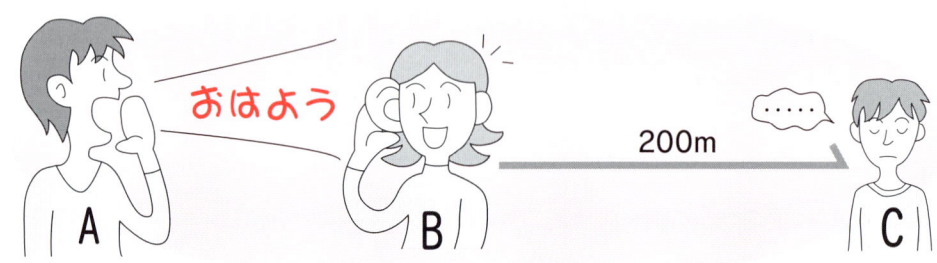

これは日常だれもが、あたりまえに経験することですが、**音は伝播するにしたがって小さくなり、必ずいつかはなくなります。**これを「**減衰**」といいます。
POINT-1でお話ししたように、音は波。音波は、どうして伝わるにしたがって、減衰していくのでしょうか？

音波の「減衰」には、大きく分けて「吸収」「散乱」「反射」「拡散」があります。音はこのために、しだいに弱くなり、やがては消えていきます。
では、「吸収減衰」というのは、いったいどういうことでしょうか？ 音が何かに吸収されてしまうのでしょうか？
「吸収減衰」では、音は伝わるにしたがって、熱エネルギーに変換され、しだいに弱くなり、やがて消えてしまいます。音エネルギーが熱エネルギーに変換されるのです。
もちろん、大きな音が聞こえたとき、私たちが「熱」を感じることはありません。人体では感じられない微量の熱エネルギーということです。
この音エネルギーの熱エネルギーへの変換は、器械などに利用されています。

便利な超音波エネルギー

音は伝わるにしたがって、熱エネルギーに変換されていきます。
この原理が、実は身近な器械に利用されているのをご存知ですか？
洗浄器や加湿器などは、超音波エネルギーを熱エネルギーに変換して働く仕組みになっています。

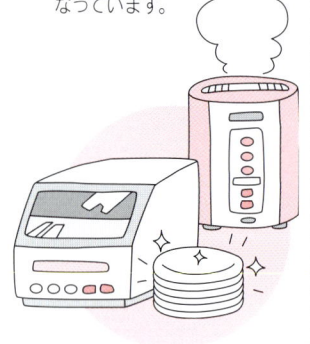

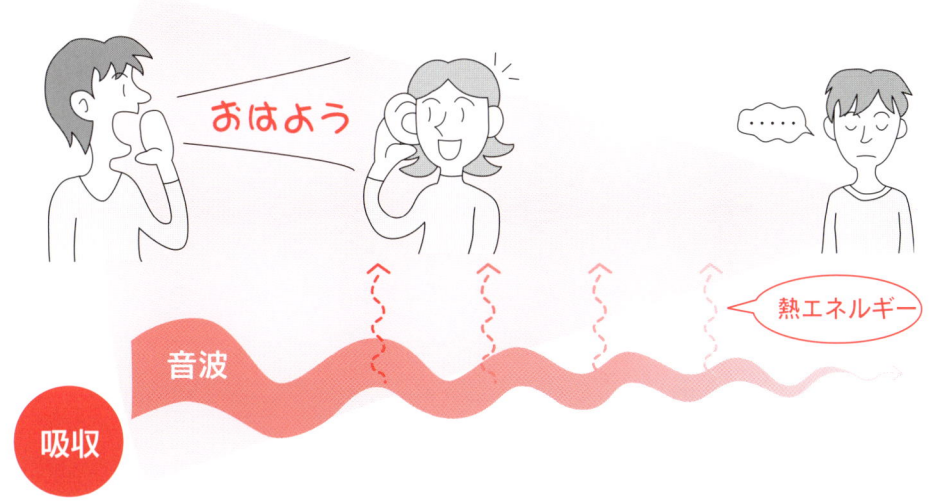

音波が、どのぐらいの熱エネルギーに変わるのかというと、それは音波が伝わる媒質(空気など)の「減衰係数」で決まります。この値が大きいほど、音波は熱に変換されやすく、すぐに音が小さくなってしまいます。

これは、音が吸収され、湯気とともに熱に変わるイメージです。

また、**周波数が高いほど音波は熱に変わりやすく、より速く減衰**します。

「散乱」というのは、字面の通り、**音が散らばること**です。

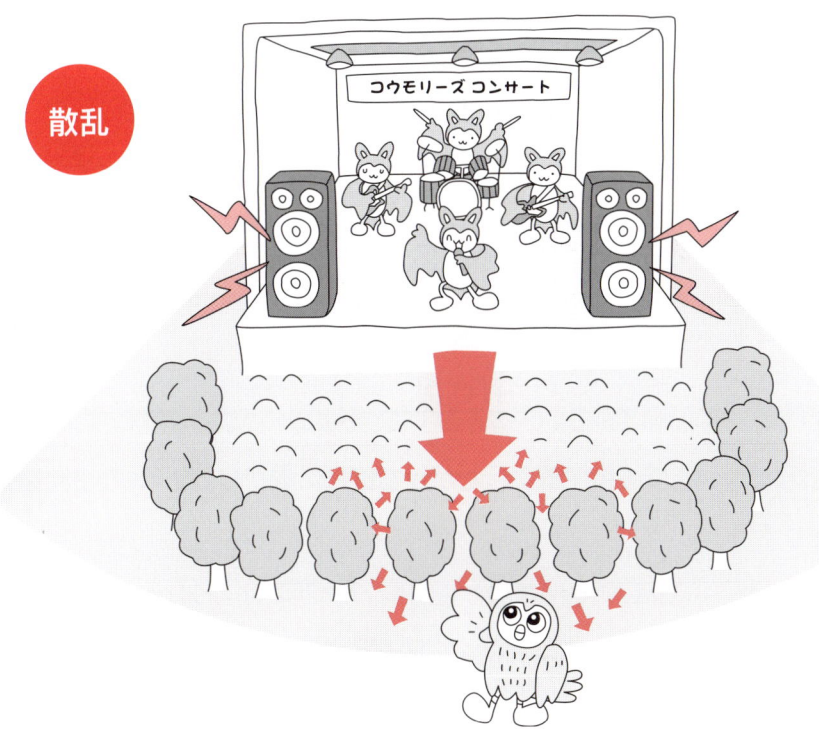

プローブ周波数が高いほど...

周波数が高いほど、音波は熱に変わりやすく、吸収減衰が起こりやすいのでしたね。

このため、超音波診断装置では、プローブ周波数が高ければ高いほど吸収減衰が起こりやすく、深い場所の超音波画像がみえにくくなります。

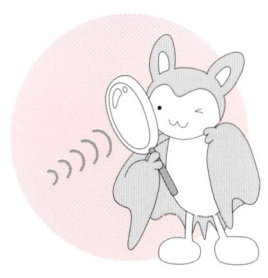

POINT 4 減衰：音波の行方は？

例えば、大音量で観客を熱狂させる野外コンサートの様子を想像してください。広い野外会場には多数の観客がつめかけ、周囲を木立が取り囲んでいます。演奏は観客には大音量で届きますが、会場周囲の木立にぶつかって散乱し、木立の外にいる人にはとても小さな音となって届きます。

これが、音の「散乱」です。

散乱というのは、音が障害物にぶつかって、そこで散らばって小さくなること。

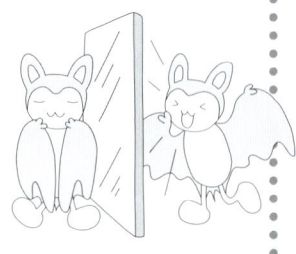

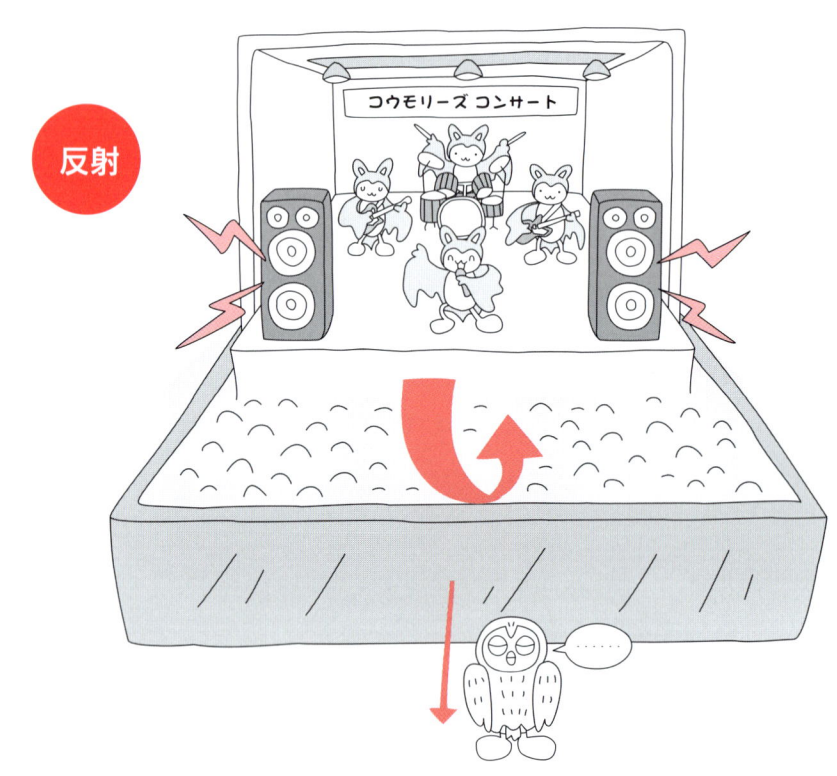

また、障害物が壁であれば、POINT-3でお話しした<u>音響インピーダンスの差</u>により、<u>音波のほとんどが「反射」し、わずかな音波が壁を透過します。</u>当然、音はとても小さくなります。これが、「反射」による減衰です。

「拡散」というのは、音が伝播するにしたがって四方に広がり、徐々に小さくなっていくことです。

Aさんは、広い野原の真ん中で深呼吸し、大きな声で「おはよう!」と叫びました。「おはよう!」はAさんの四方に広がりながら進み、進むにしたがって小さくなっていきます。

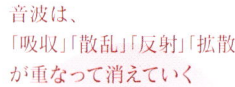
音波は、「吸収」「散乱」「反射」「拡散」が重なって消えていく

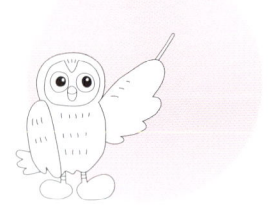

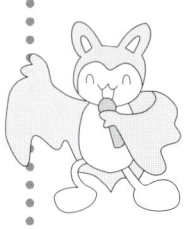

POINT 4
減衰：音波の行方は？

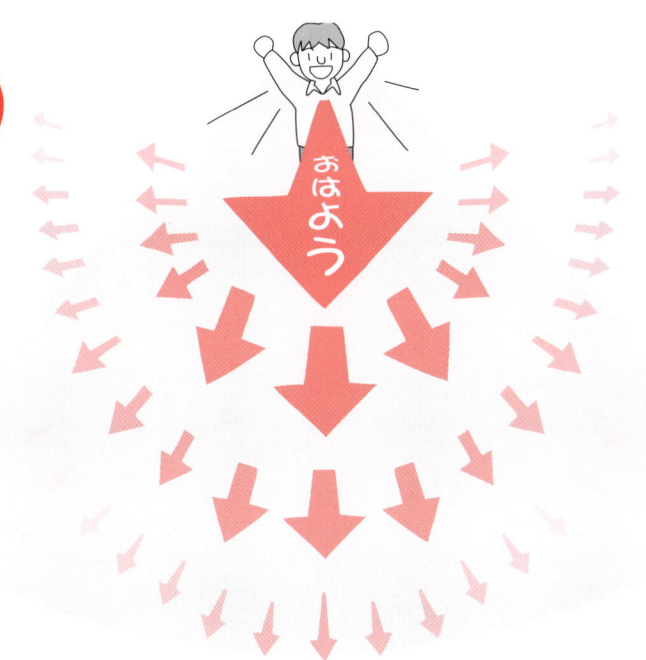

拡散

Aさんから離れれば離れるほど、「おはよう!」の声は小さく聞こえます。これが、音の拡散による減衰です。

この世に生み出されたすべての音は、「吸収」「散乱」「拡散」「反射」とさまざまな条件が重なって減衰し、やがては消えていく運命にあるのです。

超音波診断装置のプローブから発信された超音波も、例外ではありません。目的の生体組織に届く前に、発信された超音波のいくぶんかは減衰、つまり消えてしまいます。

媒　体	1MHzの減衰係数(dB/cm)
空気	12.0
血液	0.2
脳	0.2
脂肪	0.8
軟部組織（平均）	1.0
腎臓	0.9
頭蓋骨	13.0
水	0.002

(P.N.T.Wells:Ultrasonics in Clinical Diagnosis より)

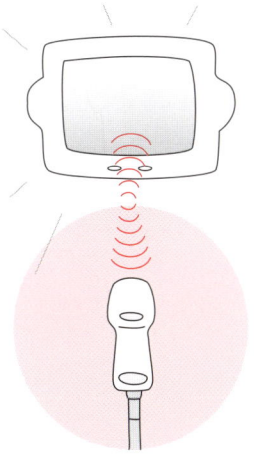

プローブから出た音波も
いくぶんかは
消えている。

超音波画像は人見知り!?

超音波画像は、実はかなりの人見知り。

超音波と相性がよく、画像がきれいに出る人もいれば、あまりきれいに出ない人もいます。

体格や肺の大きさ、骨の太さなどが微妙に影響するのです。検査時には、これを「感度がいい」とか「感度が悪い」と表現しています。

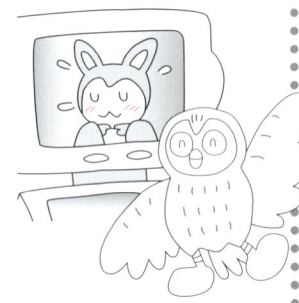

超音波診断装置で「減衰が大きい」ということは、「感度が悪い」ということになります。減衰が大きいということは、戻ってこない超音波の割合が多いということ。当然、画像の感度が悪くなります。

超音波画像の感度は、S/Nで表されています。Sはsignal(信号:シグナル)、Nはnoise(雑音:ノイズ)。シグナルは、私たちが知りたい情報、いわゆる実像。ノイズは、いらない情報です。

感度の悪い画像をよりよく表示したい場合、超音波診断装置ではGAIN(輝度)を上げます。これは、画像情報を全体的に底上げした状態。シグナルの情報量も増えますが、同時にノイズも増えることになります。

写真Ⓐ・Ⓑをみてください。Ⓐは減衰が大きく、感度の悪い画像。Ⓑは、減衰が小さく、感度のよい画像です。

Ⓑは、細部まで細かく映し出されています。Ⓐは詳細に描出されないだけでなく、心腔内にランダムな点状のエコーがみられます。

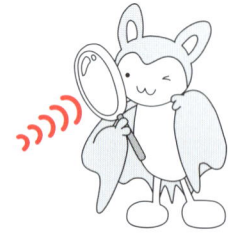

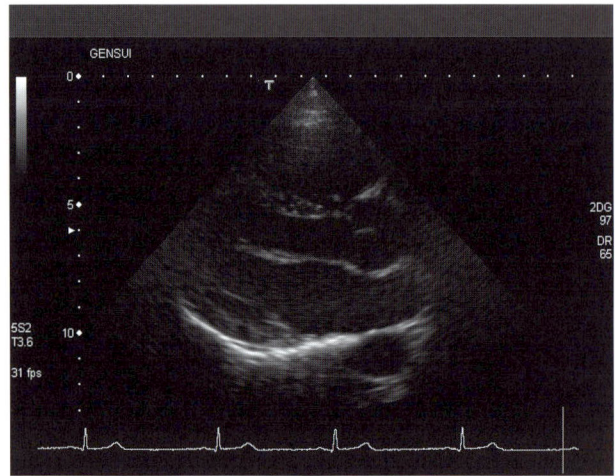

減衰が大きく、感度の悪い画像。鮮明さに欠け、心腔内にランダムな点状のエコーがみられる。

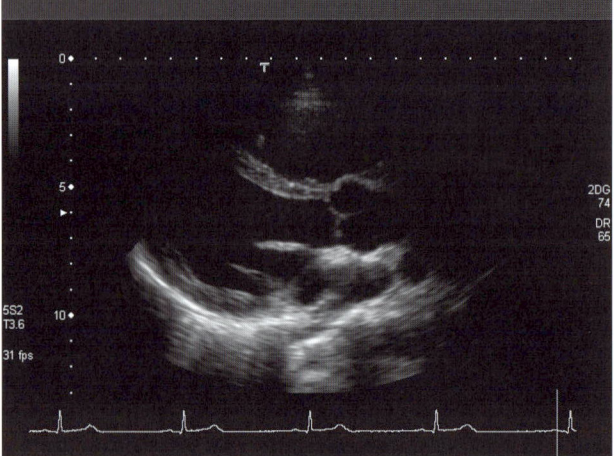

減衰が小さく、感度のよい画像。細部まで細かく映し出され、ノイズが少ない。

POINT 4

減衰：音波の行方は？

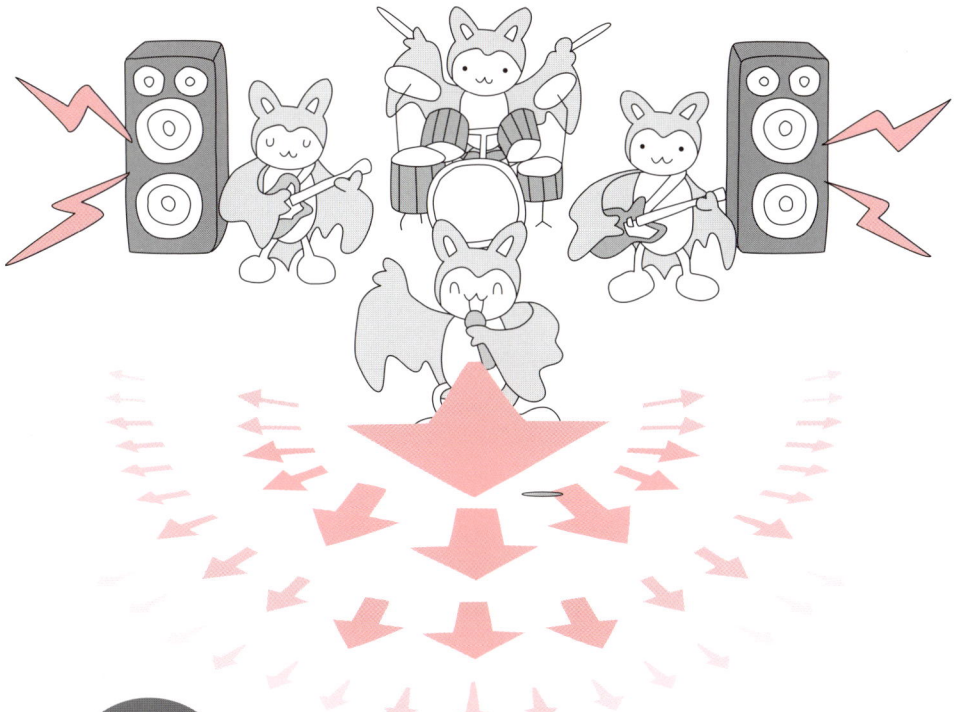

Lesson-4

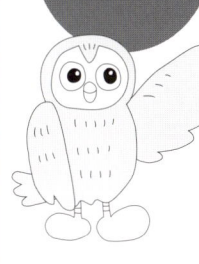

- 音は伝播するにしたがって小さくなり、必ずいつかはなくなる。これを「減衰」という。

- 減衰には、「吸収」「散乱」「反射」「拡散」がある。

- 吸収とは、音のエネルギーが熱エネルギーに変換されること。

- 散乱とは、音が障害物により散らばって小さくなること。

- 反射とは、媒質の音響インピーダンスの差により、音の一部が反射すること。

- 拡散とは、音が進むにつれて広がり小さくなること。

- 超音波画像の感度はS/N比で表される。Sはsignal（信号：シグナル）で実像、Nはnoise（雑音：ノイズ）で必要のない情報。

- 超音波診断装置のGAIN（輝度）を上げると、シグナル（S）とノイズ（N）の両方が増える。

音はだんだん小さくなり、やがて消えてしまう。これが、音の減衰。

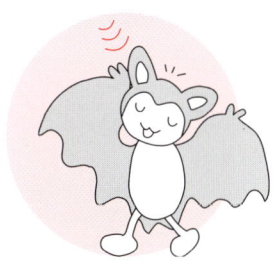

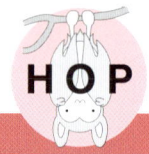

POINT-5 指向性：超音波診断装置で生体内がみられるワケ(1)

超音波診断装置には、必ずプローブと呼ばれる探触子が接続されており、その先端から超音波が出ていきます。周波数は、主に2MHz～15MHzぐらい。

あたりまえのようにみている、この超音波診断装置ですが、いったいどのような仕組みが隠されているのでしょうか？

キーワードは「指向性」。

プローブは、そこから超音波を発することはもちろんですが、ただ発するだけでなく、**超音波に「指向性」を持たせて発している**のです。

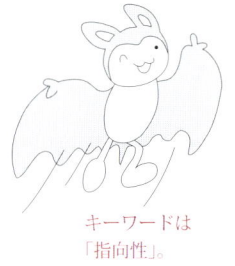

キーワードは「指向性」。

ここで、小学校の朝礼を思い浮かべてください。校長先生が壇上にたち、1年生から6年生まで全員が校長先生の前に並んでいます。

校長先生は、まず「おはよう！」と挨拶しました。校長先生の声は、1年生から6年生まで広がって、まんべんなく聞こえます。

同じ列の児童なら、校長先生からの距離がほぼ同じであるため、だいたい同じぐらいの大きさに聞こえるのです。

断層心エコー図の仕組みは

超音波診断装置は、超音波に指向性を持たせて送信しています。
断層心エコー図を例にとれば、プローブから順番に一定の方向に超音波を送信し、それぞれの反射波を受信することで、断層像を表示しているのです。

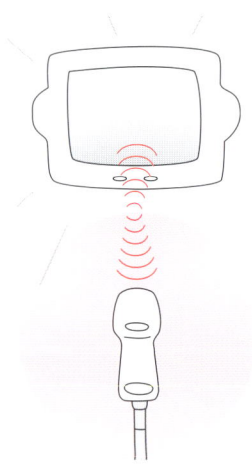

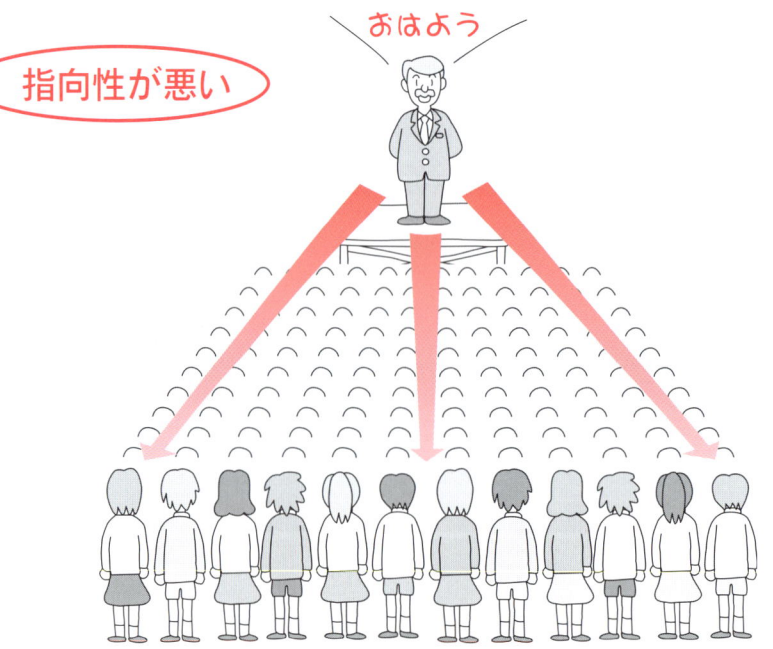

指向性が悪い

これは、実は「指向性が悪い」状態。

ここで、校長先生がやおらメガホンを取り出しました。

「そこの4年生、いたずらはやめなさーい!」

校長先生は4年生のT君に向かって、メガホンを通して怒鳴っています。

この声は、T君とその近くの児童にはより大きく聞こえますが、それ以外の児童にはより小さく聞こえます。

これは、「指向性がよい」状態。

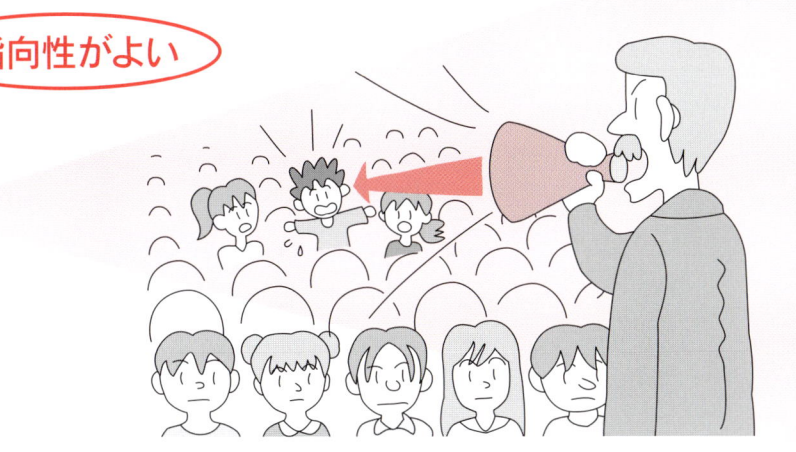

音に指向性をもたせるというのは、音波をある場所に集中させることです。

だれかに呼びかけるとき、私たちは無意識に両手を口のわきに当てていますね。

これは、声に指向性を持たせ、その人に届きやすくしているのです。

もう、おわかりですね。**超音波診断装置もまた、「フォーカス」という操作をして、超音波に指向性を持たせています。**

この「フォーカス」というのは、スピーカーの中央にあるへこみのようなもの。スピーカーはこのへこみにより、音に指向性を持たせています。**凹面から音波が出**

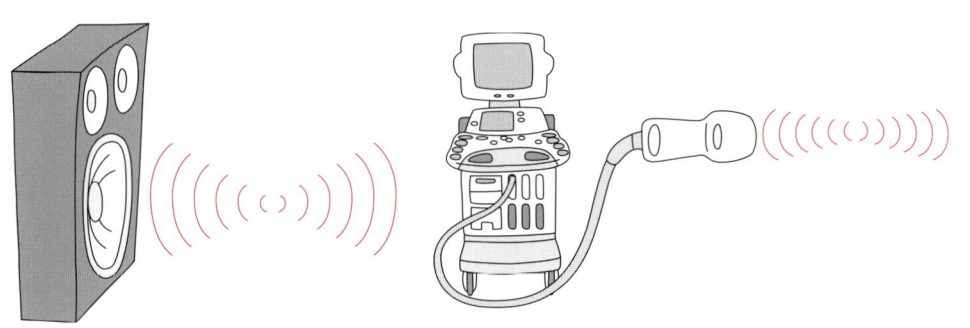

超音波診断装置では、フォーカス操作で超音波に指向性を持たせる。

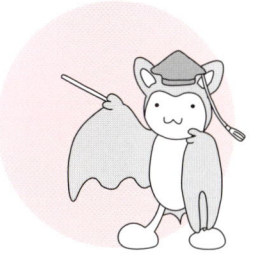

ていくと、ある1点に向かって進んでいきます。これが、超音波診断装置でいう<u>フォーカス点</u>です。フォーカス点は、池に物を投げ入れたときに広がる波紋に似ています。石を投げ入れると、石の周りに丸い波紋ができ、外側に向かって広がっていきます。

大きな輪を投げ入れるとどうなるでしょう？ 輪の外側には丸い波紋がだんだん大きくなって広がり、波高はだんだん小さくなっていきます。輪の内側では波紋が中心に向かって小さくなり、波高は高くなっていきます。

では、この輪を1/3に切って投げ込んだらどうなるでしょう？ 広がっていく波と、**ある1点に向かって小さくなっていく波**に分かれます。この波が向かう1点が

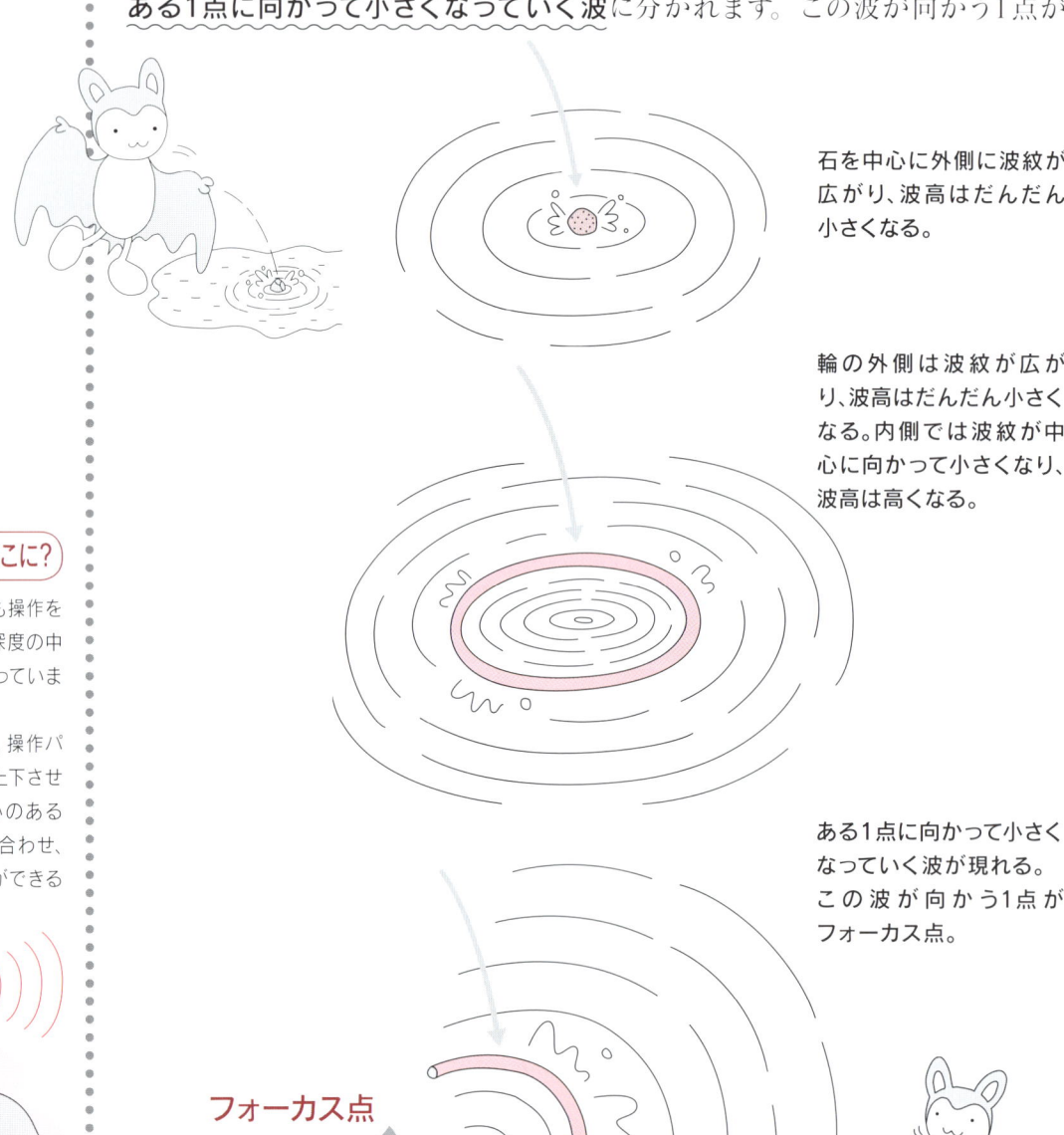

石を中心に外側に波紋が広がり、波高はだんだん小さくなる。

輪の外側は波紋が広がり、波高はだんだん小さくなる。内側では波紋が中心に向かって小さくなり、波高は高くなる。

ある1点に向かって小さくなっていく波が現れる。この波が向かう1点がフォーカス点。

フォーカス点

フォーカス点はどこに？

超音波画像では、何も操作をしないときは、視野深度の中間にフォーカスが合っています。

このフォーカス点は、操作パネル上のスイッチで上下させることが可能。関心のある場所にフォーカスを合わせ、より詳しくみることができるのです。

フォーカス点です。

超音波診断装置は、どこにフォーカスするかを計算し、プローブから指向性を持った超音波を送信しています。

HOP

心エコーで使う電子セクタプローブを例にとって、みていきましょう。

図のように、**電子セクタプローブからは、少しずつ時間をずらして超音波が送信されていきます。時間をずらすことにより、超音波をある方向に向かわせる、つまり指向性を持たせる**ことができるのです。

これは、校長先生がメガホンの向きを順番に、注意したい生徒のほうに向けるのと同じこと。電子セクタプローブは、いわばみえないメガホンによって、ある方向に順番に超音波を送信しているのです。

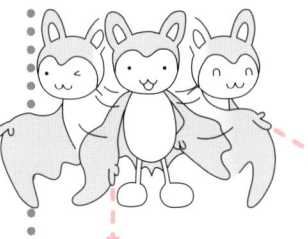

「そこ」「ここ」「あそこ」。「指向性」は指差しに似ている。

POINT 5 指向性：超音波診断装置で生体内がみられるワケ(1)

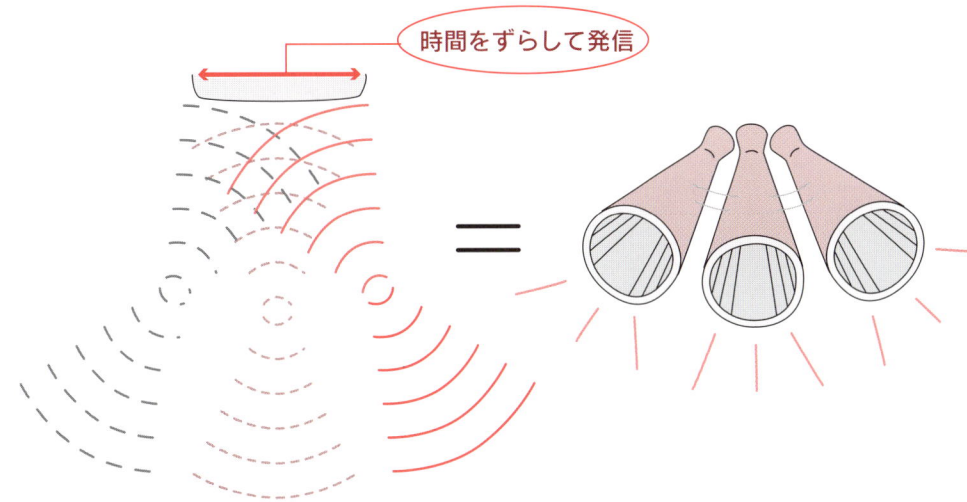

時間をずらして発信

Lesson-5

- 音波に「指向性」を持たせるというのは、音波をある場所に集中させること。
- 超音波診断装置は、「フォーカス」という操作で超音波に指向性を持たせている。
- 電子セクタプローブは、少しずつ時間をずらして超音波を送信し、超音波に指向性を持たせている。

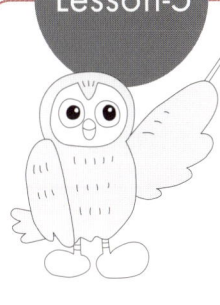
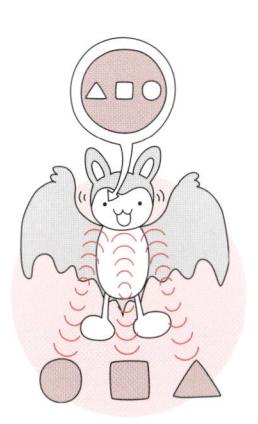

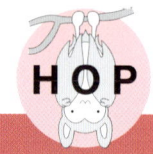

POINT-6　断層像：超音波診断装置で生体内がみられるワケ(2)

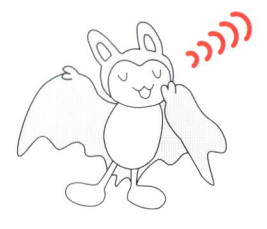

断層像は、
呼べばこたえる
やまびこの原理。

超音波診断装置で断層像がみられるワケを、もう一度、ごいっしょに考えてみましょう。

まずは、やまびこを思い出してください。

Aさんが、山に向かって「ヤッホー」と叫びました。声が山に反射して返ってくるまでの時間は、山までの距離によって左右されます。距離が長いと時間がかかり、距離が短いと時間も短縮されます。

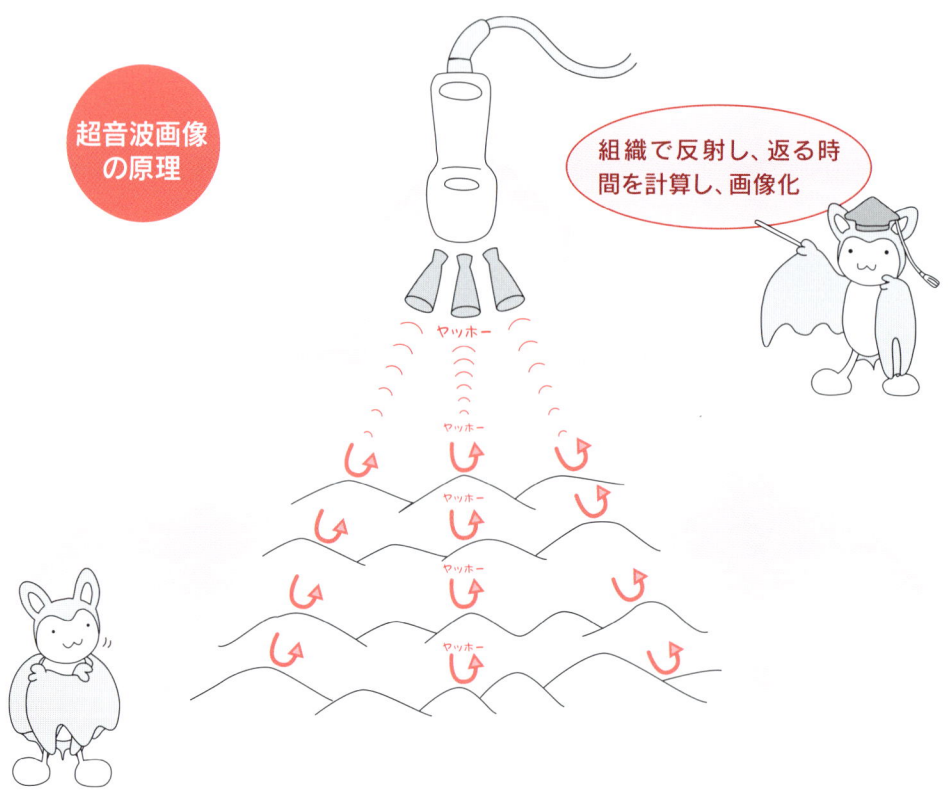

超音波診断装置も、このやまびこの原理と同じです。プローブから送信された<u>超音波がある組織で反射し、再びプローブに返ってくるまでの時間から距離を計算</u>し、距離（縦）方向の画像を表示します。

山並みに向かって「ヤッホー」と叫ぶと、あちらこちらの山から、「ヤッホー」「ヤッ

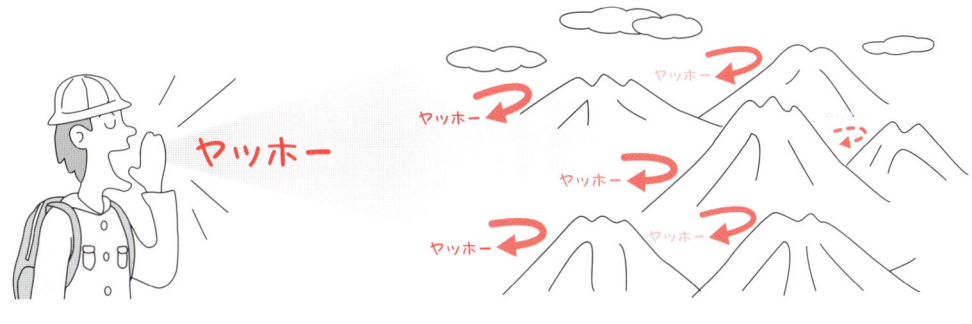

指向性が悪い

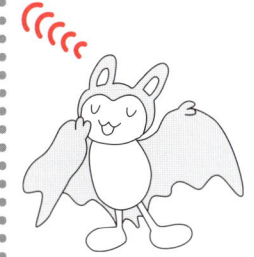

指向性がよい

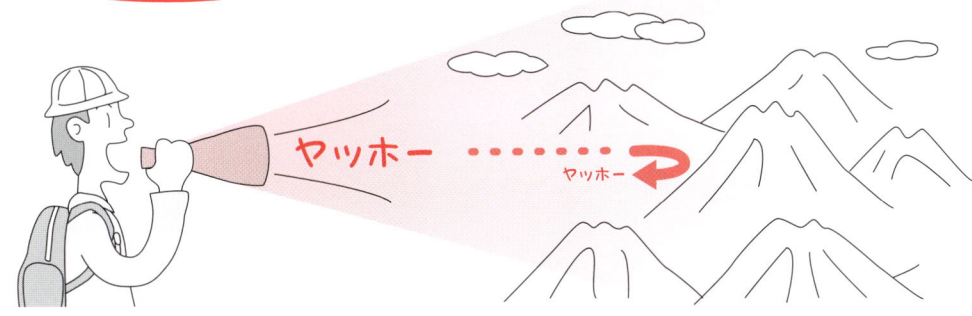

POINT 6 断層像：超音波診断装置で生体内がみられるワケ(2)

ホー」「ヤッホー」とやまびこが返ります。

そこでPOINT-5でお話ししたように、メガホンを手にして、指向性をよくして叫ぶと、ねらいを定めた山からやまびこが返ってきます。

超音波断層像の方位(横)方向も同じです。指向性が悪いとあちらこちらの山からやまびこが返ってきてしまうため、<u>目的の場所への指向性をよくしています。</u>

指向性をよくすると、どこの山(生体内の組織)からやまびこが返ってくるのかということが、わかるようになります。**超音波診断装置では、順次、少しずつ方向を変えて方位、つまり横方向の場所を特定**しています。

HOP

では、断層像の明るさは、どのように決まるのでしょうか？

プローブから指向性を持って出ていった<u>超音波は、生体内の組織に当たって反射</u>し、プローブに戻ってきます。

明るい組織・暗い組織

プローブから送信された超音波は生体内を進み、組織の音響インピーダンスが違うと、その差が大きいほど多く反射されます。

反射波が多いほど、その組織は明るく画像化されるのです。各組織の音響インピーダンスが違うため、反射波の量に違いが出て、生体組織を描出できるのです。

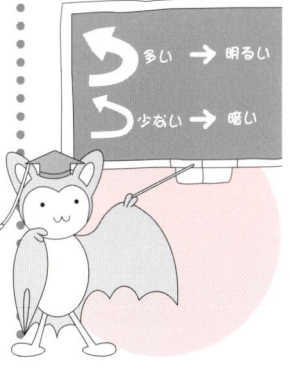

この反射は、POINT-3でお話ししたように、2つの組織の音響インピーダンスが異なるときに起こります。音響インピーダンスは、簡単にいうと物質の硬さ(体積弾性率)と重さ(密度)で決まります。

音響インピーダンスは各組織で違うため、反射が起きるのです。

この反射する超音波の量が、「断層像の明るさ」ということになります。

反射する超音波が多いほど、組織は明るく描出されるというわけです。

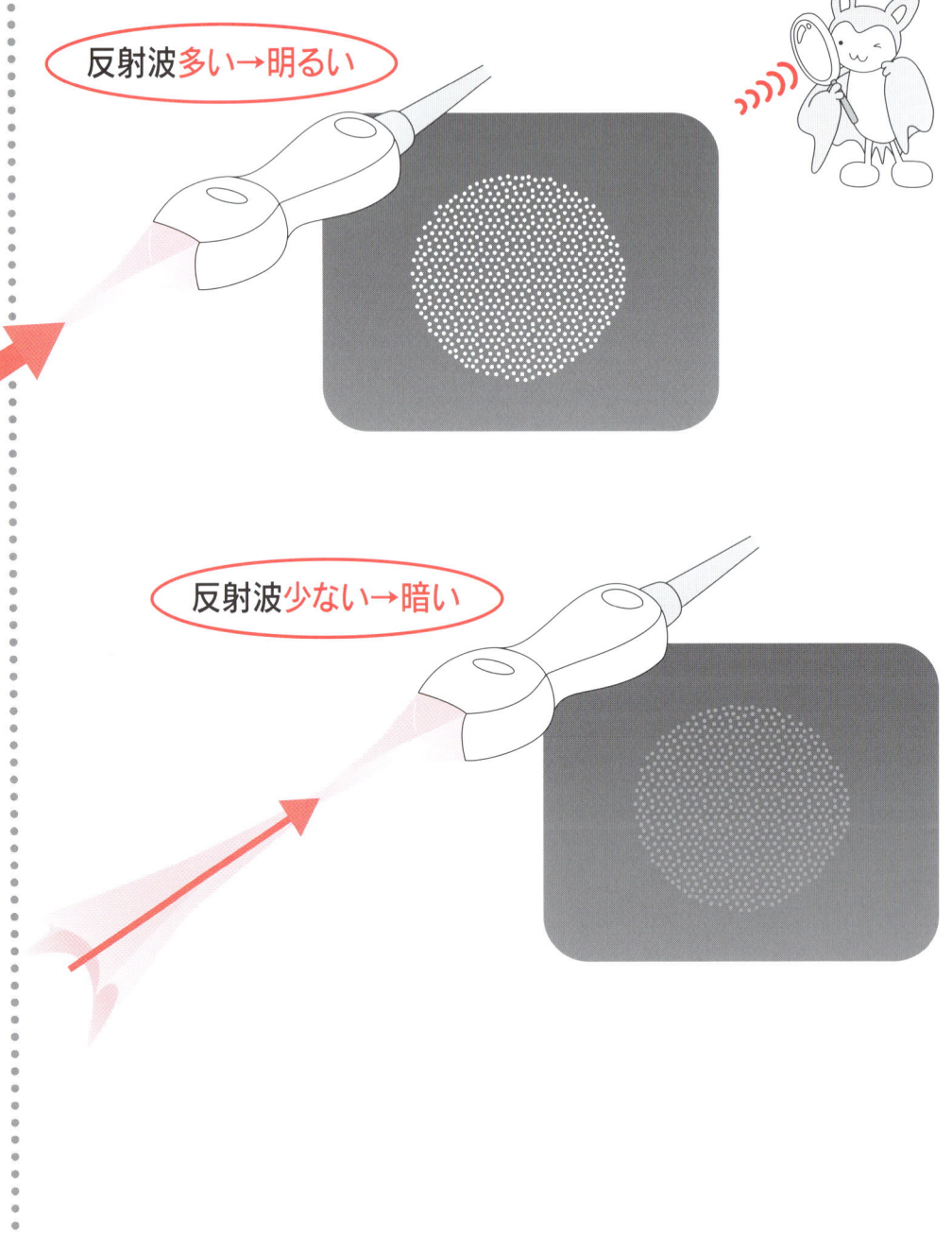

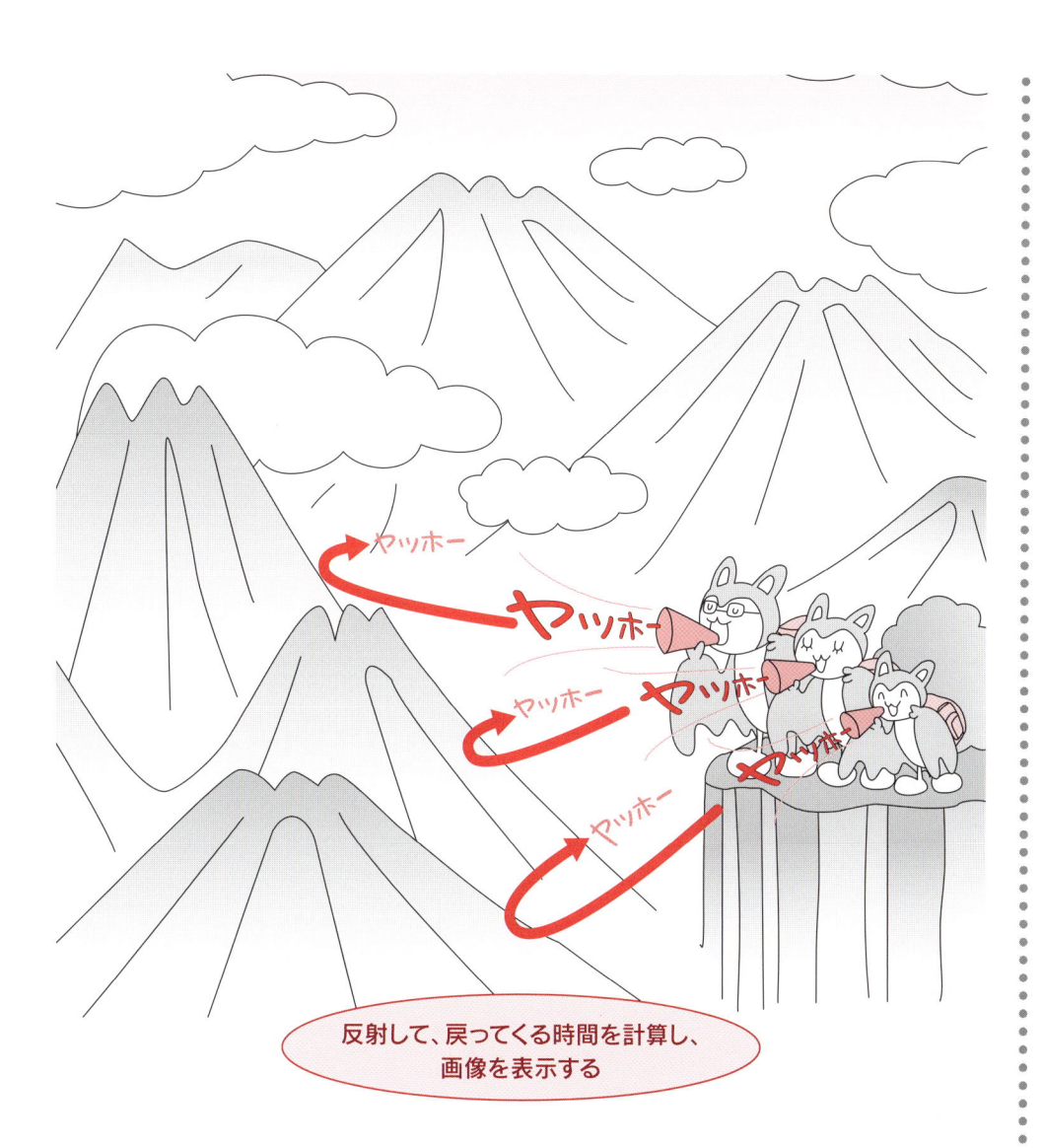

HOP

POINT 6
断層像：超音波診断装置で生体内がみられるワケ(2)

反射して、戻ってくる時間を計算し、画像を表示する

Lesson-6

- 超音波診断装置では、超音波がある組織で反射し、戻ってくるまでの時間から距離を計算。距離(縦)方向の画像を表示する。

- 超音波診断装置は、順次少しずつ、方向を変えて超音波を送信し、方位(横)方向の場所を特定している。

- 断層像の明るさは、組織の音響インピーダンスの差によって起こる反射波の量で決まる。反射波が多いほど、明るく描出される。

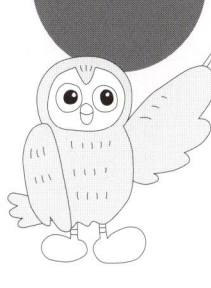

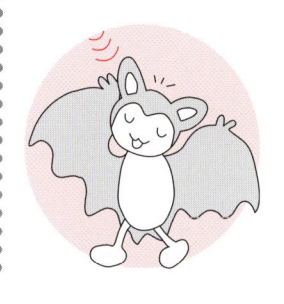

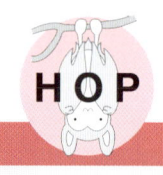

POINT-7 超音波診断装置の「分解能」とは？

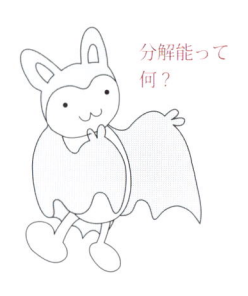

分解能って何？

「**分解能**」というのは、超音波診断装置を例にとれば、**超音波によってものを細かく映し出す能力**のことです。

超音波診断装置のプローブから超音波を送信し、その反射波を受信して、生体内の組織をどれだけ正確に、詳細に画像化することができるか？ その映し出す能力が分解能というわけです。

もちろん、プローブから送信される超音波は縦方向だけでなく、横方向もカバーしています。さらに、プローブのレンズの厚み方向もカバーしています。

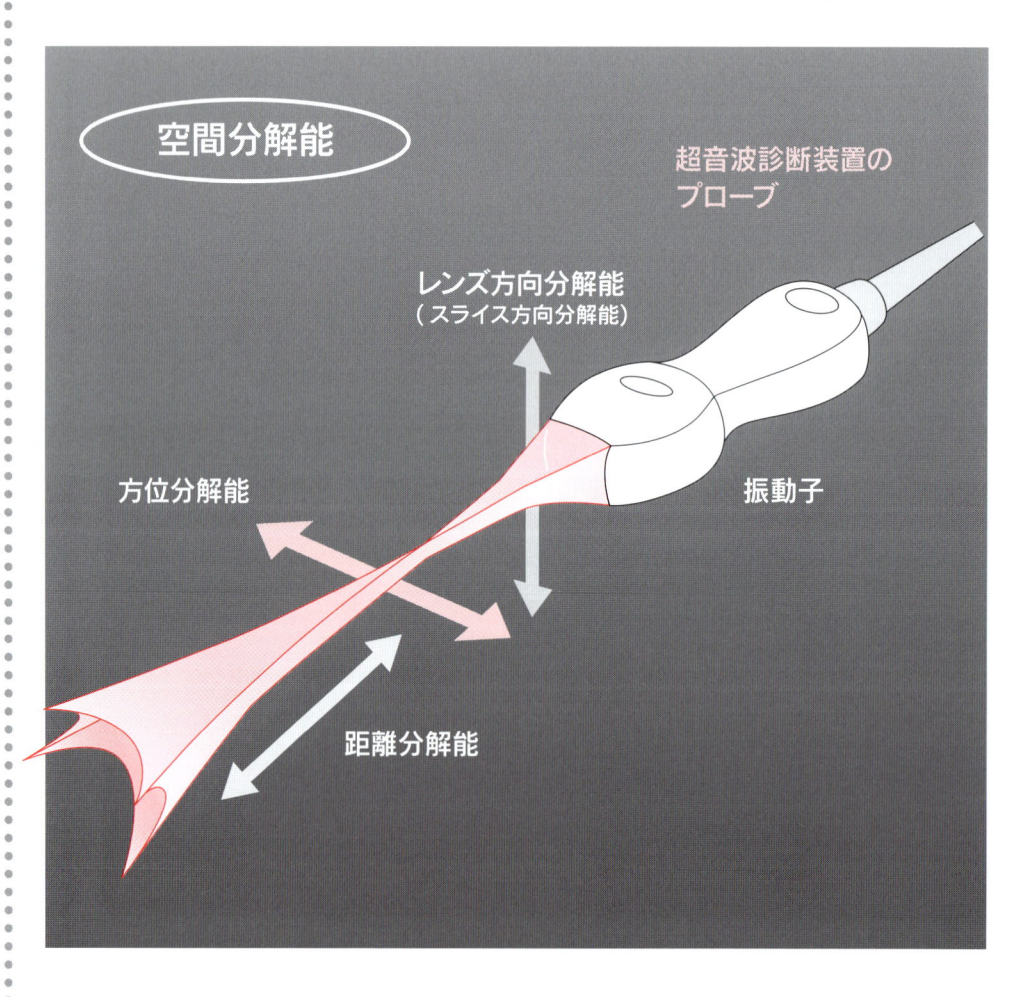

空間分解能

超音波診断装置のプローブ

レンズ方向分解能
（スライス方向分解能）

方位分解能

振動子

距離分解能

超音波画像の縦、横、厚みという3つの分解能が空間分解能。

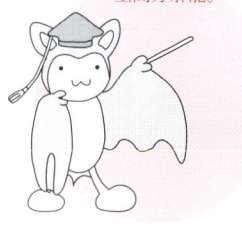

超音波画像では、この**縦方向**を**距離分解能**、**横方向**を**方位分解能**、**厚み方向**を**レンズ方向分解能**と呼びます。

さらに、この3つを合わせて空間分解能と呼んでいます。つまり、超音波診断装置

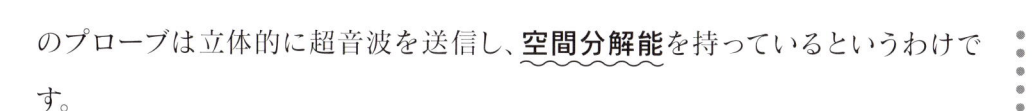

のプローブは立体的に超音波を送信し、**空間分解能**を持っているというわけです。

HOP

距離分解能、方位分解能、レンズ方向分解能(スライス方向分解能)のうち、レンズ方向分解能は、超音波画像をみてもよくわかりません。実際に画像から認識することはできませんが、**画像には必ず厚みが存在**しています。

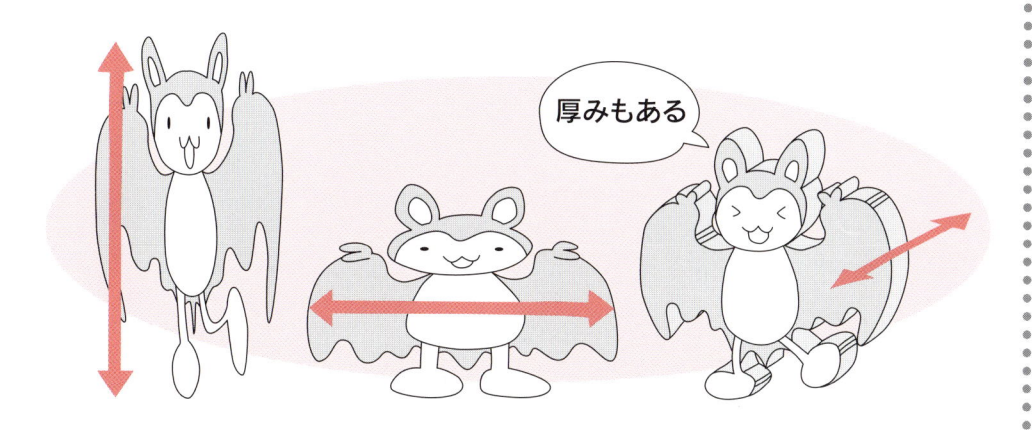

「厚みもある」

距離方向(縦方向)、方位方向(横方向)はわかりやすいですね。
これは要するに、超音波画像のそれぞれ縦横の表示に相当しています。

HOP

ところで、**超音波画像で距離方向(縦方向)をより細かく表示するには**、どうしたらよいでしょうか?
答えは、**「周波数」**がカギを握っています。
POINT-2でお話ししたように、超音波には「波長」と「周波数」があります。周波数は、いわば音波が1秒間に繰り返す回数。波長は、その波ひとつ分の長さとイメージすることができます。周波数が高いということは波長が短く、周波数が低いということは波長が長いということになります。
プローブから送信された超音波は、生体組織で反射し、画像を表示します。近くにある2つの組織で、それぞれ超音波が反射する場合を考えてみましょう。超音波の**周波数が低いと波長が長いため、2つの反射波が重なってしまい、画像もひとかたまり**になってしまいます。
反対に**周波数が高いと波長が短いため、2つの反射波は重なることなく、2つの**

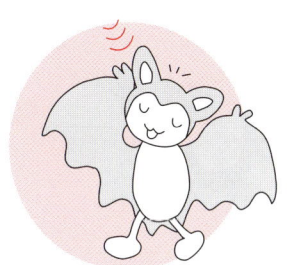

組織の違いを画像化することができます。

つまり、<u>距離方向（縦方向）を細かく表示するには、プローブの周波数を高くすれ</u>ばよいのです。

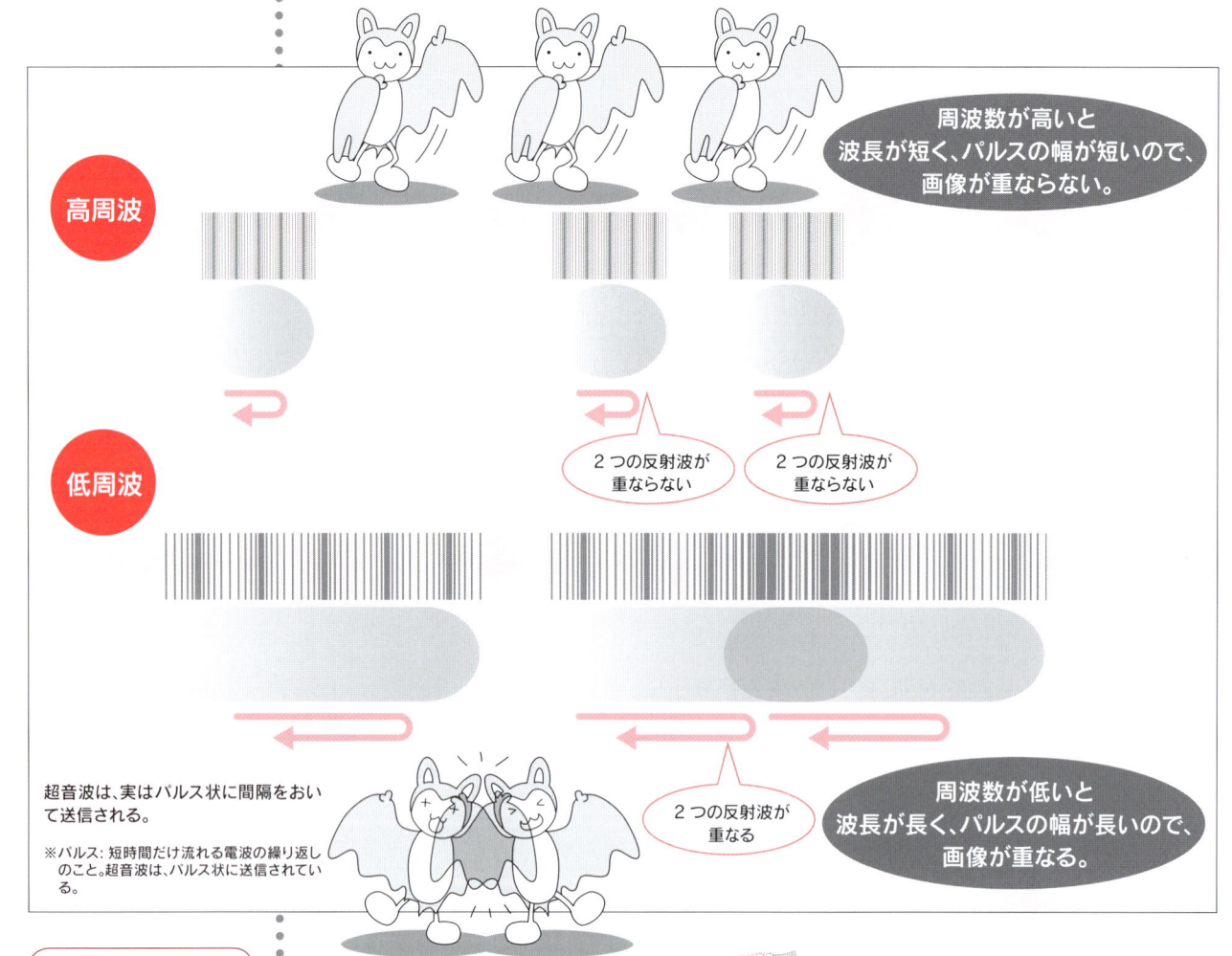

画像の距離方向を
よくみるには、
プローブの周波数を
高くする。

高周波

周波数が高いと
波長が短く、パルスの幅が短いので、
画像が重ならない。

2つの反射波が重ならない

2つの反射波が重ならない

低周波

2つの反射波が重なる

周波数が低いと
波長が長く、パルスの幅が長いので、
画像が重なる。

超音波は、実はパルス状に間隔をおいて送信される。

※パルス：短時間だけ流れる電波の繰り返しのこと。超音波は、パルス状に送信されている。

HOP

ここに、中に水が入った小さなゴムボールがあります。このゴムボールの超音波断層像を表示してみましょう。

<u>空間分解能が良好なら、図のように均一な幅の同心円として画像化</u>されます。

距離分解能が悪い場合は、どうでしょう？

深部組織をみたいとき

より深いところにある生体組織を描出したいときは、プローブの周波数を低くします。周波数を下げると波長が長くなり、距離方向の分解能は低下しますが、より深いところまで超音波が到達するからです。

周波数

長い　低い

短い　高い

周波数を低くすれば、
より深いところに超音波が到達

そうです。距離方向(縦方向)がゆがんで描出されています。

方位分解能が悪いと、方位方向(横方向)がゆがんで画像化されます。

レンズ方向(厚み方向)分解能が悪い場合は…、同心円が何重にも重なって描出されることになります。

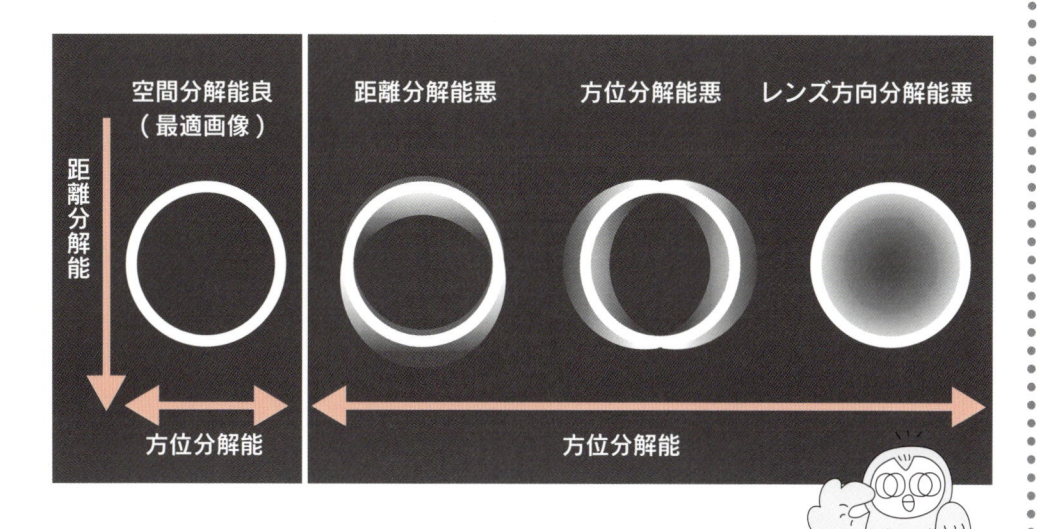

| | 空間分解能良
（最適画像） | 距離分解能悪 | 方位分解能悪 | レンズ方向分解能悪 |

（距離分解能／方位分解能）

ちなみに、方位方向(横方向)を細かく表示するには、プローブの周波数を高くする、電子セクタプローブであれば口径が大きいプローブを使う、フォーカス点を移動させる、THI(ティッシュハーモニックイメージング)モードを使用するなどの方法があります。

レンズ方向(厚み方向)の分解能は、一般的にプローブの周波数を高くするとよくなり(薄くなる)ます。また、特殊なプローブでなければ変えることはできません。

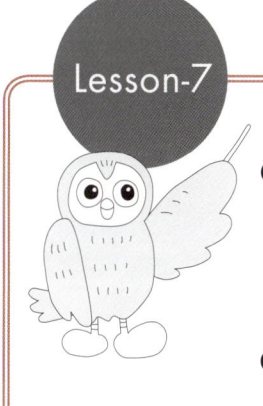

Lesson-7

- 超音波画像の分解能は、縦方向を距離分解能、横方向を方位分解能、厚み方向をレンズ方向分解能またはスライス方向分解能と呼ぶ。
  この3つを合わせて、空間分解能という。

- 超音波画像の距離分解能を高めるには、周波数を高くすればよい。
  周波数が低いと距離の近い2点の反射波が重なり、画像がひとかたまりになってしまう。

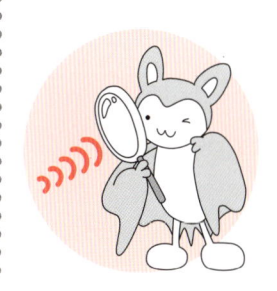

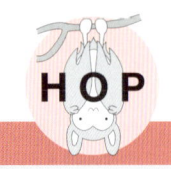

POINT-8 超音波診断装置には各種モードがある

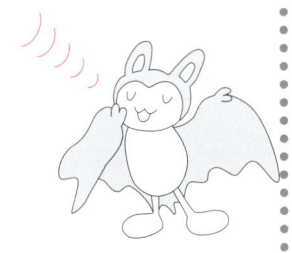

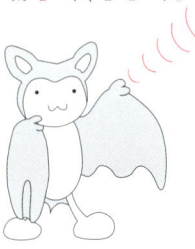

超音波診断装置にはBモード、Aモードなど、各種のモードがあります。

Bモードは、Brightness Mode。臨床でおなじみの、いわゆる断層像のことで、POINT-5・6でお話ししたような仕組みで、画像を表示します。

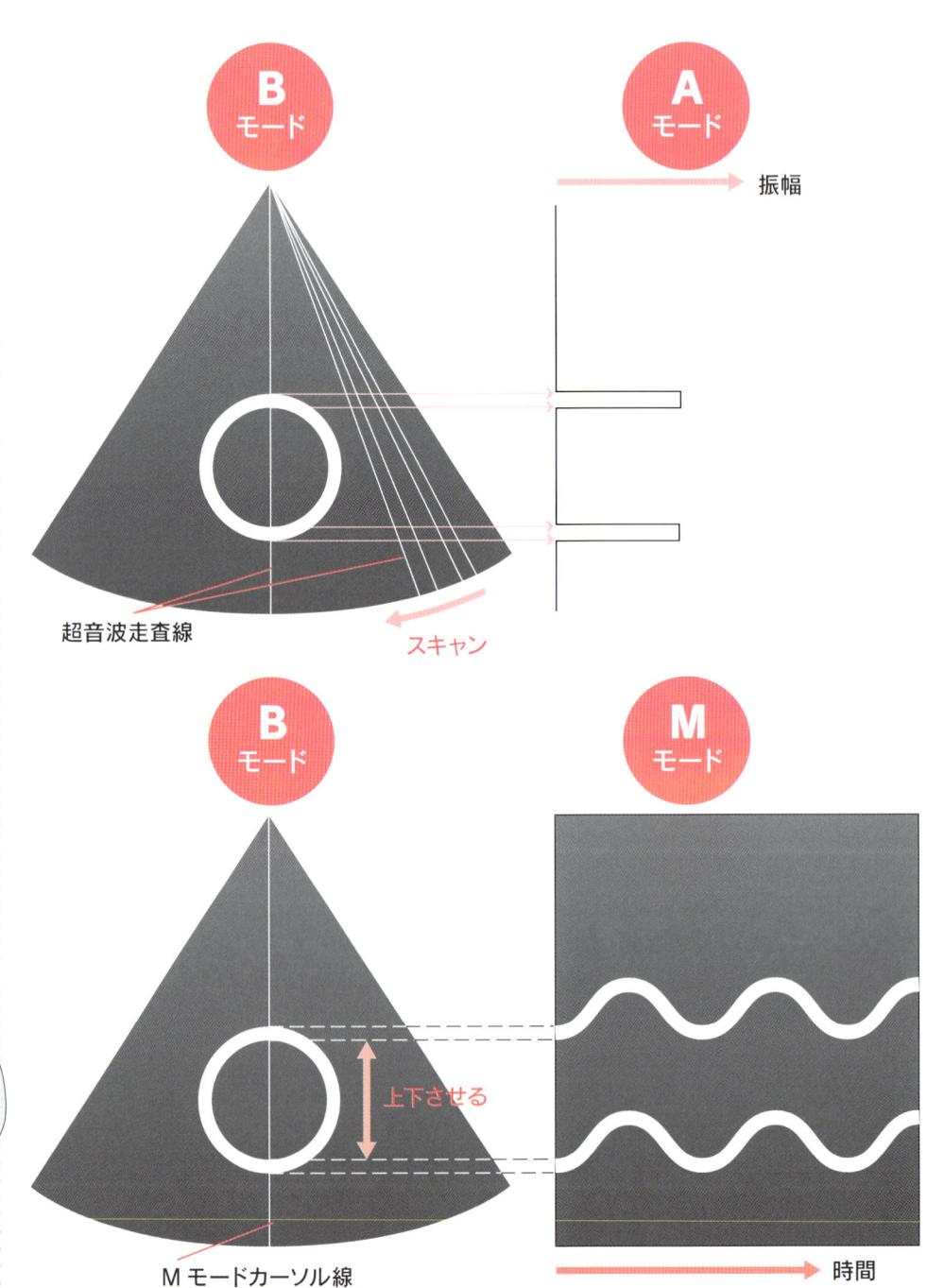

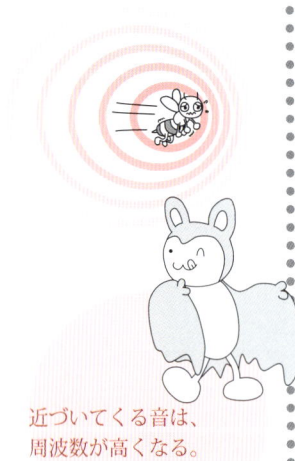

超音波診断装置はモードにうるさい？
Bモード、Aモード
Mモード、Dモード。

B モード
超音波走査線
スキャン

A モード
→ 振幅

B モード
上下させる
Mモードカーソル線

M モード
→ 時間

近づいてくる音は、周波数が高くなる。

Aモードは、Amplitude Mode。Bモードで表示している明るさ、つまり超音波反射の強さを振幅に換えて表現しています。これは、現在の心エコーではほとんど使われておらず、情報としてはあまり重要ではありません。

Mモードは、Motion Mode。Bモード断層像の中のある1本の超音波走査線(カーソル線)の明るさを時間変化で表示しています。

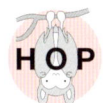

各種モードの最後に登場するのが、**Dモード**(Doppler Mode)。そうです、**ドプラモード**です。

このドプラモードは、あの有名な**ドプラ効果を応用**しています。ドプラ効果というのは、動いているものに音波が反射すると周波数が変化することです。例えば、救急車のサイレンを思い出してください。

ドプラ効果

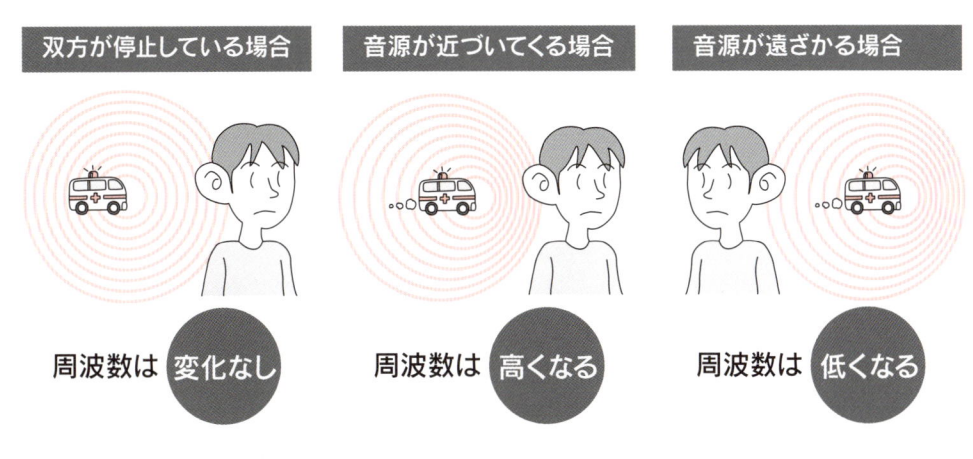

双方が停止している場合	音源が近づいてくる場合	音源が遠ざかる場合
周波数は 変化なし	周波数は 高くなる	周波数は 低くなる

近づいてくるサイレンはしだいに甲高く聞こえ、遠ざかっていくサイレンは低い音になります。これは、**近づいてくる音は周波数が高くなり、遠ざかっていく音は周波数が低くなる**ため。まさに、これがドプラ効果です。

超音波診断装置の**ドプラモードも、動いているものを映像化**します。主に血液中を流れる赤血球からの反射信号を表示し、血流情報を表しています。

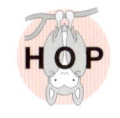

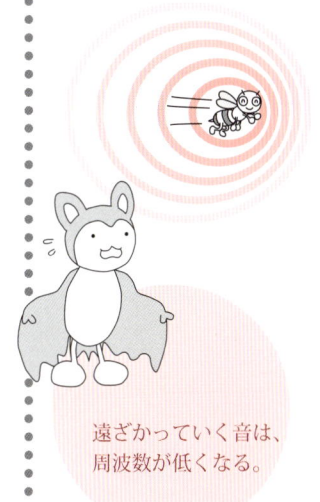

> 遠ざかっていく音は、周波数が低くなる。

POINT 8　超音波診断装置には各種モードがある

ドプラモードには、主に

❶ カラードプラ法(Color Doppler Imaging;CDI)

❷ パルスドプラ法(Pulsed Wave Doppler;PWD)

❸ 連続波ドプラ法(Continuous Wave Doppler;CWD)

があります。

❶ カラードプラ法

カラードプラ法は、Bモードの断層像に重ね合わせて、血流速度を色で表示します。一般に、プローブに近づいてくる血流は暖色系(赤色)、遠ざかっていく血流は寒色系(青色)が用いられます。乱流成分(黄色・緑色)を混ぜる場合もあります。このような表現方法は、カラーマップという設定を行います。

カラーマップで速度表示を行うと血流は赤と青、速度分散表示を行うと血流は赤・青・黄・緑で表示されるという具合です。

カラーマップ

カラードプラ法には、色のつけ方が何種類かあります。心エコーでは、「速度分散表示」で表現するのが一般的。「速度」は、向かってくる血流を赤、遠ざかる血流を青で表すことです。

速度とは別に、「分散色」というのがあり、黄色と緑色で表します。これは乱流成分。黄色は向かってくる方向で乱流が多く、緑色は遠ざかる方向で乱流成分が多いことを表しています。

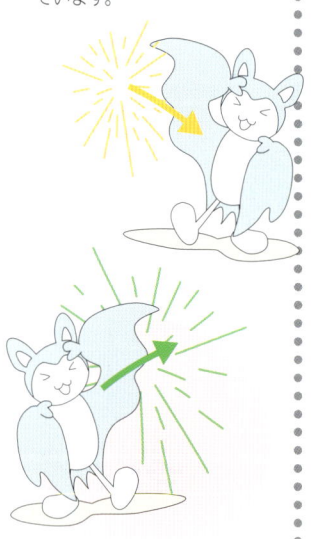

カラーマップ
- 🔴 プローブに近づいてくる血流
- 🔵 プローブから遠ざかっていく血流
- 🟡 乱流成分：向かってくる方向で多い
- 🟢 乱流成分：遠ざかる方向で多い

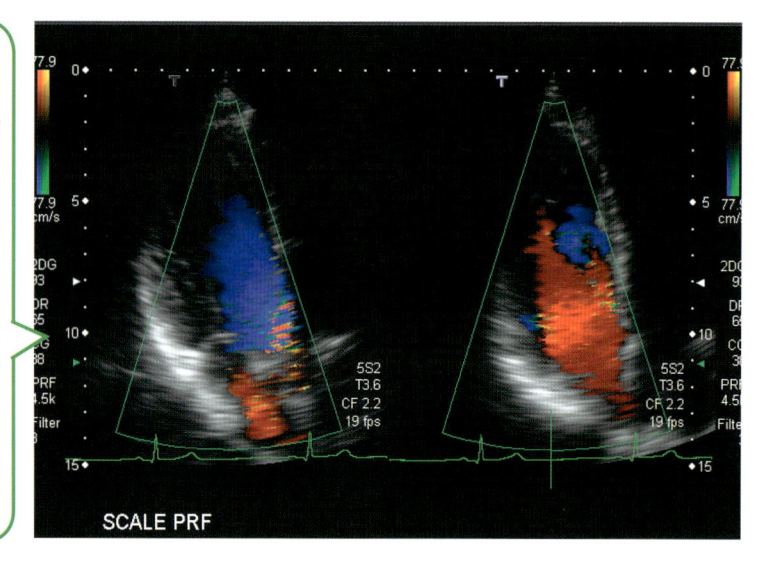

速度分散表示(1)

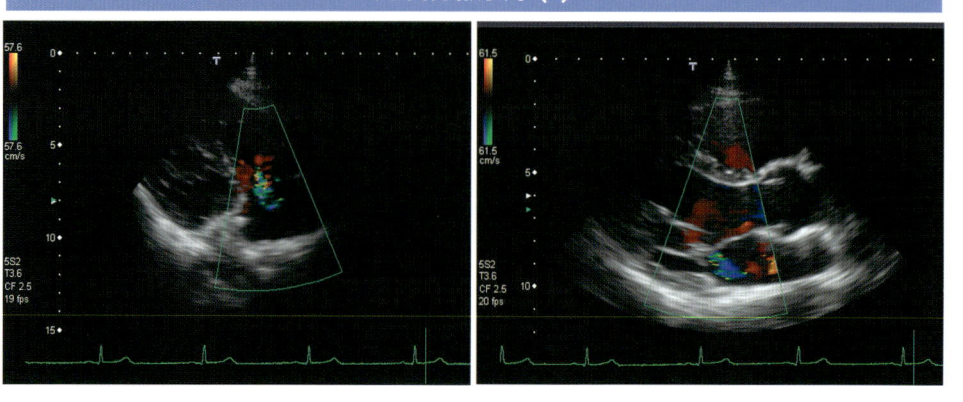

速度分散表示(2)

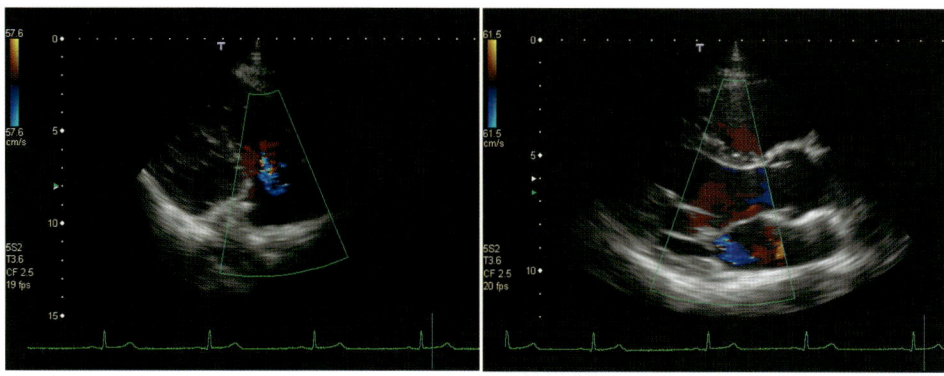

速度表示

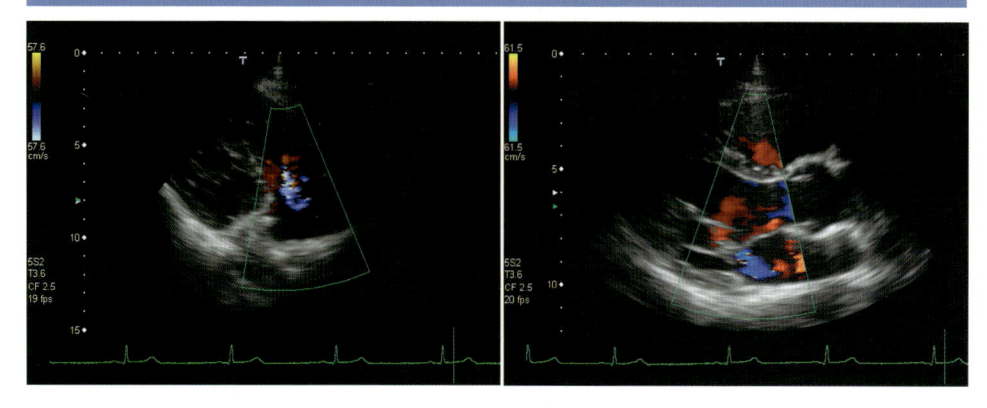

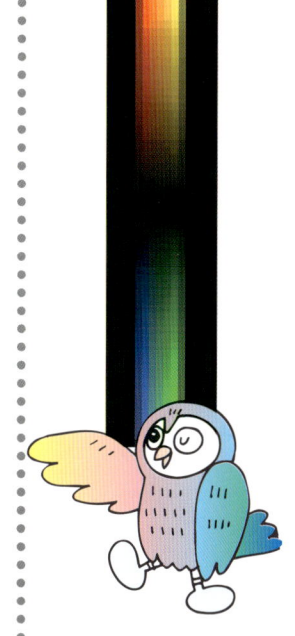

❷ パルスドプラ法

パルスドプラ法は、サンプルマーク(サンプルボリューム)をBモード断層像上に表示し、その**サンプルマーク内の血流情報を時間変化で表示**します。

通常、画面中央に横線が1本表示されます(基線)。これが速度0の線です。その線より上が、血流がプローブに近づく方向、下が遠ざかる方向。縦軸は速度を表しており、基線より離れれば離れるほど、血流

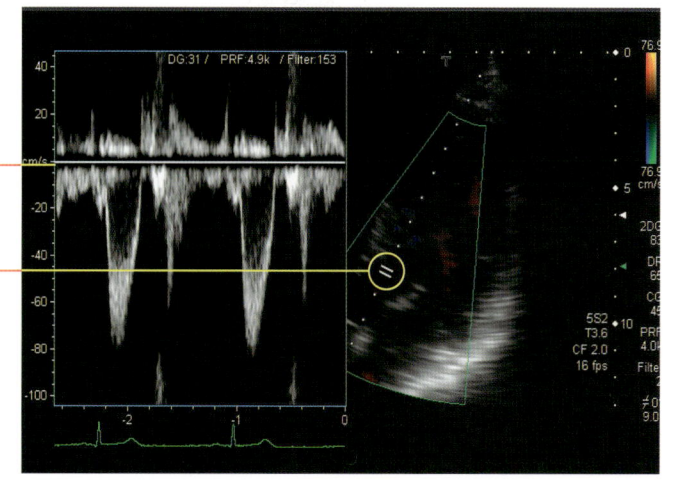

基線(速度0)

サンプルマーク

POINT 8 超音波診断装置には各種モードがある

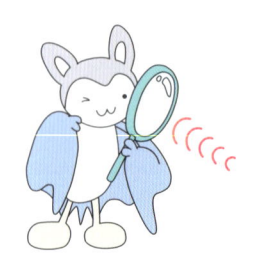

が速いことになります。

横軸は、時間経過を表しています。また、明るさは反射波の強さを表しています。

❸ 連続波ドプラ法

連続波ドプラ法の表現方法は、パルスドプラ法と同じです。サンプルマークが表示されないことだけが異なります。

連続波ドプラ法では、Bモード断層上に超音波走査線に沿って線が表示され、その線上のすべての血流情報を時間変化で表します。

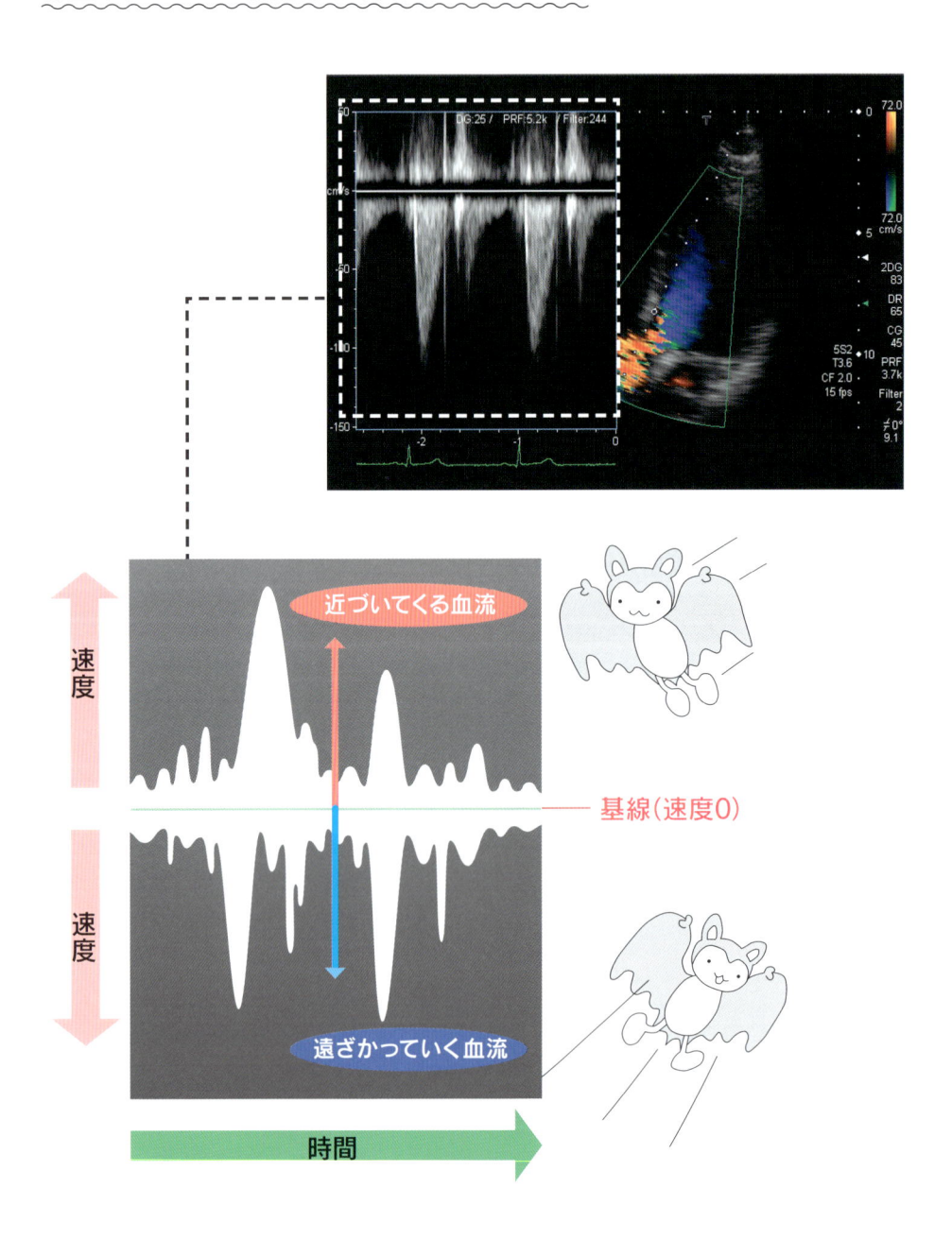

> パルスドプラは特定位置の血流情報。
> 連続波ドプラは速度の速い異常血流を表示。

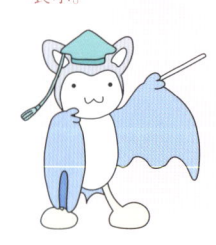

基線より上がプローブに近づいてくる血流情報。下が遠ざかっていく血流情報です。基線からの距離が速度を表しています。

HOP

パルスドプラは特定の位置の血流情報を表示することができ、**連続波ドプラは**速度の速い異常血流を表示することができます。

各モードには、それぞれの特徴があり、それを踏まえて心エコー検査を行う必要があります。ただし、それぞれのモードが使えない超音波診断装置もありますので、注意が必要です。

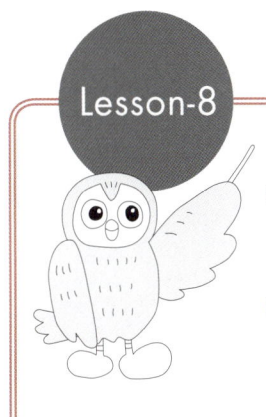

Lesson-8

- 超音波診断装置にはBモード、Aモード、Mモード、Dモード(ドプラモード)がある。

- Bモードは通常の断層像。AモードはBモードの明るさを振幅で表現。MモードはBモードの1本の超音波走査線上の明るさを時間変化で表示。

- Dモード(ドプラモード)は動いているもの、すなわち血流情報を表し、カラードプラ法、パルスドプラ法、連続波ドプラ法などがある。

- カラードプラ法はBモードに重ねて、血流速度を色で表示。プローブに近づいてくる血流は暖色系(赤色)、遠ざかっていく血流は寒色系(青色)。

- パルスドプラ法はサンプルマーク内の血流情報を時間変化で表示。基線より上が近づいてくる血流、下が遠ざかっていく血流。縦軸が速度を、横軸が時間経過を表している。

- 連続波ドプラ法はパルスドプラ法と同じだが、サンプルマークではなく、超音波走査線に沿って線が表示され、その線上のすべての血流情報を時間変化で表す。速度の速い異常血流を表示できる。

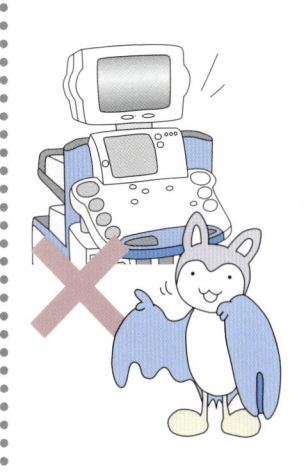

POINT 8 超音波診断装置には各種モードがある

Bモードは断層像。
Dモード(ドプラモード)は血流情報を表示。
ほかに、心筋の動きをみる組織ドプラもある。

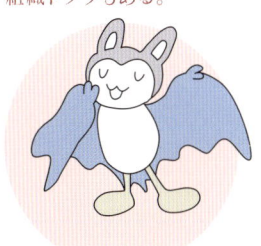

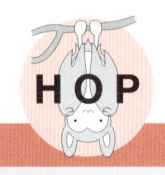

POINT-9 超音波画像を表示してみよう

これまでPOINT-1〜8で、超音波画像をなぜ表示することができるのか、また超音波診断装置の仕組みについてもお話ししてきました。

ここで、いよいよ実際に超音波画像を表示してみましょう。

といっても、生体の画像ではありません。皆さんおなじみのあるものを使って、超音波画像を映し出してみましょう。

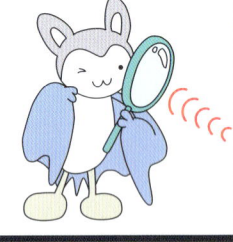

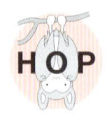

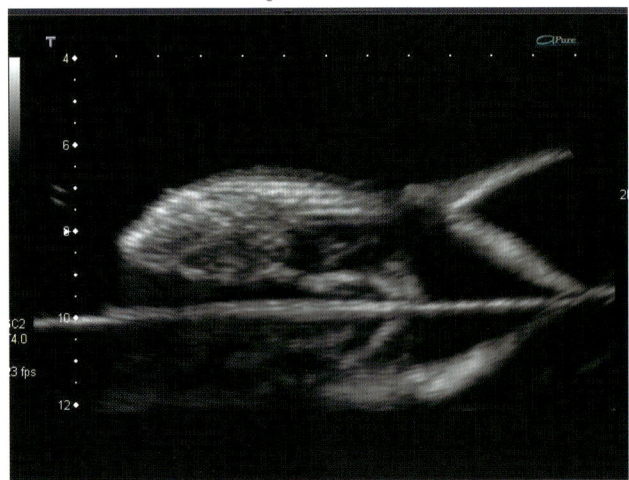

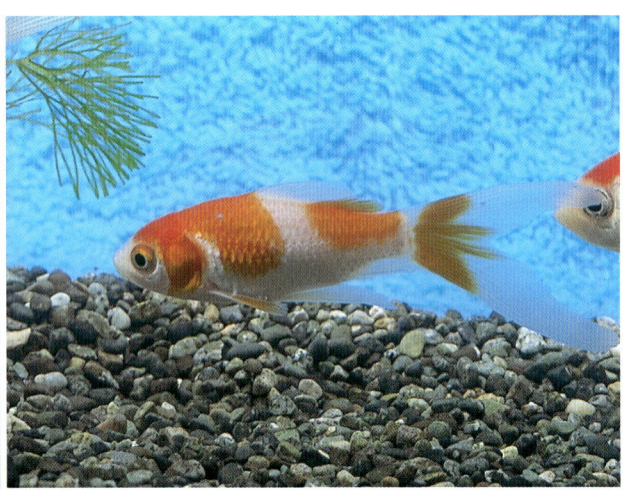

どうでしょうか？ もうおわかりですね。そうです、金魚です。

金魚鉢の水面にプローブをつけてみました。金魚が泳いでいる様子が、はっきりとみえます。

こうして、日常よく知っているものを表示してみると、超音波画像をより身近なものとして感じられるのではないでしょうか？

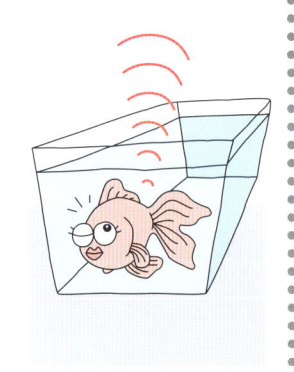

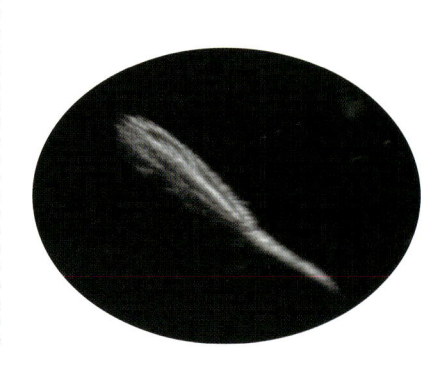

超音波断層像として映し出せるのは、金魚だけではありません。身近ないろいろなものを実際に表示してみましょう。

POINT 9 超音波画像を表示してみよう

【用意するもの】
水槽(30cm×30cm×30cm以上)
水(できれば空気の泡を抜いた脱気水)

まずは、用意した水槽に対象物を入れ、水中でプローブを当ててください。さあ、どんな画像が表示されるでしょうか?

身近な様々なものを超音波画像として表示する前に、ここで皆さんにお話ししておかなければならないことがあります。

実は…、**超音波診断装置の画像は、実像に比べていろいろなウソをついている**のです。「えっ、裏切られた!」などといわないでください。超音波画像のウソは超音波の性質上、いたしかたのないウソといえるのです。

超音波画像を読み取るには、このウソをみ抜く力がぜひ必要です。

では、超音波画像はどんなウソをついているのでしょうか? 身近なものを映し出しながら、超音波画像のウソをみていきましょう。

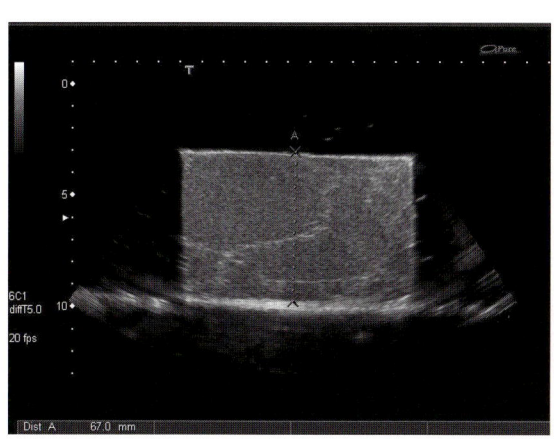

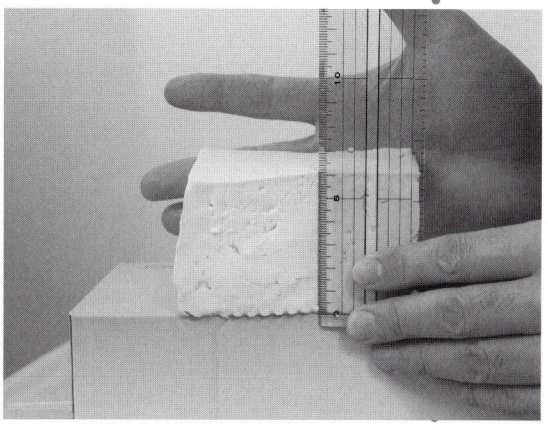

この画像は、豆腐を表示しています。できれば、豆腐の厚みを超音波画像上で計測してみてください。それから実際にものさしで、その豆腐の厚みを計ってみてください。絶対に同じにはなりません。もし、同じならばそれは偶然。これは、いったいなぜでしょうか?

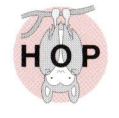

HOP

超音波診断装置は、プローブから超音波を送信して**受信するまでの時間から、距離(縦方向)を表示**しています。

> 音速の値を一定として表示するから実際と異なるようになる。

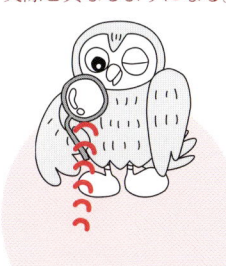

それぞれの媒質の音速を加味しているわけではないのです。

どうしているのかというと、生体内の平均の音速の値(約1,530m/s)を一定と仮定して表示しているのです。

例えば、マラソンランナーが40kmの距離を2時間で完走したとすると、時速20kmで走っていたと考えられます。中間の折り返し地点はたぶん1時間後に通過したと思われます。

超音波診断装置の距離方向の表示方法は、これと同じなのです。超音波を送信してから戻るまで、ずっと同じ速度で超音波が進んでいると仮定しているのです。

本当は、マラソンランナーは37km地点まではバイクで進み、あとの3kmは歩いて進み、全部で2時間かかったのかもしれません。すると、中間地点はもっと早い時点で通過しているはずです。

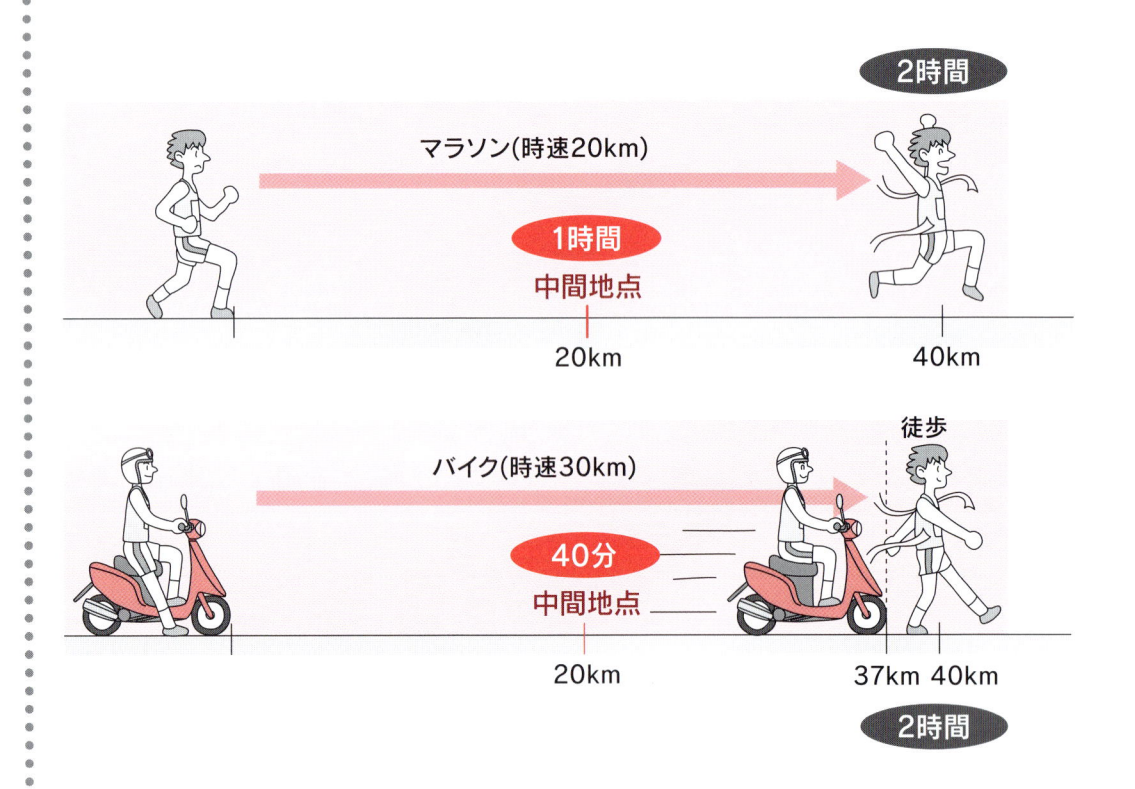

これと同じで、超音波画像では、**媒質の音速が違うと距離方向に表示する位置がずれてしまう**のです。豆腐は、実測よりも計測値のほうが大きく表示されました。ということは、超音波診断装置が仮定した音速よりも、豆腐の音速は遅いということ。時間が長くかかったから、距離(豆腐の厚み)を大きく表示したのです。

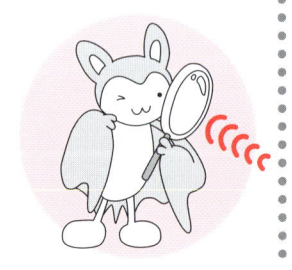

今度は、絹ごし豆腐と焼き豆腐の間にコーヒーゼリーを置いて表示しました。コーヒーゼリーの実測値と計測値を比べてみましょう。

コーヒーゼリーの計測値は約30mm。この場合は、超音波断層像の計測値が実測値よりも小さくなりました。コーヒーゼリーの音速は、超音波診断装置の仮定より速いのです。

大事なことは、**超音波診断装置の計測値は音速を一定と考えた相対的な値であり、絶対値ではない**ということを常に忘れないことです。

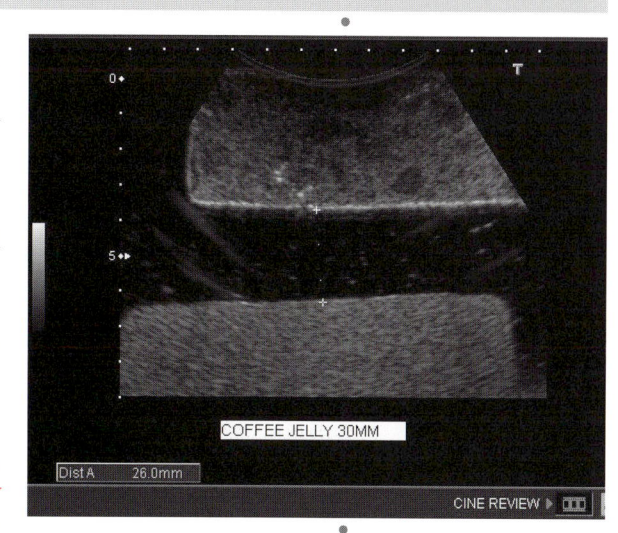

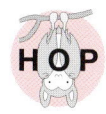

次に、スライスチーズを表示しました。

チーズのスライス面を真横に表示すると、しっかりと横筋がみえています。斜めにするとみえなくなりました。これは、いったいなぜでしょう？

ここで、反射を思い出してください。プローブから送信された超音波が反射して、プローブにまた戻ってきて、はじめて画像になるのです。

チーズを斜めにすると、少ししか超音波が戻ってこないのです。チーズのスライス面の情報も少ししかないので、表示しにくくなるのです。

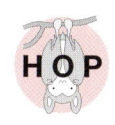

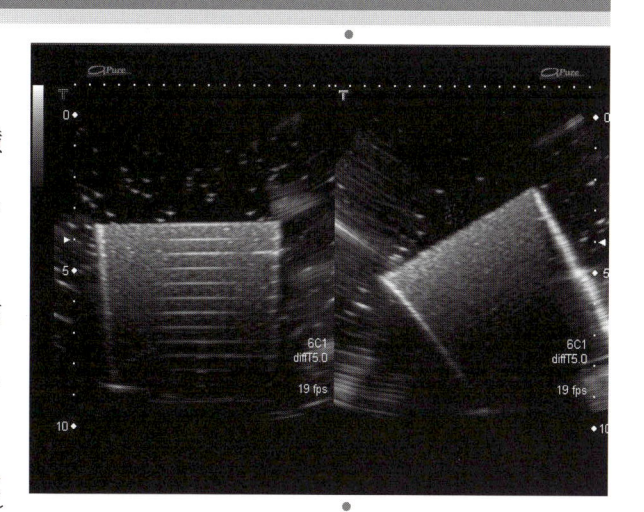

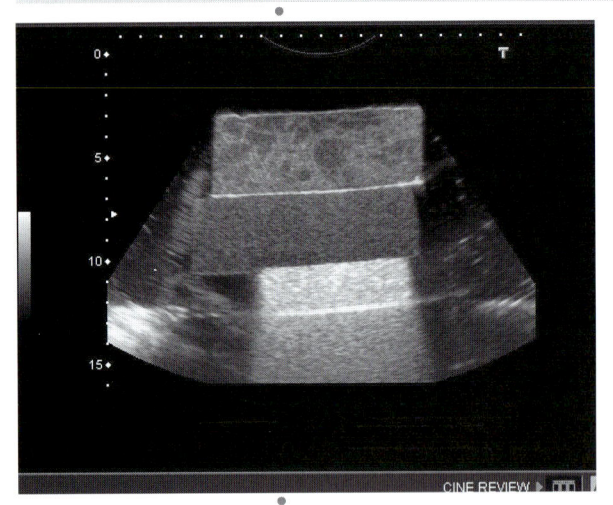

焼き豆腐と木綿豆腐、こんにゃくを表示してみましょう。上から焼き豆腐、木綿豆腐、こんにゃくです。ご覧の通り、こんにゃくがいちばん明るく表示されていますね。これは、超音波が**こんにゃくを通る際の散乱が、いちばん強い**ということです。

こんにゃく内には、音響インピーダンス(POINT-3)の違う粒が多数あり、そのため強い散乱が起きるのです。このように強い散乱が発生すると、反射波は行ったり来たりすることになり、その下にも同じような画像が表示されます。これが**多重エコー(多重反射)**と呼ばれる**アーチファクト(虚像)**です。

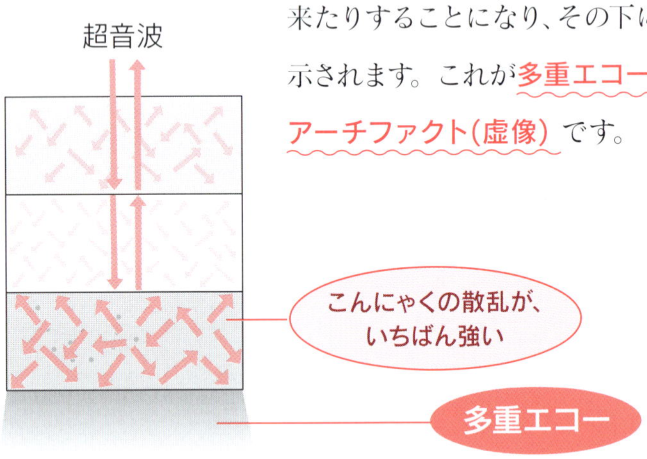

上:焼き豆腐
中:木綿豆腐
下:こんにゃく

こんにゃくの散乱が、いちばん強い

多重エコー　こんにゃくの散乱が強いため、その下に同じような画像が現れる。

HOP

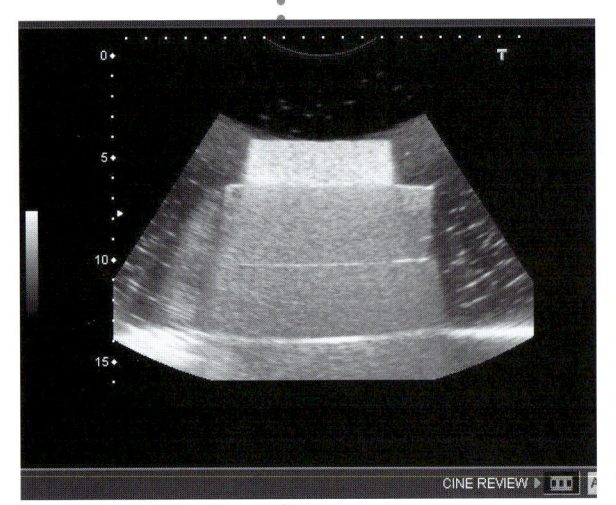

今度は、こんにゃくをいちばん上に置いてみました。こんにゃくの散乱波のアーチファクトのほうが、下にある豆腐の像の明るさよりも明るいため、豆腐の内部エコーが明瞭に描出されません。

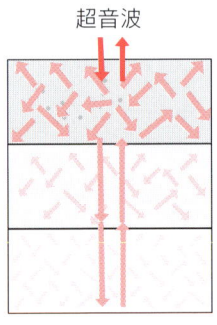

次に、こんにゃくを横にずらしてみました。
こんにゃくの下にある豆腐は相変わらず不明瞭ですが、こんにゃくを取り去った部分の豆腐は明瞭になりました。
これだけみえ方がちがうのです。

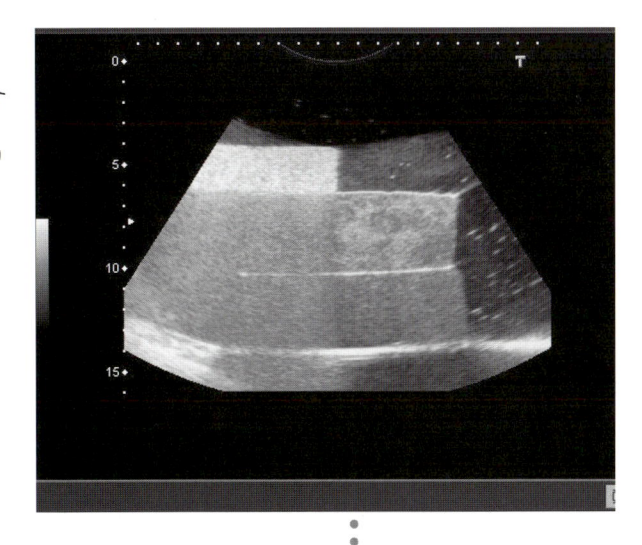

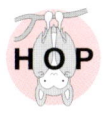

再び、コーヒーゼリーを表示しました。
先ほどの豆腐、こんにゃくに比べてかなり暗いですね。
これは、<u>コーヒーゼリーの中はほぼ均一で、あまり反射(散乱)しない</u>ということです。

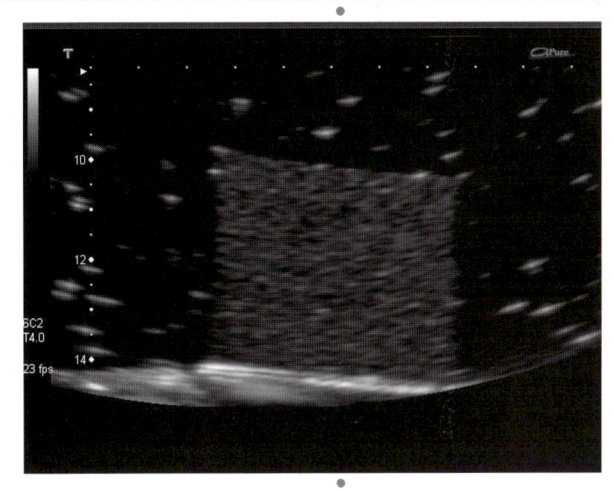

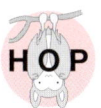

コーヒーゼリーの上にプリン、下に木綿豆腐を置きました。
すると、コーヒーゼリーがみえなくなりました。これはプリンの中で吸収、散乱、反射による減衰が発生し、ただでさえ反射(散乱)波が少ないコーヒーゼリーの内部エコー像は、ほとんど表示されなくなったのです。

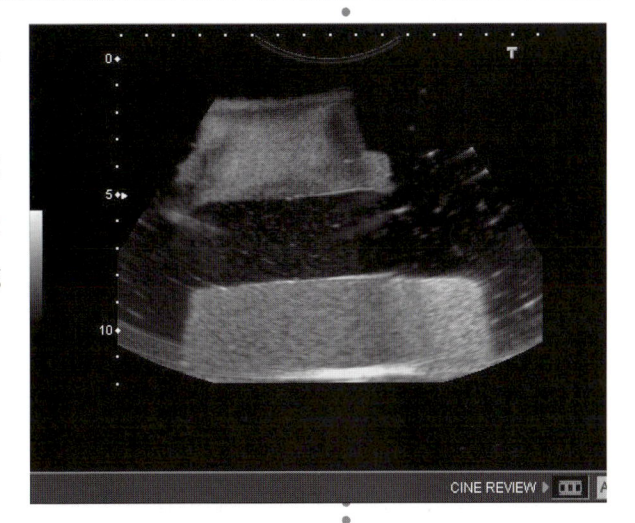

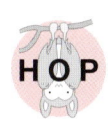

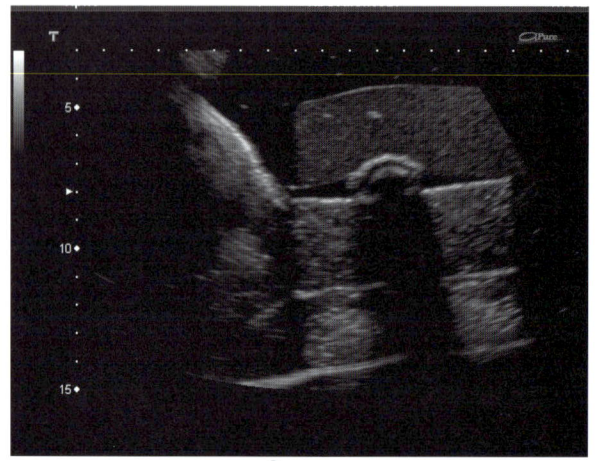

豆腐を3段に重ねて、間に梅干をはさみました。**梅干の下の豆腐の画像が真っ黒でみえていません。**
これは梅干の種の音響インピーダンスがあまりにも大きく、種の表面でほとんどの超音波が反射し、梅干を通過していく超音波がないからです。
これを<u>音響陰影</u>といいます。

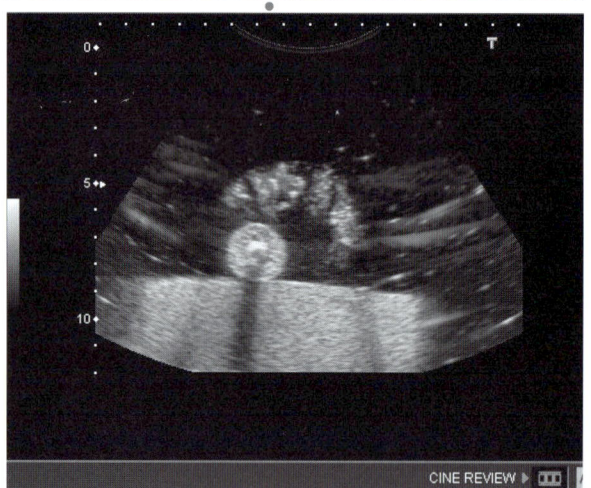

豆腐の上にフルーツインゼリーを置いてみました。
さくらんぼの種が、梅干の種と同じように音響陰影を発生させています。

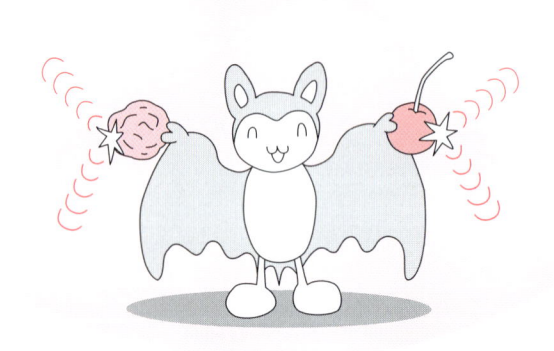

梅干？胆石？

梅干やさくらんぼの種は、ちょうど胆石の像が映し出されているようにみえます。
周囲の果肉が胆嚢で、種が胆石というわけです。

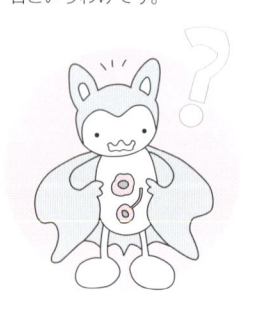

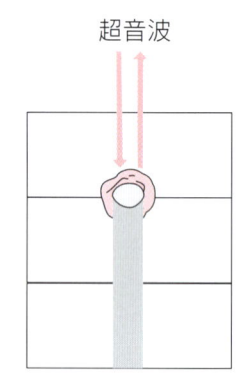

超音波　　超音波

上：豆腐
上と中の間：梅干
中下：豆腐

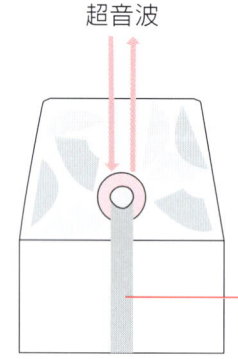

上：フルーツインゼリー
（さくらんぼ入り）
下：豆腐

音響陰影

さくらんぼや梅干の種の
反射が大きく、音響陰影が発生する

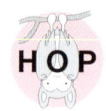

HOP

ゆでたタコの足を表示しました。

きちんと足の方向と平行(長軸像)にプローブを持っていくと、断層像が表示されます。

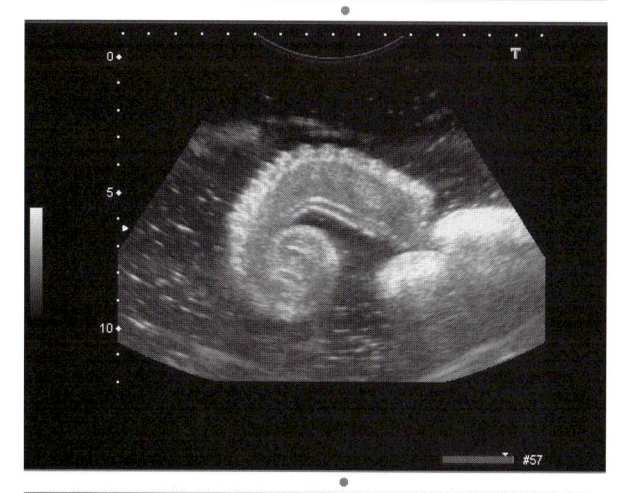

少しずつ断面をずらしていくと、立体的にみえてくるところがあります。

これは超音波がプローブから立体的に送信されていることを示しています。プローブの軸から少し離れても、**超音波は厚み方向にも放射されている**のです。
そのため、図のようにタコのイボが軸から離れていくに従い、徐々に暗くなっていきます。

必ず、超音波画像にもスライス幅があるということを忘れないでください。

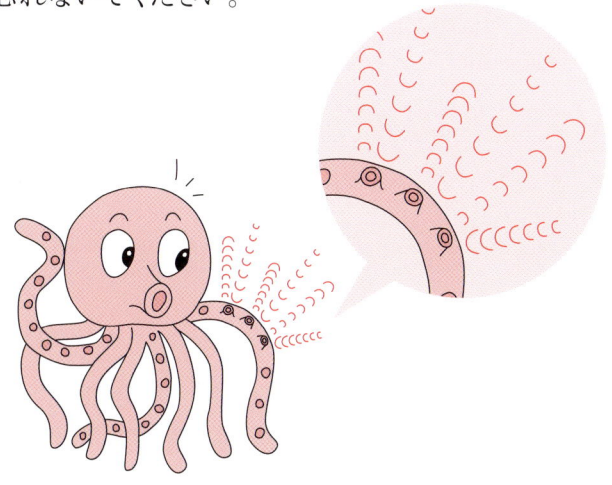

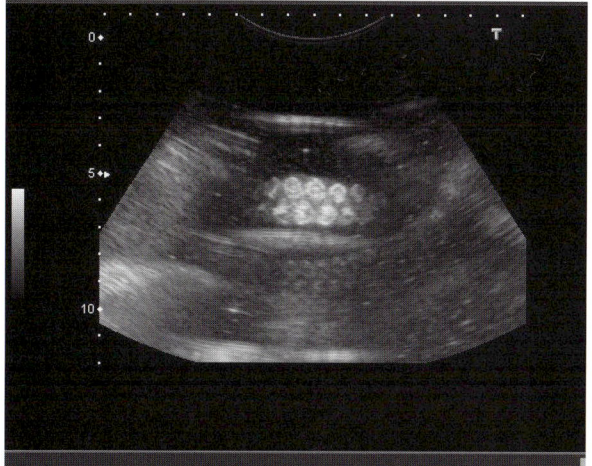

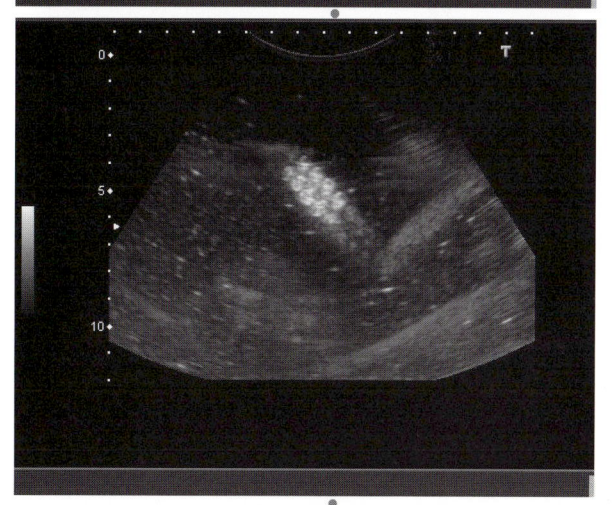

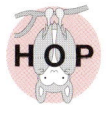

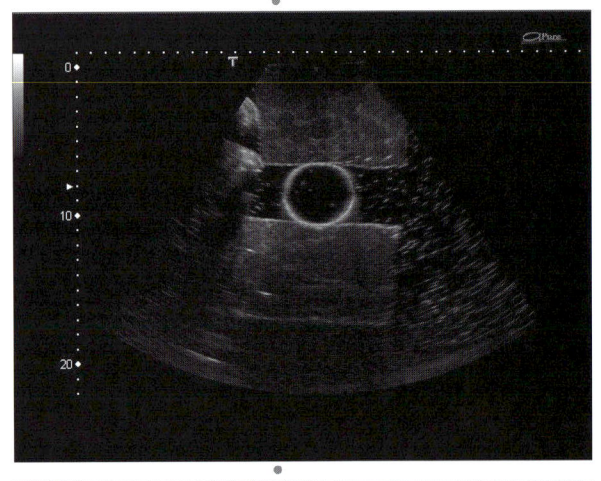

アーチファクト（虚像）には、屈折によって発生するものもあります。

たとえば、円筒状のゴムチューブの中に水を入れ、上下を豆腐ではさんでみました。
豆腐の形も、円筒状の形も、実物と変わらずに出ています。

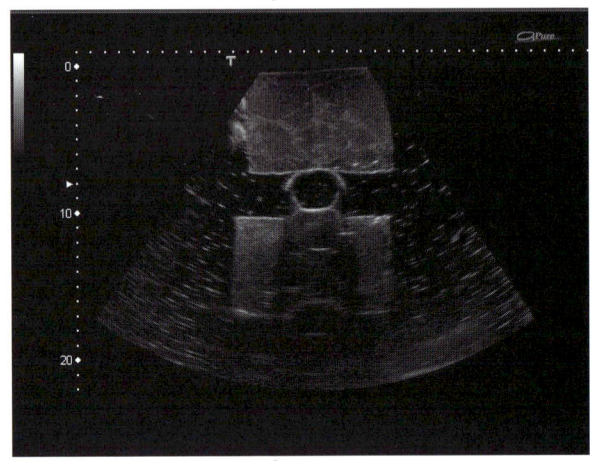

次に、ゴムチューブの中にエタノールを入れてみました。
エタノールは水よりも音速が速いため、POINT-2でお話ししたように、**音速の違いによる屈折**が起こります。
すると、円筒形が楕円形になり、下の半円が上の半円より小さく表示されました。その下にある豆腐の表面は歪んでいます。

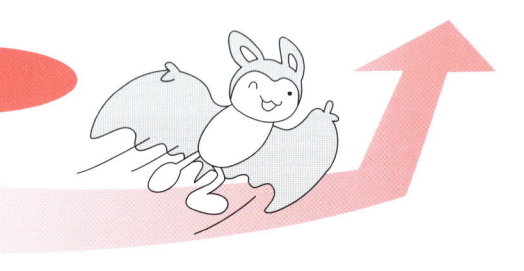

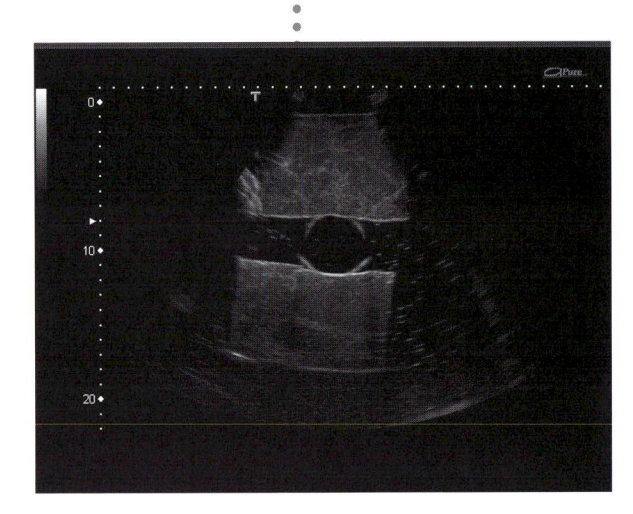

屈折

今度はグリセリンを入れてみました。グリセリンは水に比べて音速は遅いので、やはり屈折が起きます。
ただし、同じ屈折でも、円筒状の下の半円が上の半円より大きく表示され、画像の歪み方がエタノールとは違います。

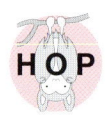

<u>生体内には脂肪や筋肉など、それぞれ音速の違う組織がある</u>ため、**屈折による アーチファクト(虚像)に注意**することが必要。そうです、超音波画像のウソにご注意を!

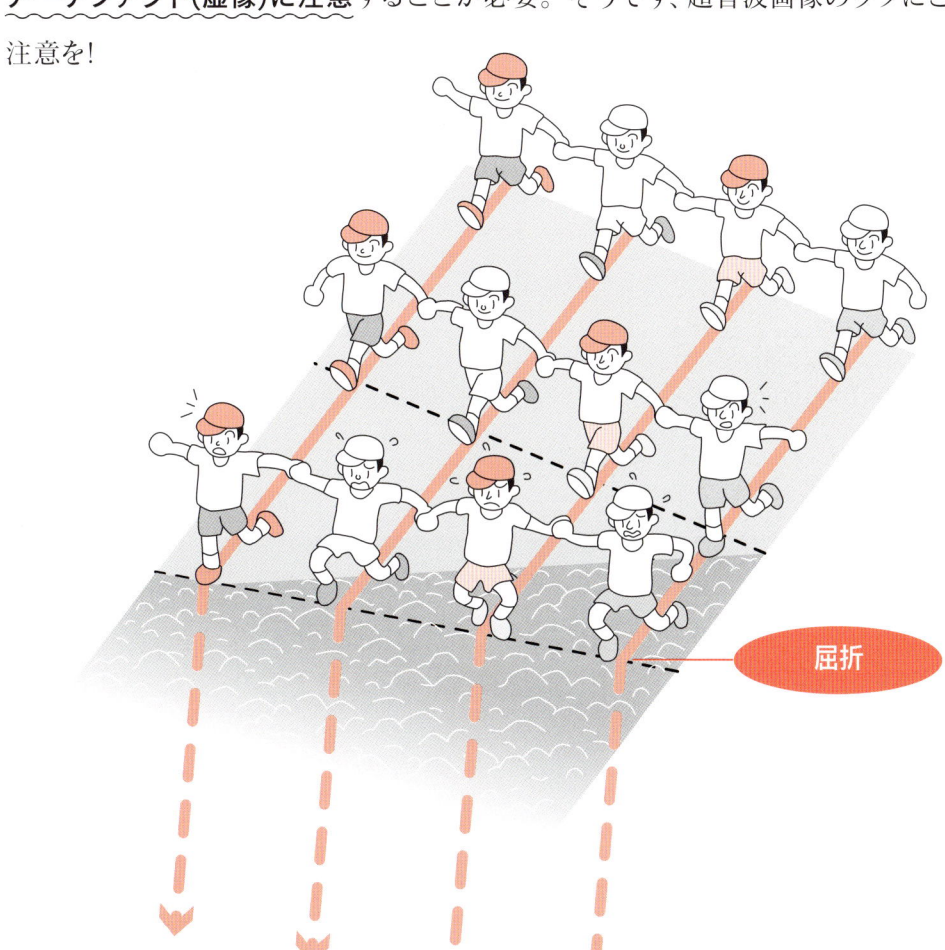

屈折

POINT 9
超音波画像を表示してみよう

Lesson-9

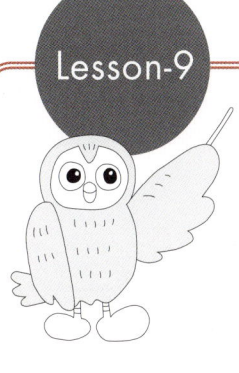

● 超音波診断装置では、生体内の音速を一定(約1,530m/s)と仮定して、送信から受信までの時間で距離方向(縦方向)を表示する。このため、計測値は実測値とは異なる。

● 超音波画像には多重エコー、音響陰影、屈折などのアーチファクト(虚像)が表示されることがある。

● 超音波画像を読み取るには、実像との違いをみ抜く力が必要である。

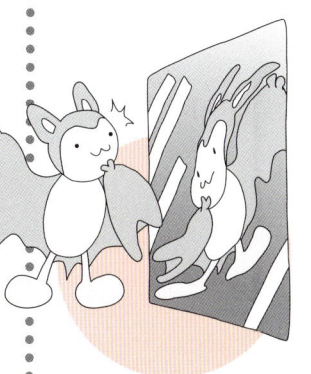

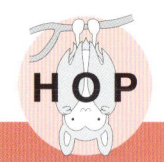

POINT-10　アーチファクトに注意しよう

超音波画像は
なぜ時々ウソを
つくのか？

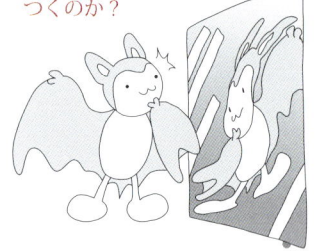

POINT-9でみてきたように、超音波画像は時々ウソをつきます。超音波画像のウソ…、そうです、アーチファクト(虚像)です。

超音波画像を正しくよみとるためには、このアーチファクト(虚像)をよく知り、見抜く目を持つことがぜひ必要です。

ここでは、もう少し詳しく、アーチファクトをみていきましょう。

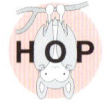

サイドローブ

サイドローブは、実像から横方向に出る帯状の虚像です。

断層像の実像(主極:メインローブ)に対して、副極(サイドローブ)と呼ばれます。次の画像をみてください。

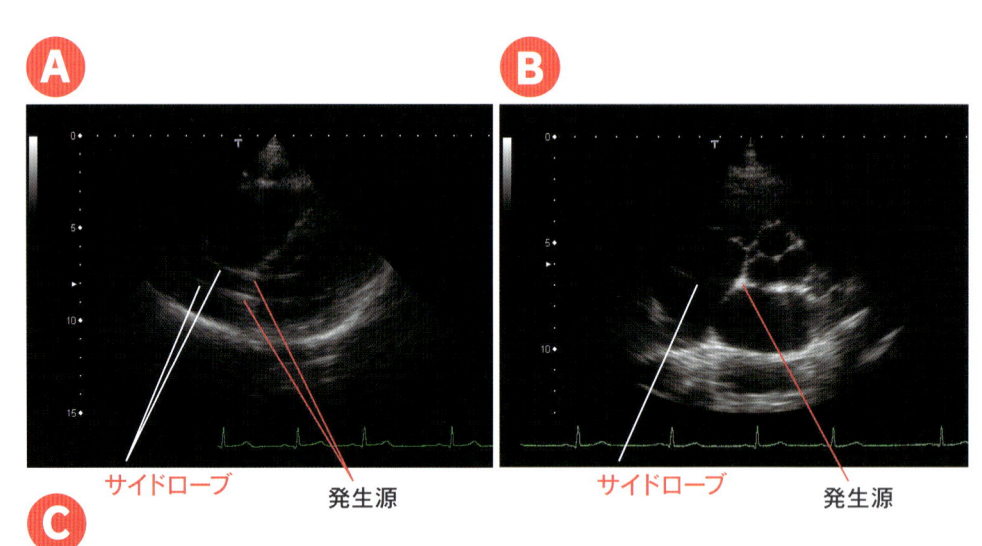

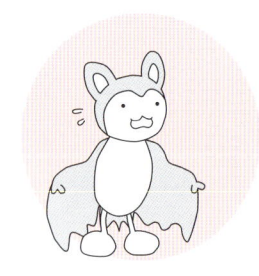

A サイドローブ　発生源

B サイドローブ　発生源

C 発生源　サイドローブ

A 輝度の明るい実像から、左右対称に帯状のサイドローブが発生。

B 帯状のサイドローブが右房内にみえる。

C 左室壁外側にサイドローブがみえる。

画像Aでは、輝度の明るい実像から左右対称に帯状のサイドローブが発生しています。

画像Bでは、右房内に帯状のサイドローブがみえています。

さらに、画像Cでは、左室壁外側にサイドローブがみられます。

いったい、どうして、このようなアーチファクトが出現するのでしょうか？

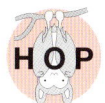

HOP

POINT-5でお話ししたように、プローブから出ていく超音波は、指向性を持って送信されていきます。ただし、いくら**指向性を持たしても、すべての超音波が一方向に進んでいくわけではありません。**

全校集会で壇上の校長先生が、非常に性能のよいメガホンを使って話をしても、一方向の生徒だけに聞こえるわけではないのと同じです。声の大きさには大小がつきますが、生徒全員に聞こえています。

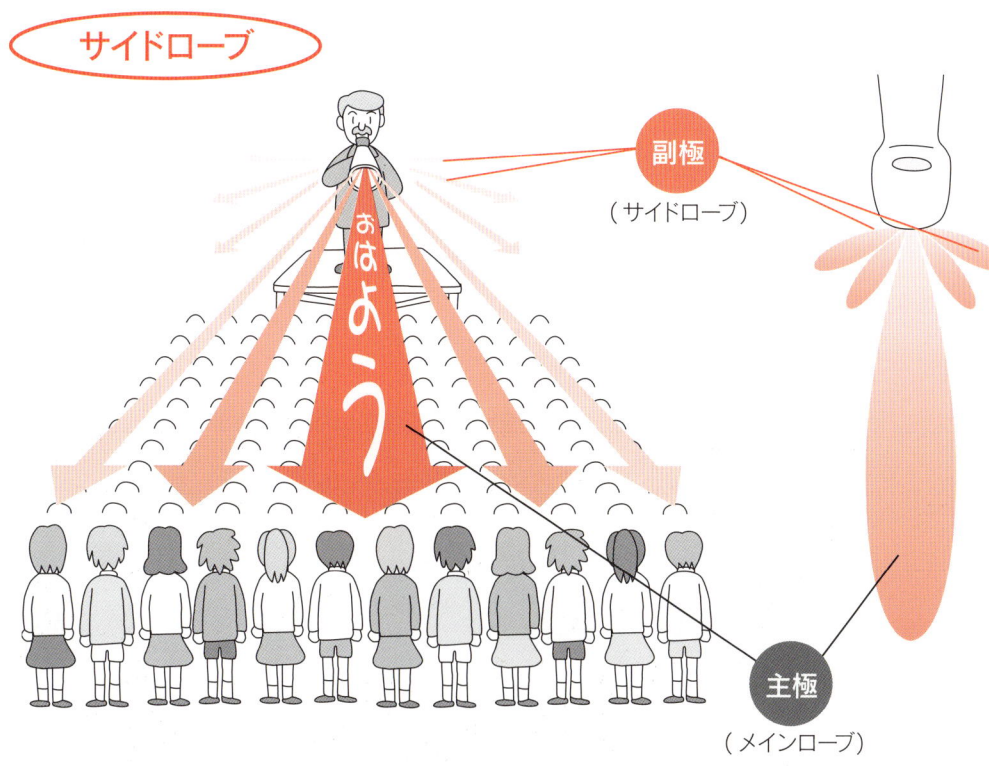

サイドローブ

副極
（サイドローブ）

主極
（メインローブ）

音には拡散する性質がある。
超音波も拡散するので、違う方向にも送信される。

これは、**音には拡散する性質がある**からでしたね。

プローブから指向性を持って送信された超音波も、ねらった方向だけでなく、違う方向にも送信されてしまうのです。

POINT 10 アーチファクトに注意しよう

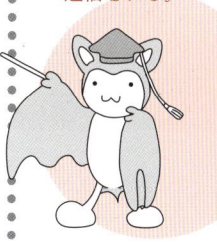

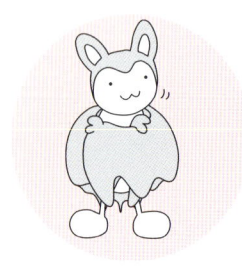

このため、**メインローブ(断層像の実像)**に、**サイドローブ(実像から横方向に出る帯状の虚像)**が現れるのです。

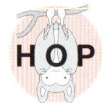

HOP

このサイドローブの中で強いパワーを持ったものを**グレーティングローブ**と呼びます。ただし、現在の配列型振動子のセクタ型プローブでは、ほとんどこのアーチファクトはみられませんので、ご安心を。

THI(ティッシュハーモニックイメージング)を用いると、サイドローブ全般を低減することができます。

HOP

多重反射

多重反射は、超音波が反射体の間を複数回、往復することによって起こる現象です。

まずは、画像Aをみてください。

木綿豆腐の上に焼き豆腐、いちばん上にこんにゃくがのった超音波画像です。こんにゃく内の散乱が強いため、超音波は、下にある焼き豆腐・木綿豆腐に到達しにくく、内部エコーがみづらくなっています。

A

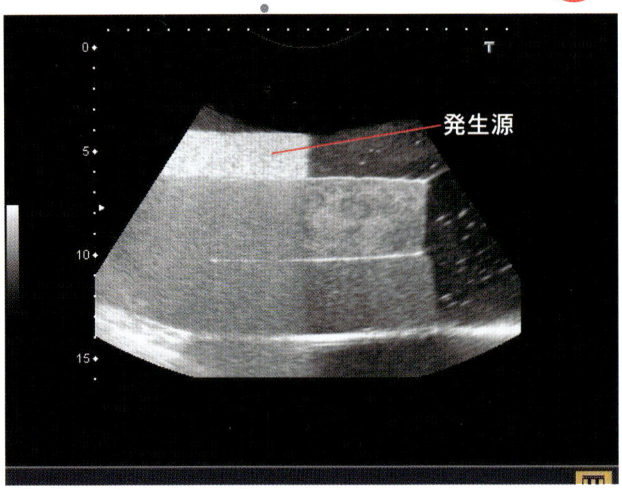

こんにゃく内の強い散乱により多重反射が起き、焼き豆腐・木綿豆腐の内部エコーがみづらい。

B

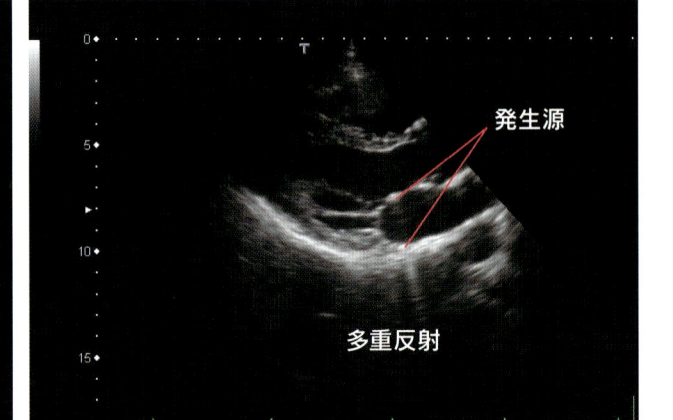

弁輪部の強い反射により、深部方向に帯状の多重反射が発生。

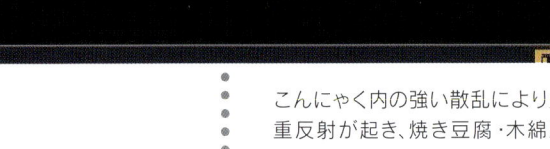

次に、画像Bをみてください。

心臓の弁輪部の強い反射により、超音波はその内部を往復してしまいます。その結果、深部方向に帯状の多重反射が発生しています。

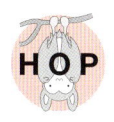

このように多重反射は、

❶ プローブと強い反射体の間を超音波が何回か往復する

❷ 強い反射体内を超音波が往復する

❸ 超音波が強い反射体に当たって方向を変え、別の反射体に当たり、また強い反射体に戻り、プローブへ返る

という3つの場合のように、超音波が反射体の間を何回も往復することによって現れる現象です。

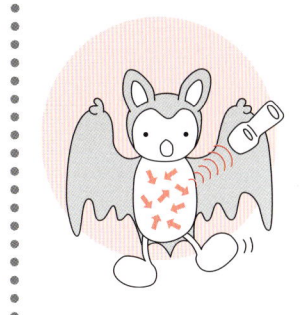

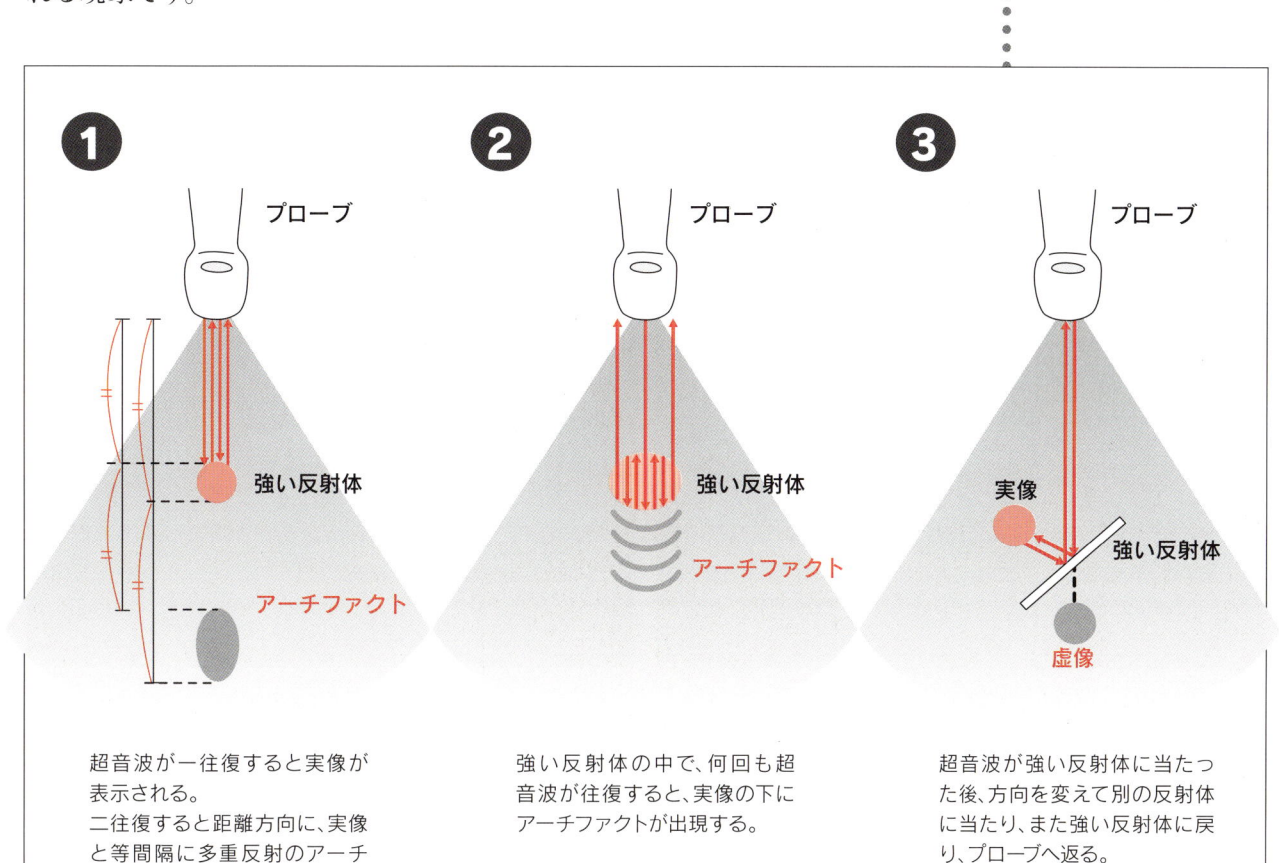

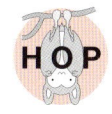

POINT 10 アーチファクトに注意しよう

❶ 超音波が一往復すると実像が表示される。
二往復すると距離方向に、実像と等間隔に多重反射のアーチファクトが現れる。

❷ 強い反射体の中で、何回も超音波が往復すると、実像の下にアーチファクトが出現する。

❸ 超音波が強い反射体に当たった後、方向を変えて別の反射体に当たり、また強い反射体に戻り、プローブへ返る。

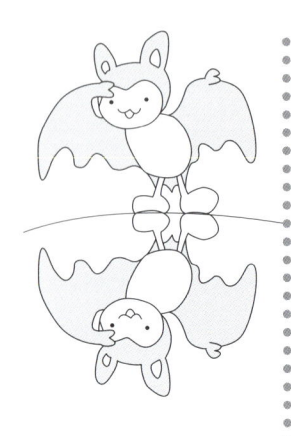

鏡面現象

文字通り、**鏡に映したように、実像と対称に虚像が現れるアーチファクトが**鏡面現象です。

画像Aをみてください。

金魚の実像の下方に鏡面現象によるアーチファクトが発生しています。これは、金魚と、反射の強い水槽底面との間を超音波が往復して現れたものです。

次に、画像Bをみてください。

僧帽弁のアーチファクトが心臓の外にみられます。これは僧帽弁と、反射の強い左室後壁との間を超音波が往復して現れた鏡面現象です。

鏡面現象は、**強い反射体とそのほかの反射体の間で、超音波が往復する**ことによって起こります。

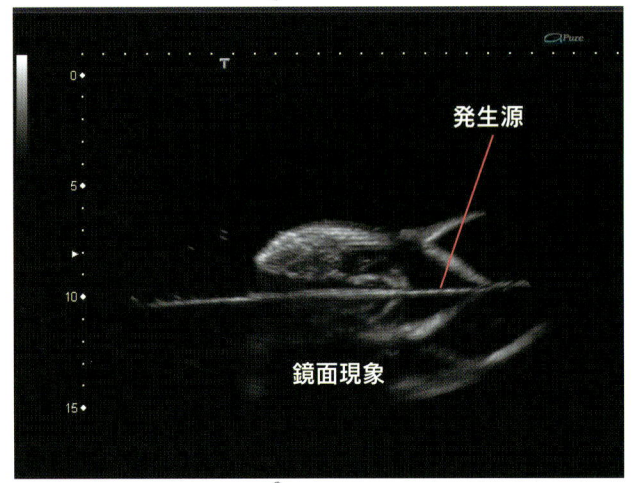

A

水槽底面の強い反射により、鏡面現象による金魚のアーチファクトが発生。

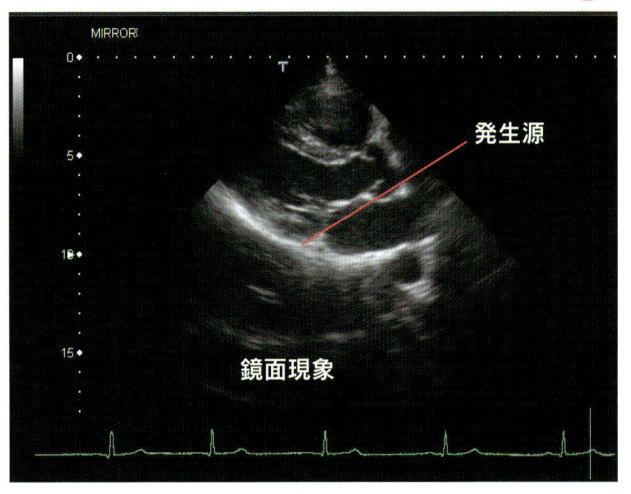

B

左室後壁の強い反射により、僧帽弁のアーチファクトが発生。

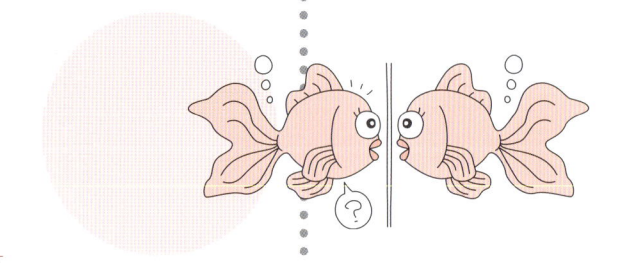

POINT 10

アーチファクトに注意しよう

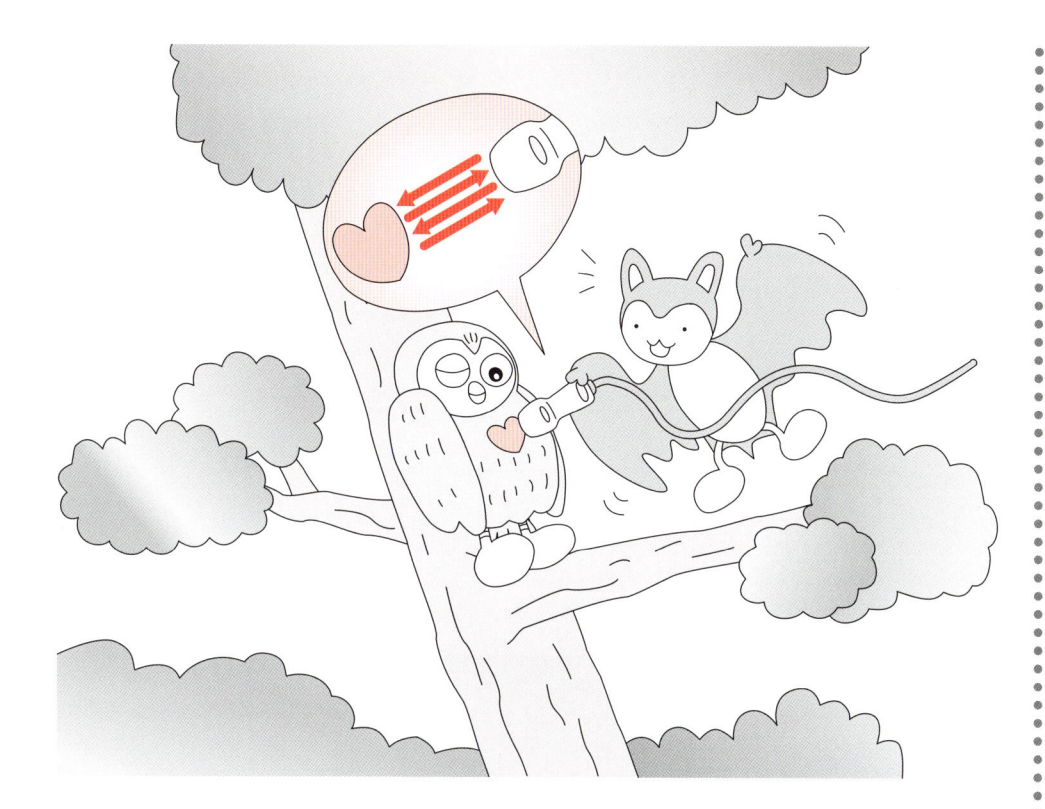

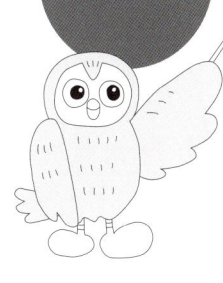

Lesson-10

- サイドローブは、実像から横方向に出る帯状のアーチファクト（虚像）。音には拡散する性質があるため、このような現象が起きる。
  サイドローブの中で強いパワーを持ったものを、グレーティングローブと呼ぶ。

- 多重反射は、超音波がプローブと反射体の間を何回も往復したり、反射体どうしの間を往復してプローブに戻ることによって起こる。

- 鏡面現象は、鏡に映したように実像と対称に虚像が現れるアーチファクト。
  強い反射体とほかの反射体との間を、超音波が往復することによって起こる。

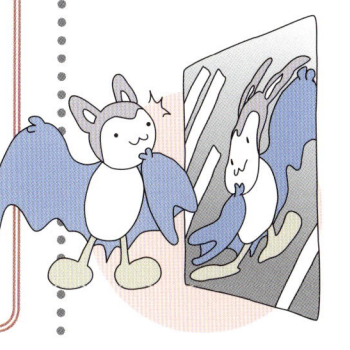

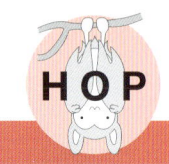

POINT-11 超音波診断装置の構成と取り扱い

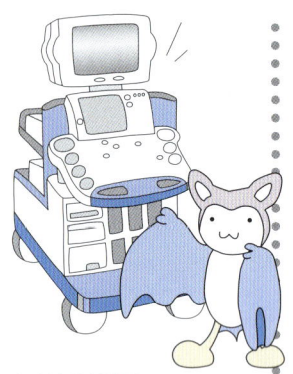

超音波診断装置に目的の画像を映し出し、正しく読み取るには、まず、装置そのものの構成や基本的な取り扱い法をよく知っていなければなりません。

超音波診断装置には大きく分けると、**プローブ、診断装置本体、モニター、記録機器**があります。プローブから生体内の信号を受け取った診断装置本体が、超音波画像をモニターに表示し、プリンターやビデオデッキ、電子保存機器などにより画像を記録することができます。

超音波診断装置に詳しくなろう。

装置による違いに注意

超音波診断装置の中には、心エコー検査ができない装置、ドプラモードがない装置などがあります。

また、プリンターは白黒とカラーとで、紙やインクリボンが異なります。

一口に超音波診断装置といっても、さまざまな種類があるので注意が必要です。

モニター
超音波画像をリアルタイム(実時間表示)で映像化します。

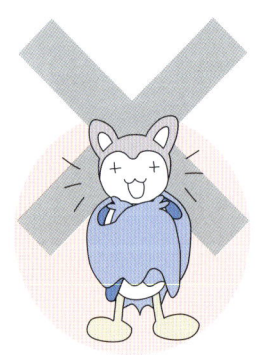

診断装置本体
プローブから生体内の信号を受け取り、超音波画像としてモニターやプリンターなどに表示できるよう処理します。

電子保存機器
HDD, MOD, DVD, CD-Rなどに画像を記録することができます。

プリンター
超音波画像の静止画を紙に印刷。白黒プリンターとカラープリンターがあります。

プローブ
超音波を送信し、生体内の信号を受け取ります。さまざまな種類のプローブがあります。

ビデオデッキ
超音波の動画を記録する機器。画質はモニター像に比べて劣化します。
白黒・カラーの区別はありません。

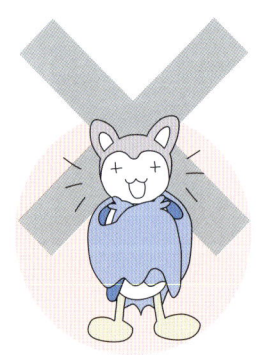

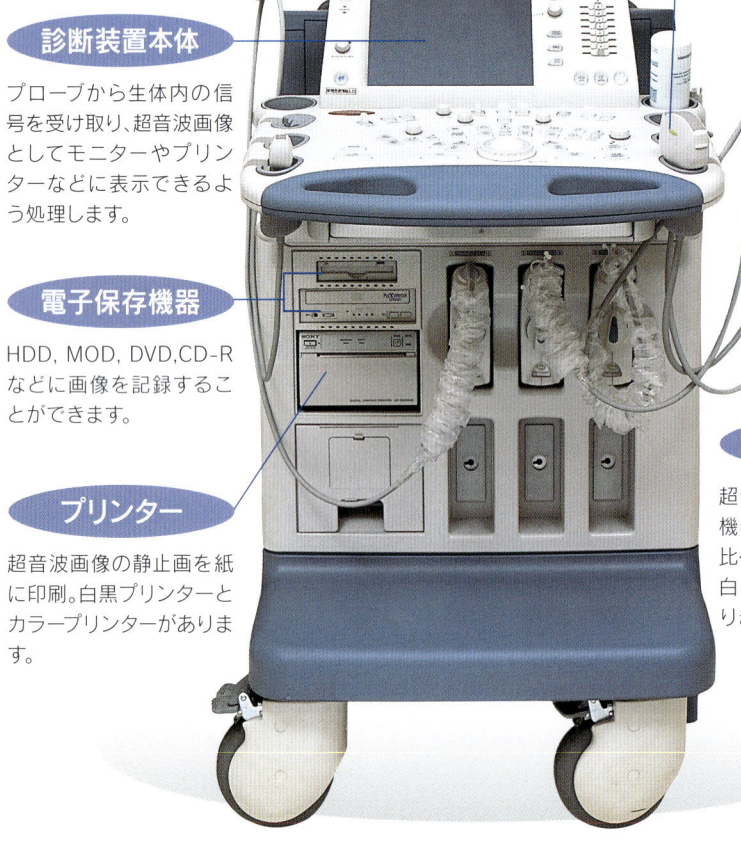

POINT 11 超音波診断装置の構成と取り扱い

| セクタプローブ | ●主に心臓用　●画像は扇形 |

| マイクロコンベックスプローブ | ●多用途(心臓用にも用いられる)　●画像はセクタとコンベックスの中間 |

| コンベックスプローブ | ●主に腹部用　●画像は台形 |

| リニアプローブ | ●主に表在用　●画像は長方形 |

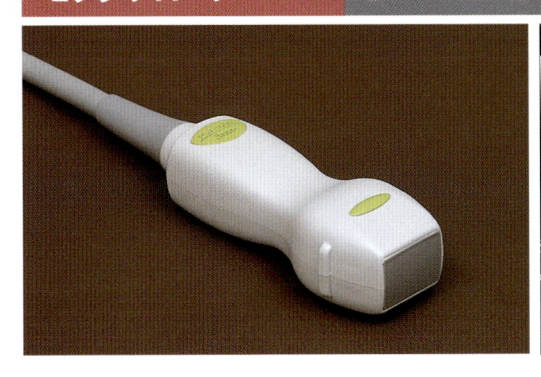

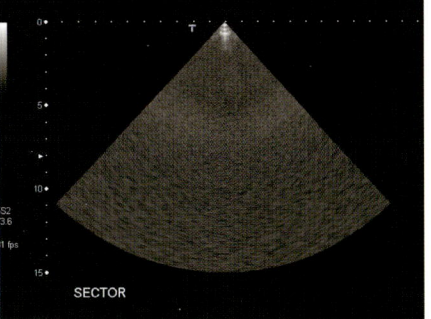

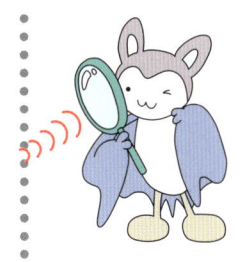

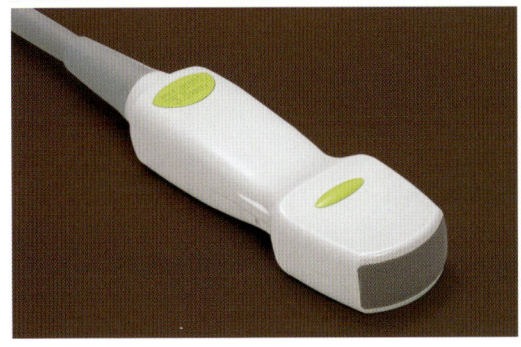

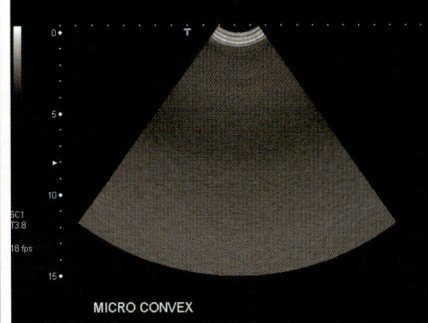

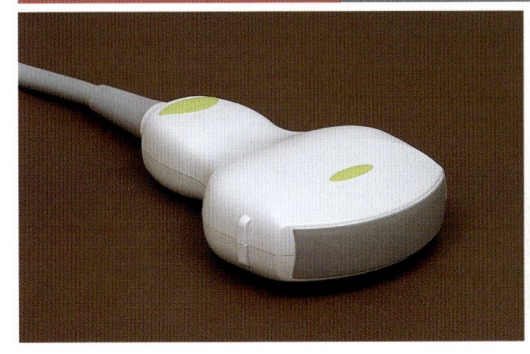

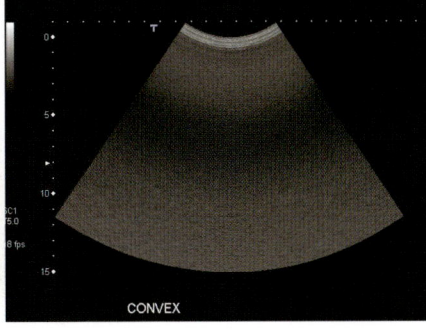

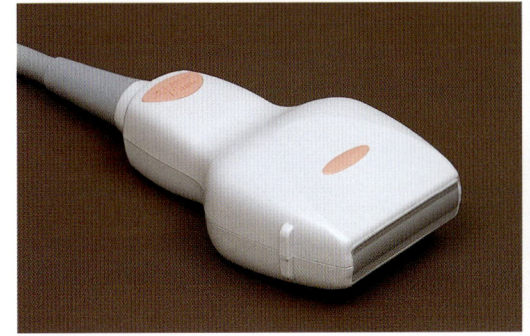

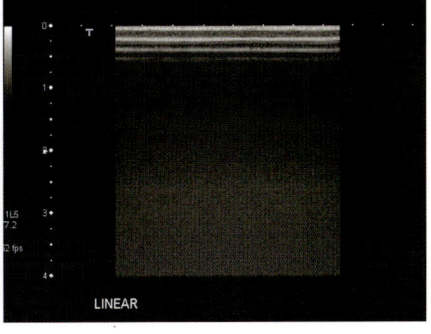

プローブは種類いろいろ

プローブには、ここに紹介する以外にも、たくさんの種類があります。
心エコー検査を行う前に、取り扱い説明書やカタログなどを確認し、心臓用プローブが接続されているかどうかを確かめることが必要です。

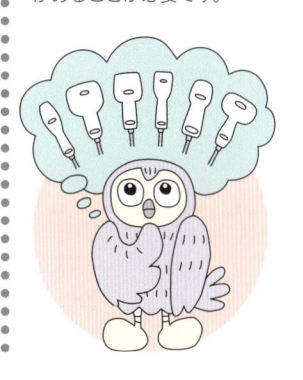

65

超音波診断装置には、それぞれ分厚い取り扱い説明書がついています。これを最初から最後まで読破するのは、至難のわざというもの。少なくとも**取り扱い説明書の中の警告、危険、注意といった項目**は必ず読みましょう。

ここでは、東芝メディカルシステムズ社製 Aplio, Nemioを例にとって、取り扱いの基本を紹介します。ただし、メーカーによっては表現方法が違うことがあるのでご注意を！

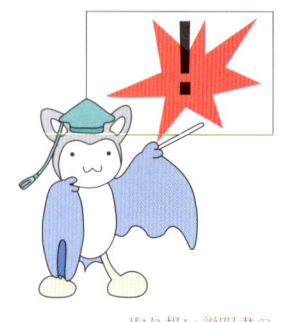

取り扱い説明書の警告、危険、注意は必ず読もう。

HOP

【裏側】コード口 主電源スイッチ / Nemio【側面】副電源スイッチ / Aplio【パネル面】副電源スイッチ

電源の入れ方、切り方

超音波診断装置の多くには、主電源スイッチと副電源スイッチがついています。

主電源は、たいがい装置の後ろ、装置本体に電源コードが接続する付近にあります。もちろん、

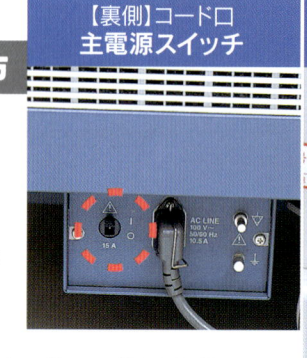

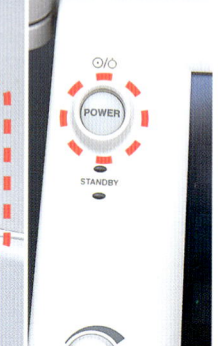

電源のON・OFFに注意

電源の取り扱いで、もっとも注意したいのが、装置のセットアップやシャットダウン中にコンセントが抜ける事故。こうなると、装置が正しく作動しなくなる場合があります。また、1日以上診断装置を使用しない場合は、主電源を切るのがおすすめです。

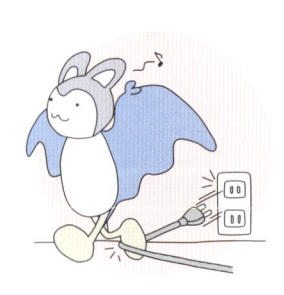

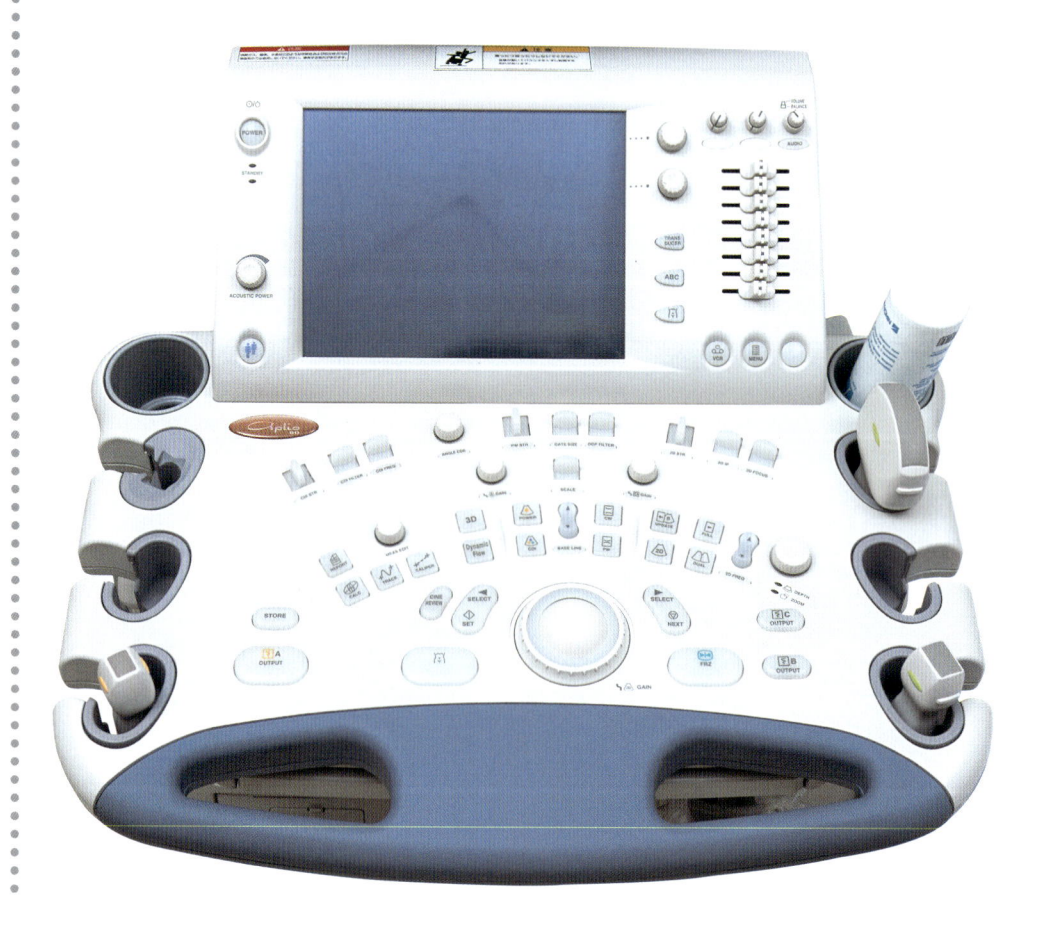

これが入っていないと装置は作動しません。

副電源は手の届きやすい場所にあります。副電源をONにしたら、装置が完全に立ち上がるのを待ちます。

> **検査条件の選択**
>
> 検査を実施する前に、必ず、検査条件の確認を行う必要があります。
> 検査条件を、心エコー用にするのをお忘れなく！

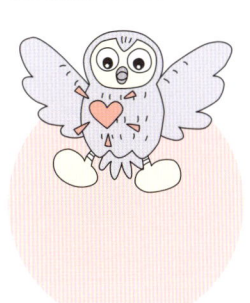

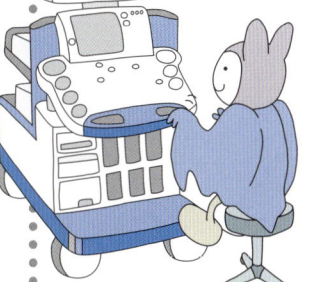

患者情報入力

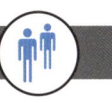

診断装置操作パネルに❶のようなスイッチがあれば、患者さんが変わるごとにこれを押します。患者情報・計測値などがすべてリセットされ、❷の画面で新しく患者情報を入力することができます。

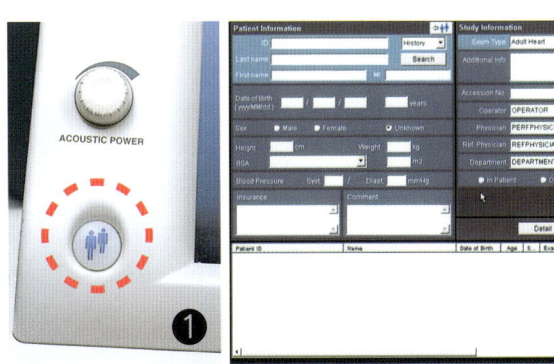

フリーズ

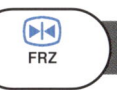

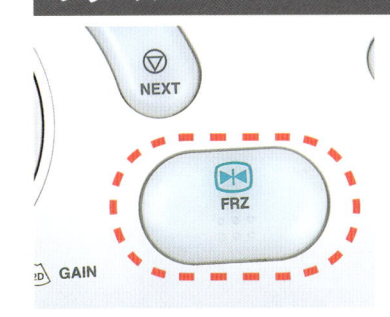

フリーズを押すことにより、必要なタイミングで画像を止めることができます。

モードの選択

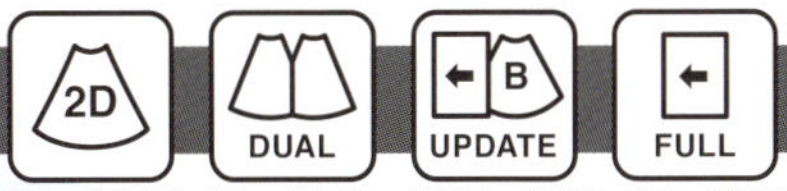

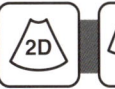

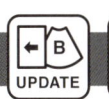

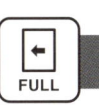

Bモード1画面　Bモード2画面　B,Mモード画面　Mモード画面

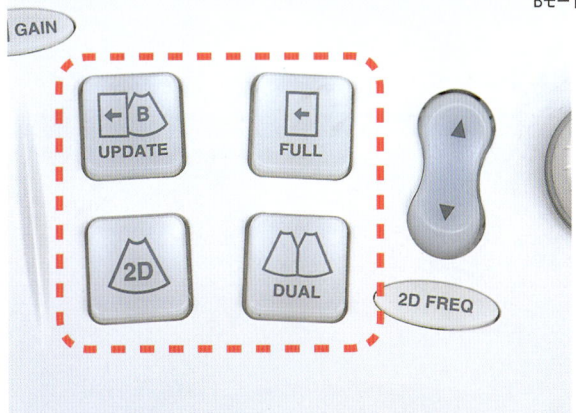

モード選択スイッチにより、Bモード、Mモードの画面を選択することができます。

POINT 11　超音波診断装置の構成と取り扱い

画像拡大・縮小

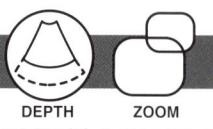

DEPTH(視野深度)とZOOMという2つの機能により、画像の拡大・縮小を行うことができます。

DEPTH(視野深度)は体表面からの拡大・縮小、ZOOMは画像中心部からの拡大・縮小です。

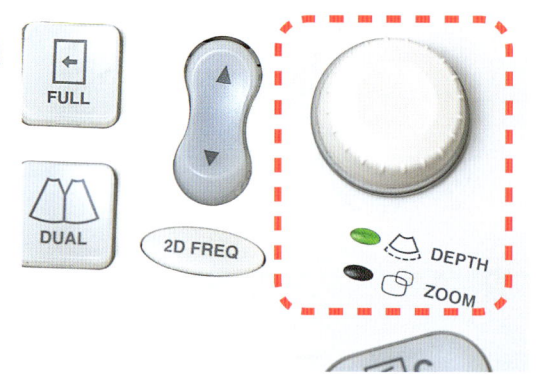

GAIN

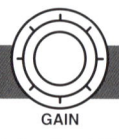

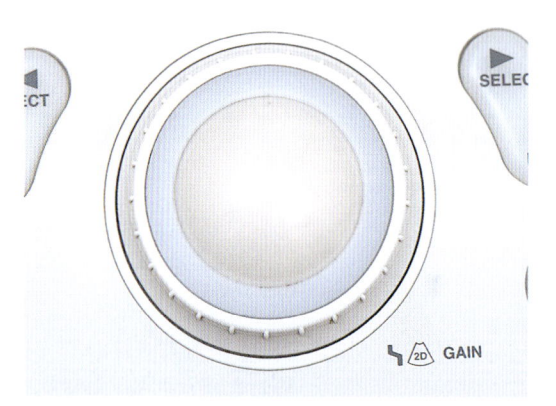

GAINを操作することで、画像の明るさを調整することができます。写真のトラックボール周囲のダイアルで操作を行います。

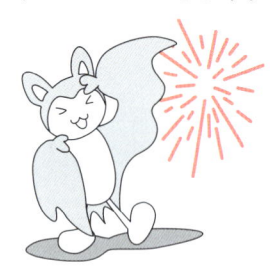

STC

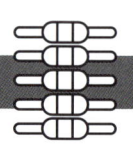

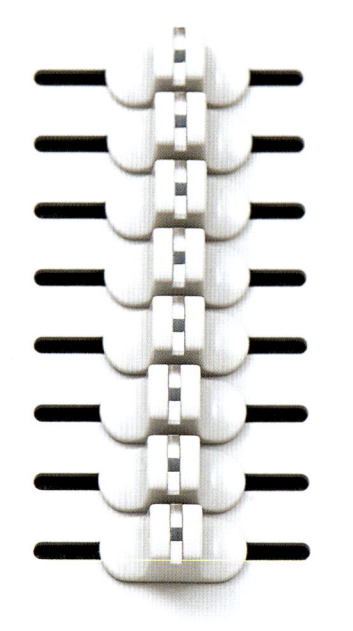

断層像の深さに応じて、つまみが縦に並んでいます。このつまみを操作することにより、深さごとに画像の明るさ(GAIN)を調整することができます。

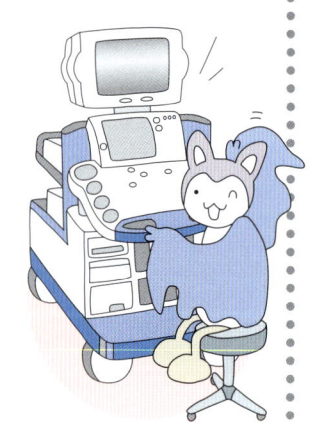

周波数切り替え 2D FREQ

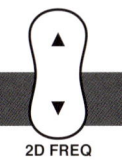

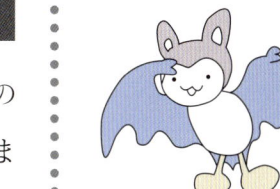

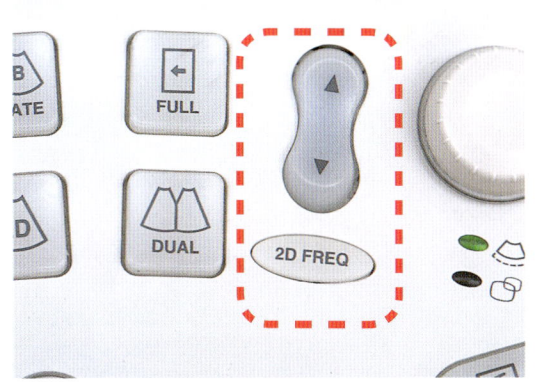

2D FREQのつまみで、プローブの周波数を切り替えることができます。POINT-7でお話ししたように、距離方向(縦方向)をより細かく表示するには、プローブの周波数を高くします。

記録機器

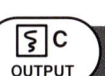

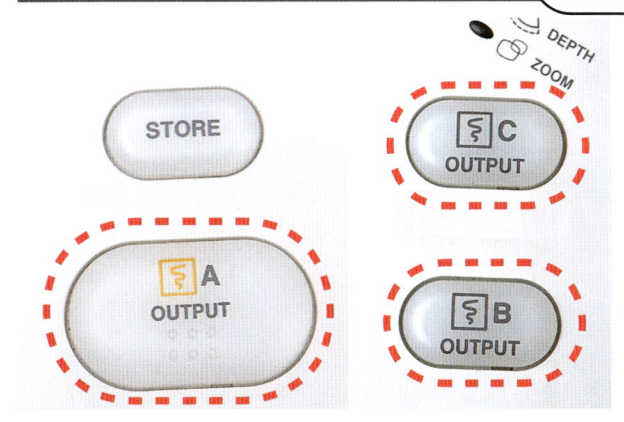

写真は、プリンターの記録スイッチです。画像をプリントすることができます。

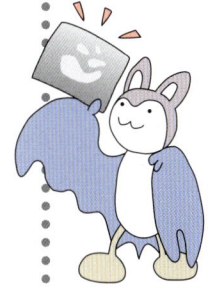

ドプラモードスイッチ

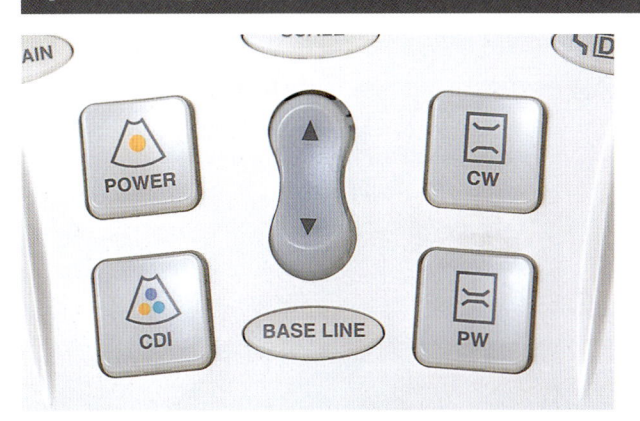

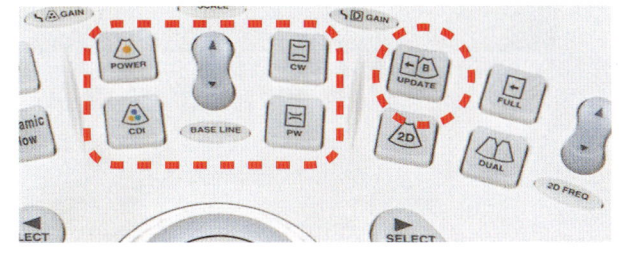

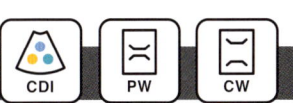

CDI カラードプラ　PW パルスドプラ　CW 連続波ドプラ

それぞれのドプラモードをスイッチにより選択することができます。

パルスドプラ、連続波ドプラの場合は、そのスイッチを押した後、すぐ横に位置するUPDATEスイッチを押すとドプラ波形を表示することができます。

> パルスドプラ・連続波ドプラは、ドプラスイッチの後、UPDATEスイッチを押す。

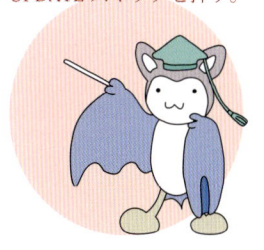

POINT 11　超音波診断装置の構成と取り扱い

BASE LINE(ZERO SHIFT)

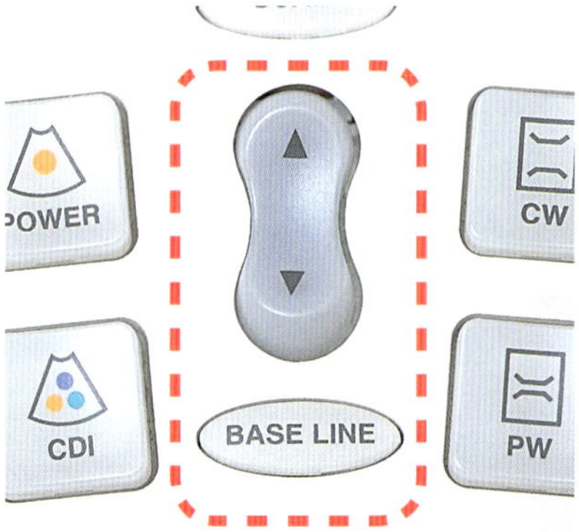

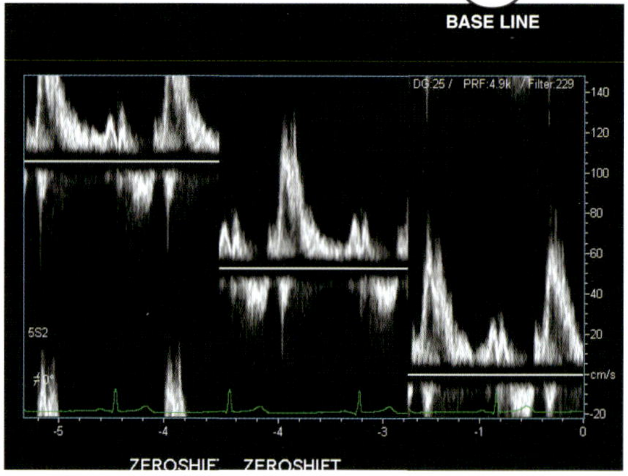

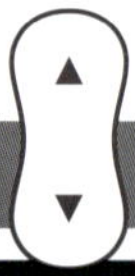

BASE LINEのつまみにより、ドプラ波形の画像内中央の基線(速度0)を上下させることができます。

SCALE(PRF)

ドプラ波形の振幅(縦方向)を拡大・縮小することができます。SCALE(PRF)を下げるとドプラ像は縦に拡大、SCALE(PRF)を上げると縦方向が縮小します。あまり上げすぎると断層像の深部がみえなくなるので、ご注意を!

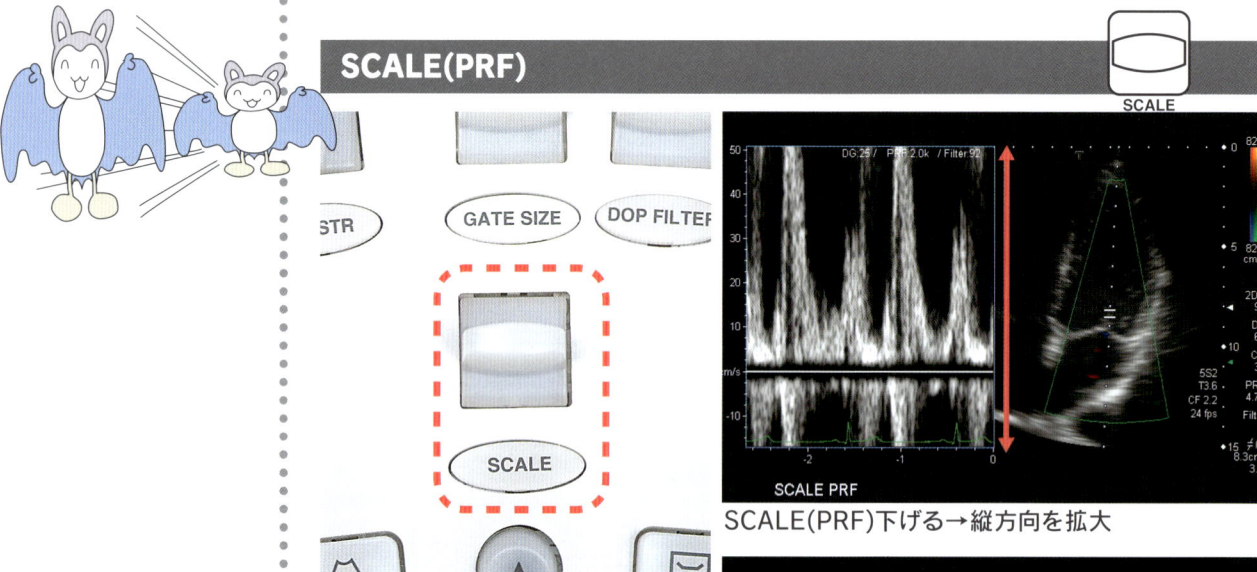

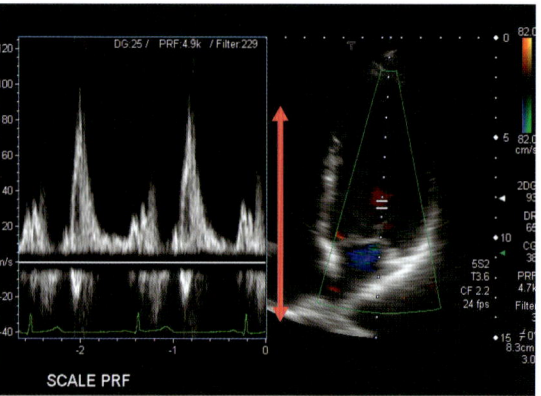

SCALE(PRF)下げる→縦方向を拡大

SCALE(PRF)上げる→縦方向を縮小

SCALEを下げると振幅(縦方向)が拡大、上げると縮小。

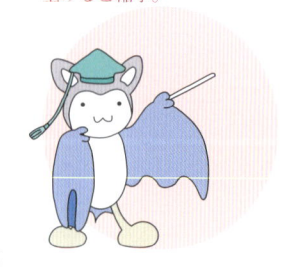

計測関係スイッチ

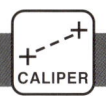

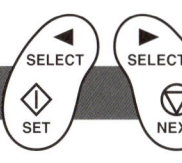

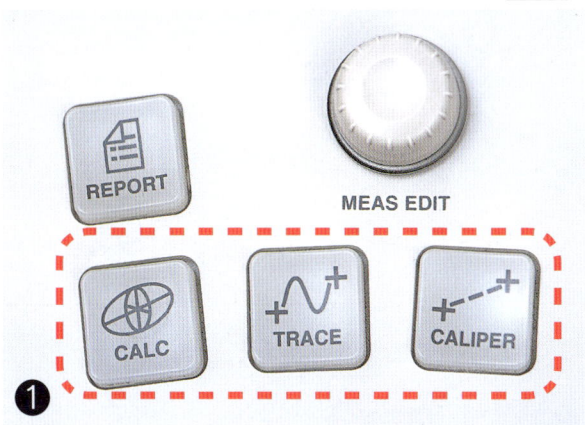

❶の CALIPER, TRACE, CALC などの計測起動スイッチを押し、

❷トラックボールで位置を決め、

❸SET スイッチで始点を決めます。もう一度、

❹トラックボールで位置を動かし、

❺SET で終点を決めます。

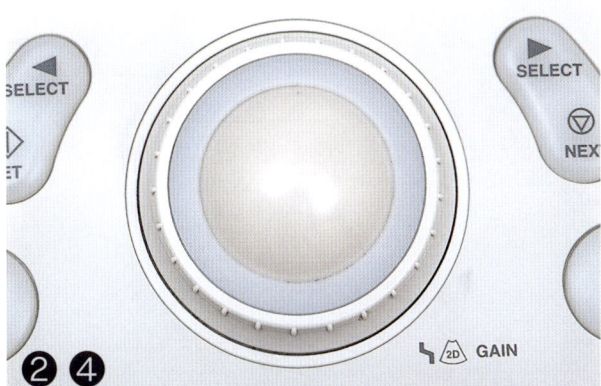

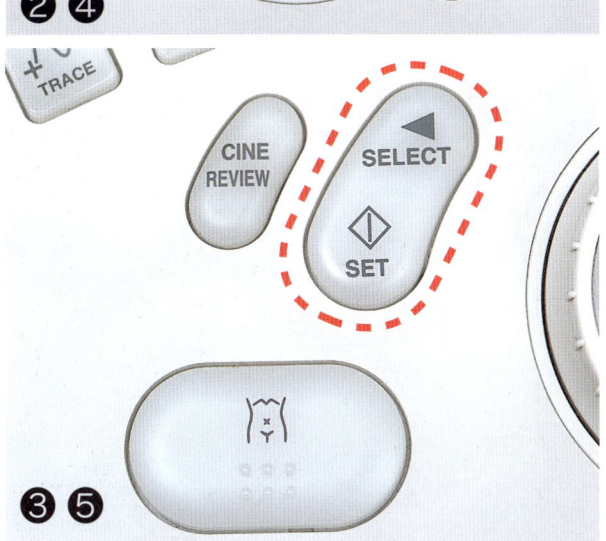

まずは、基本操作に慣れよう

超音波診断装置には、たくさんのスイッチがあります。こんなに多くの機能があったのでは覚えきれない・・・、という声が聞こえてきそうです。
まずは、ここで紹介したような基本操作に慣れてから、さらに細かい操作にトライしてください。

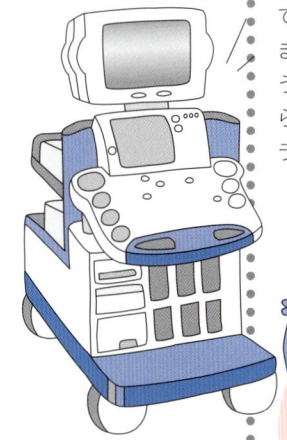

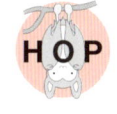

超音波診断装置にはこのほかにも、まだまだ、たくさんのスイッチがあります。
まずは、ここで紹介した基本操作に繰り返しトライし、十分に慣れてください。

POINT 11 超音波診断装置の構成と取り扱い

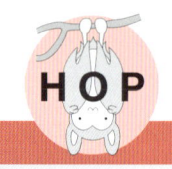

POINT-12　超音波診断装置の画像調整方法

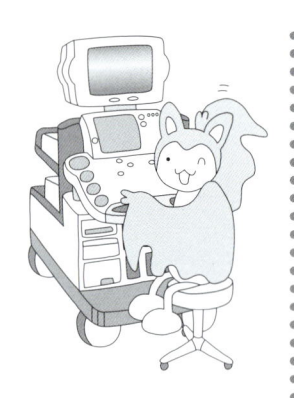

超音波診断装置では、画像の明るさ(輝度)やコントラスト(濃淡・濃度)、周波数などを調整することができます。すべての輝度情報を表現するために、また検査の目的や術者の好みに応じて、調整を行います。

ここではPOINT-11と同じように、東芝メディカルシステムズ社製Aplio, Nemioで調整の実際をみていきましょう。

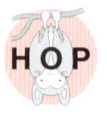

PRESET

心エコー検査を行う前に、まずは**検査条件が「心臓」に設定してあることを必ず確認**します。調整項目の中では、実はこれがいちばん大切です。

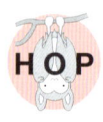

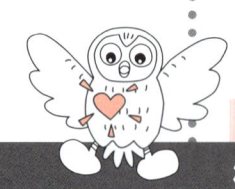

標準画像

これが、心臓の超音波断層像の標準画像です。この画像をもとに、さまざまな調整方法の実際をご紹介していきましょう。調整方法は、断層像もMモードも同じです。

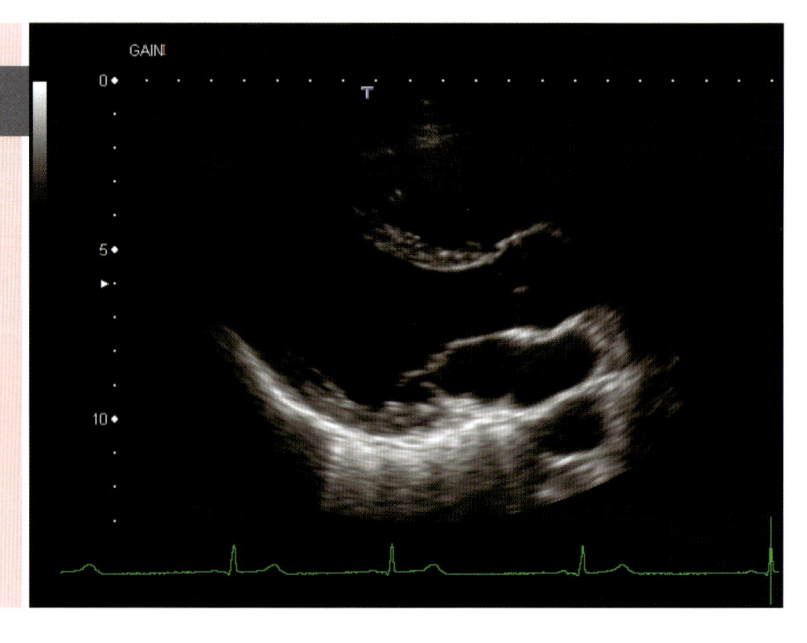

いよいよ、
心臓を表示してみよう！

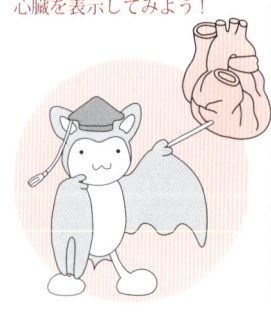

GAIN　●明るさ(輝度)の調整

| オーバーGAIN | アンダーGAIN |

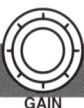

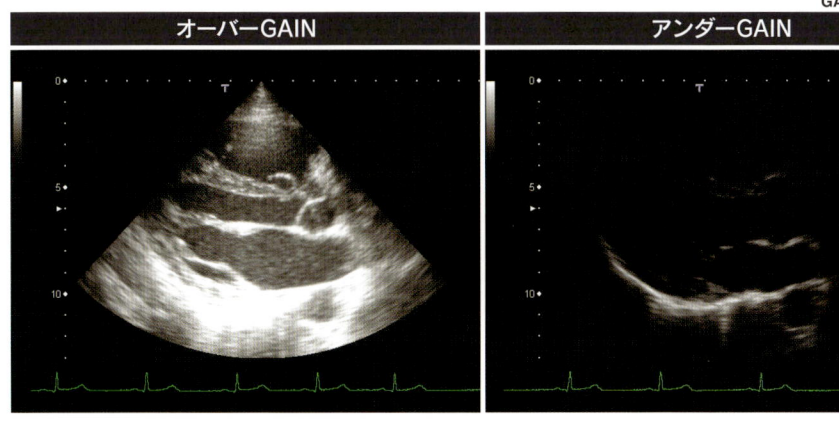

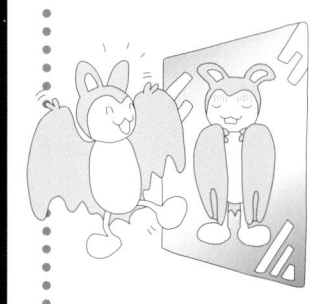

はじめに、GAINのつまみで明るさ(輝度)を調整します。

画像内の心内腔に注目してください。オーバーGAINの状態から少しずつ輝度を下げて、**ノイズがなくなり真っ黒になるところが適正GAIN(標準画像)**、それより下げるとアンダーGAINになります。

STCまたはTGC　●深さごとの明るさの調整

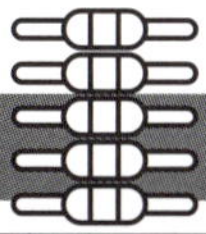

| Near:GAIN大　Far:GAIN小 | Near:GAIN小　Far:GAIN大 |

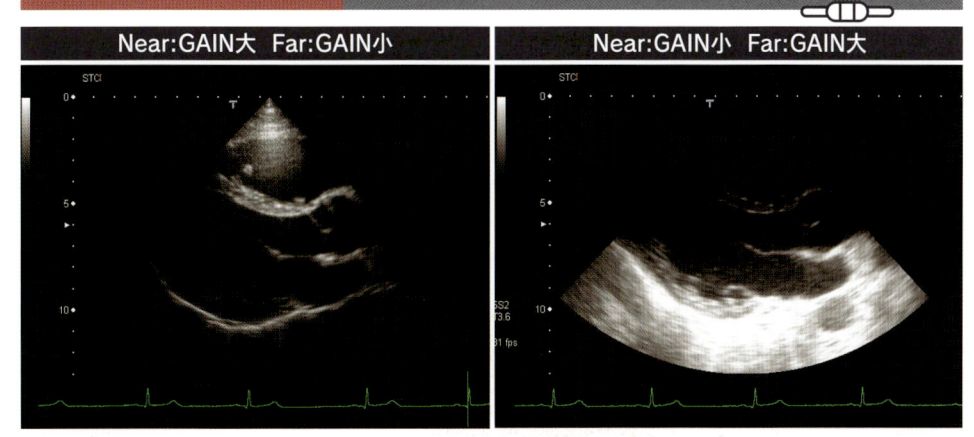

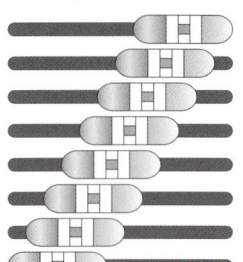

STC(Sensitivity Time Control)もしくはTGC(Time Gain Compensation)で、深さごとの明るさを調整します。

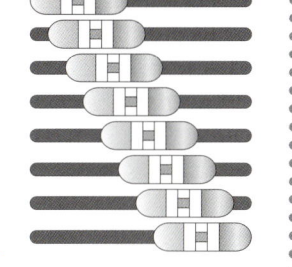

通常は、スライドスイッチが真ん中になる位置で均一な明るさになるように調整されています。

減衰が激しい場合は右図のように、近くのGAINを小さく、遠くのGAINを大きくします。減衰が少ない場合は左図のように、近くのGAINを大きく、遠くのGAINを小さくします。

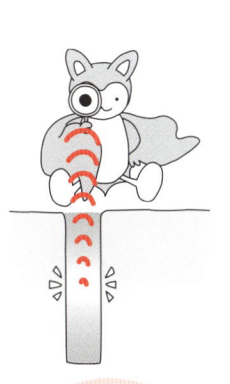

POINT 12　超音波診断装置の画像調整方法

通常は、真ん中の深さに合うよう調整されている。

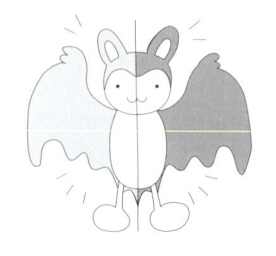

DR ●コントラスト(濃淡・濃度)の調整

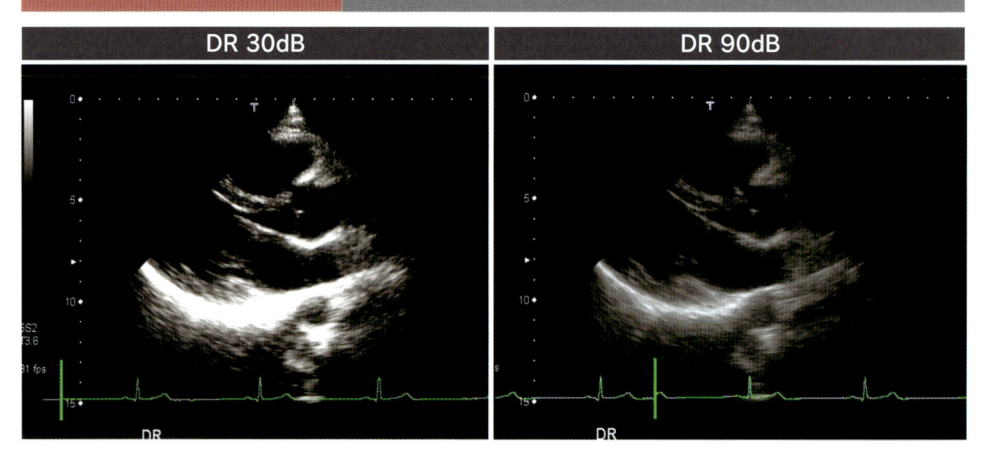

DR 30dB / **DR 90dB**

DR(Dynamic Range)は超音波画像のコントラスト、つまり濃淡や濃度を調整します。これはdBという単位で表されます。輪郭を強調したいときや心臓の動きだけをみたい場合は、DRを狭く(dBを小さく)します。反対に、組織の性状を細かくみたいときにはDRを広く(dBを大きく)します。この場合のDRは表示ダイナミックレンジといいます。

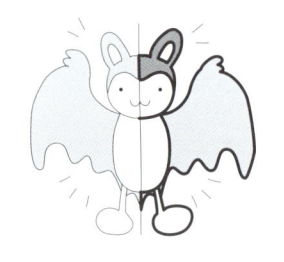

AGCまたはEnhance ●輪郭を強調

AGC ON / **AGC OFF**

拡大図 / 拡大図

AGC(Automatic Gain Control)もしくはEnhanceをONにすると、明るい画像の部分を装置が自動的に調整し、画像の輪郭が強調されます。<u>AGC ONの図では心外膜の輪郭がわかりやすくなり、多重エコーも少なくなっ</u>ています。ただし、自動的にGAINを調整するので、ある一定以上にGAINを上げることはできません。

プローブ周波数

周波数 高	周波数 低
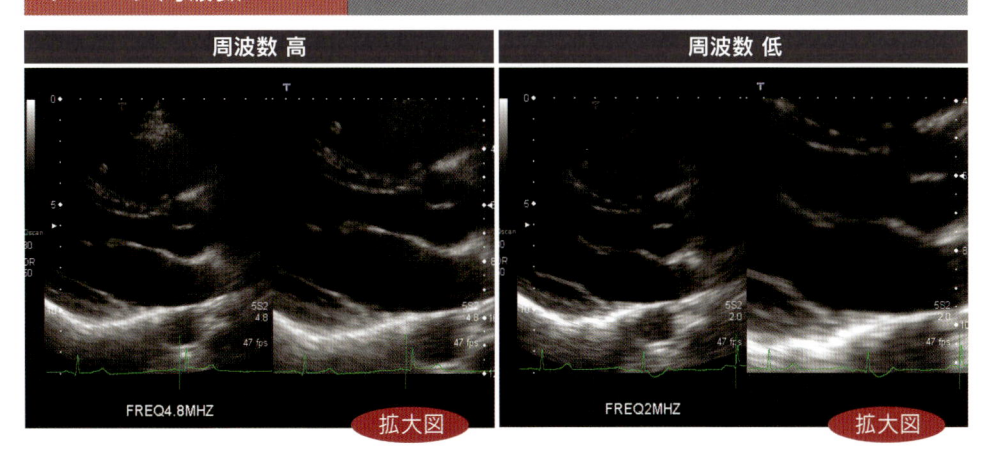 FREQ4.8MHZ 拡大図	FREQ2MHZ 拡大図

周波数の高いプローブを用いると空間分解能はよくなり、感度(深いところの画像のみえ方)は悪くなります。

反対に、周波数の低いプローブを用いると、感度はよくなり、空間分解能は悪くなります。

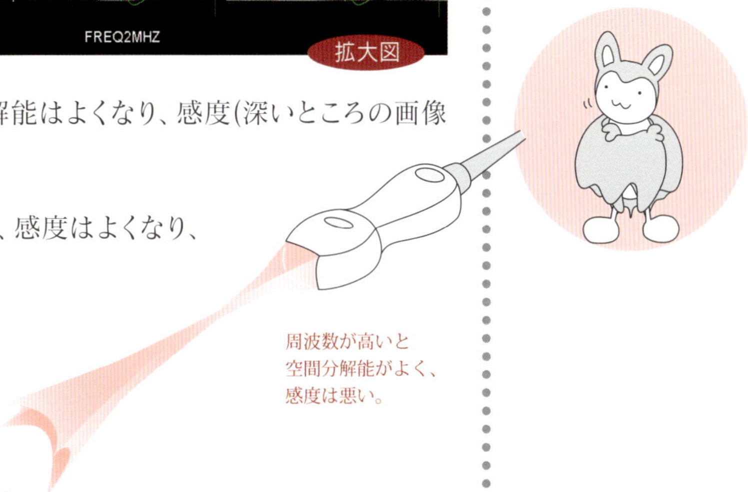

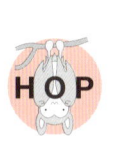

周波数が高いと空間分解能がよく、感度は悪い。

周波数の高低と画像

周波数が高いというのは、波長が短いということでしたね。

波長が短いと反射波が重なることも少なく、距離方向(縦方向)をより詳しく表示することができます。

ところが、高い周波数は減衰も速く、このため深いところがみえにくくなるのです。

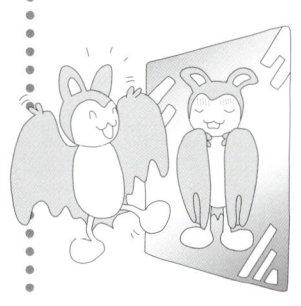

POINT 12　超音波診断装置の画像調整方法

次は、モニターやプリンターなど映像機器の調整です。

まず、ブライトネス(brightness)を調整します。

ブライトネス(brightness)は、超音波断層像のGAINに相当します。これで、明るさ(輝度)を調整します。

ブライトネス　●映像機器の明るさ(輝度)

ブライトネス 最大	ブライトネス 適正

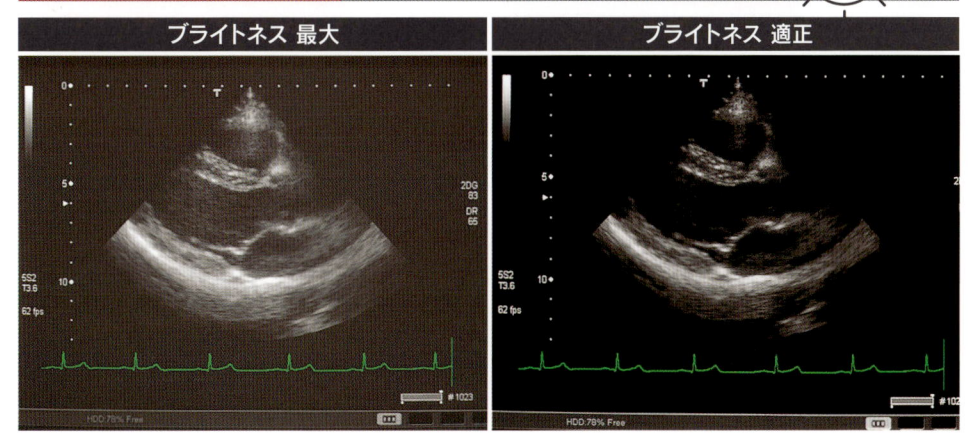

まず、ブライトネス、コントラストのつまみを最大にします。ここで、モニターの端の光っていない黒い部分に注目してください(矢印)。モニターの内側は明るく、端は暗い、明るさの違いがわかるはずです。(❶)

次に、ブライトネスのつまみを下げていくと、この内・外の明るさの差がなくなります。(❷) これが適正なブライトネス。これ以上下げると画像が暗くなります。

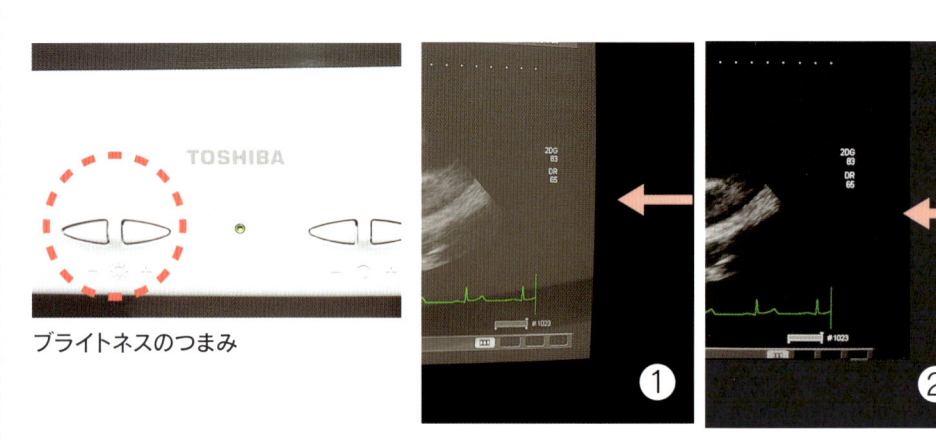

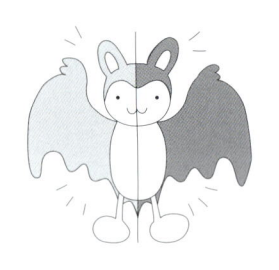

ブライトネスのつまみ

コントラスト　●映像機器の濃淡・濃度

コントラスト 強い　　　　　　　　コントラスト 適正

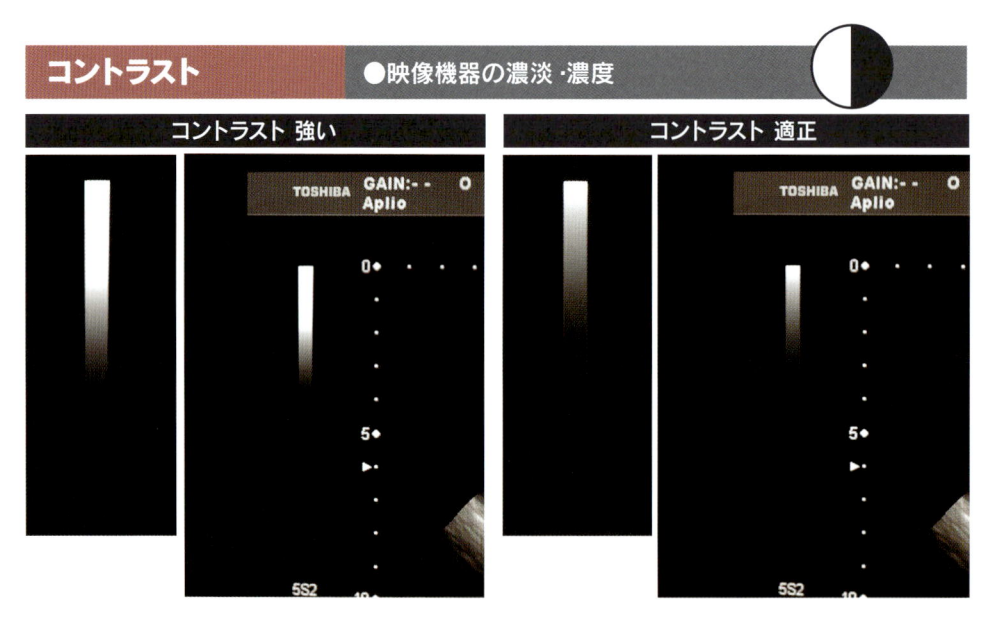

ブライトネスを調整したら、次にコントラストを調整します。これは、超音波断層像のDRに相当します。

まず、画面左端にあるグレースケールに注目してください。下から上にいくに従って明るくなり、いちばん上が最高の明るさになっています。

写真左のように、コントラストが上がっていると、グレースケールの明るさは途中から最高輝度と同じになっています。

徐々につまみを下げると、写真右のように明るさの差がグラデーションとして現れ

ブライトネス、
次にコントラスト、
最後にブライトネスの調整。

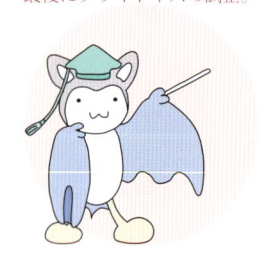

ます。これが、適正なコントラストです。

この状態は、いったん合わせたブライトネスがまた下がっているため、ここで少しブライトネスのつまみを上げます。先ほど調整したように、ブライトネスは、モニターの内・外の明るさが合った状態が適正です。

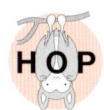

HOP

これで、基本的な調整が終了しました。あとは、検者の好みに応じて調整してください。

超音波診断装置の調整は、部屋の明るさなど外部の明るさが変わったときに行います。外部の明るさが変わらない限り、基本的には新たに調整する必要はありません。プリンターの調整も同じです。

調整方法のポイントを一言でいえば、<u>ブライトネスは黒に、コントラストは白に注目</u>することです。あとは装置本体のGAIN, DRで調整します。

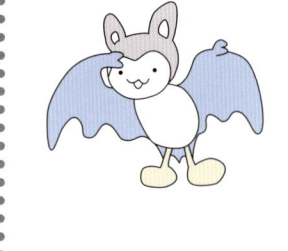

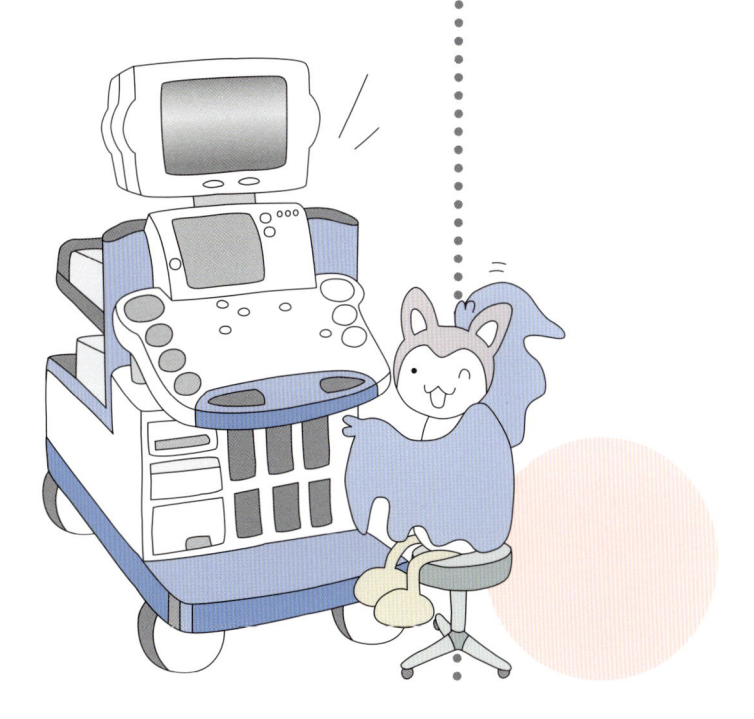

POINT 12 超音波診断装置の画像調整方法

PART 2 STEP

心エコー図の基本的な撮り方・読み方

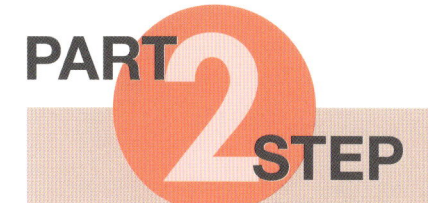

基本画像で、正常例・解剖・計測・正常値をマスター！

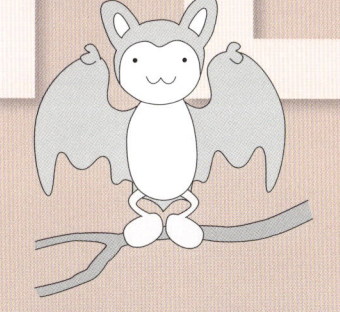

PART-2…STEP

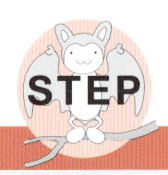

心エコーの基本画像をマスターしよう

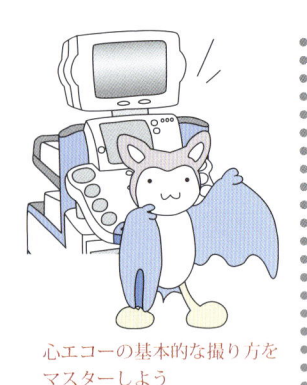

心エコーの基本的な撮り方をマスターしよう

さあ、ここでは、いよいよ人体にプローブを当て、心エコー図検査を行ってみることにしましょう。

STEP

今、患者さんが呼ばれ、入室してきました。患者さんにはまず、上衣をとって、**左側臥位**になっていただきます。同時に、**左手は頭の上に、右手はまっすぐに気をつけの位置**に置いていただきます。

なぜ、検査時は仰臥位ではなく、左側臥位をとるのでしょう？

ここで、POINT-3でお話しした「音響インピーダンス」を思い出してください。**空気や骨は、生体のほかの組織と音響インピーダンスが大きく違う**ため、反射が大きく、超音波を十分に通してくれません。

さらに、POINT-4でみたように、**空気や骨は減衰が大きく**、超音波は心臓に到達する前に消えてしまい、反射波がプローブに返ることはありません。

仰臥位をとると、重力で心臓が背側に下がり、胸壁と心臓との間に肺(空気)が入り込み、超音波が通りにくくなるのです。

左側臥位をとることで、心臓は垂れ下がって胸壁に密着し、空気の介在を避けることができます。

① 左側臥位をとる

② 手足に電極をつける

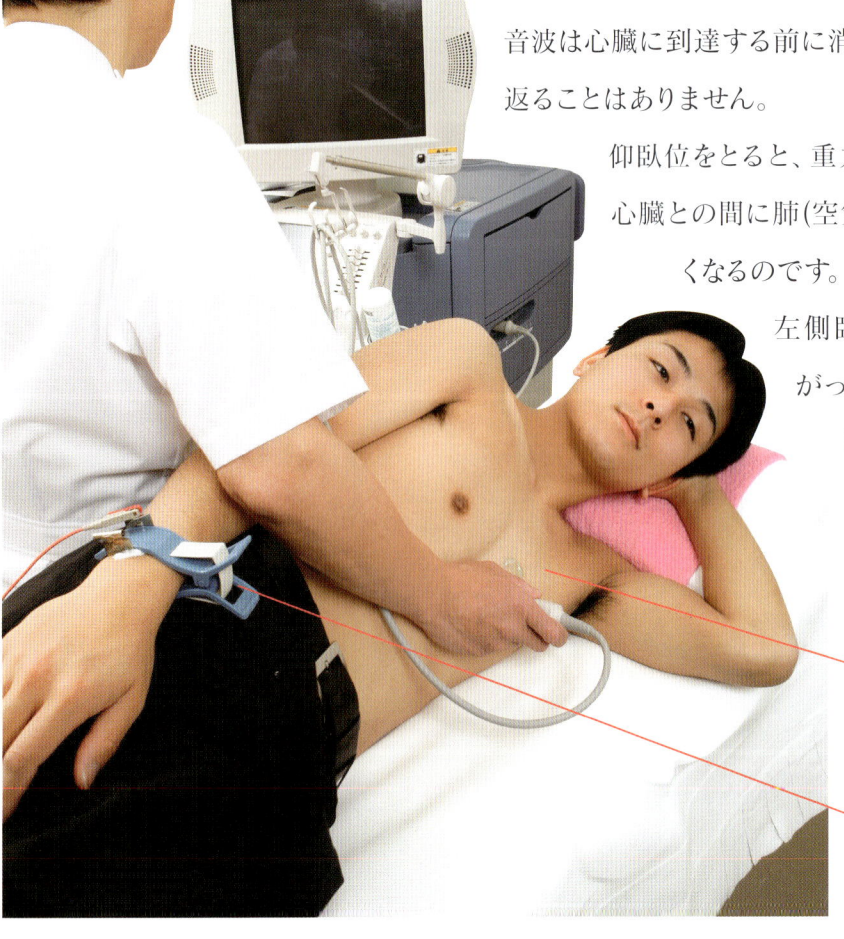

次に、被検者の手足に心電図の電極をつけます。心音図をとる時は、胸骨左縁第2肋間にマイクをつけてください。

検者は被検者の脇に腰かけ、被検者の背中を自分の右腰で支えて、被検者にもたれかかるようにしてもらいます。これで、体位を整えることができました。

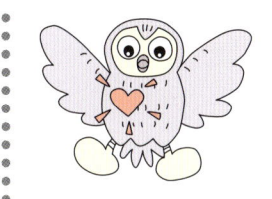

さて、被検者にプローブを当てる前に、**プローブの先端にゼリーをつけます。**

そうです、プローブと皮膚との間の空気層をなくし、超音波を通しやすくするため、このゼリーは必需品でしたね。

これで、準備は整いました。いよいよ検査開始です。

といっても、プローブを胸壁に何となく当てても、必要な画像は得られません。超音波を通しにくい肺(空気)や肋骨を避け、心臓の情報を十分に得るためにはどうしたらいいのでしょうか？

心エコー図検査では、肺や肋骨の影響の少ない部位が、検査部位として用いられています。

このような部位を**音響窓**(acoustic window)といいます。

心エコー図検査の音響窓は**胸骨左縁第3～4肋間と心尖部**が、必ず用いられる代表的な部位です。そのほか、心窩部や胸骨上窩、胸骨右縁が用いられることもあります。

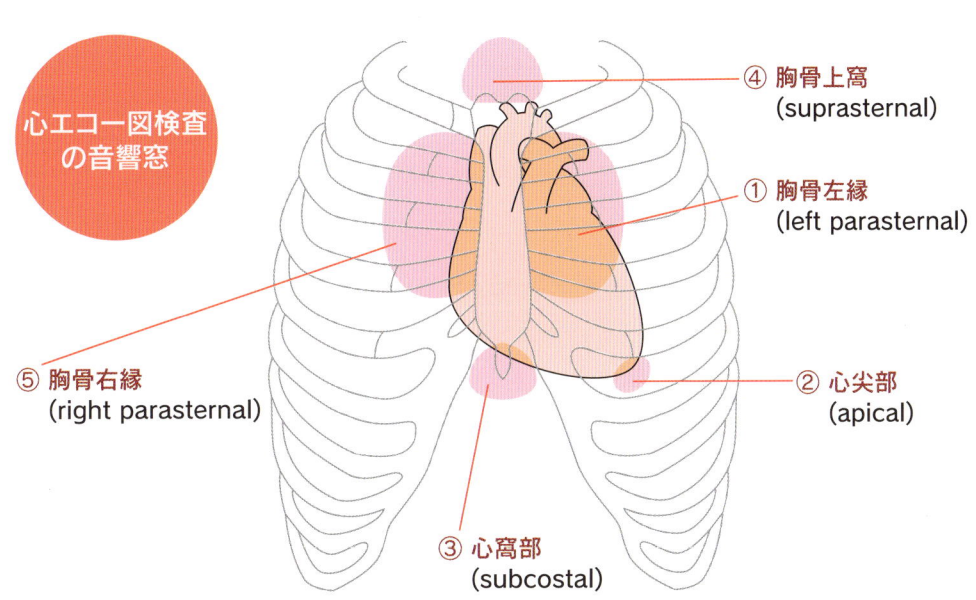

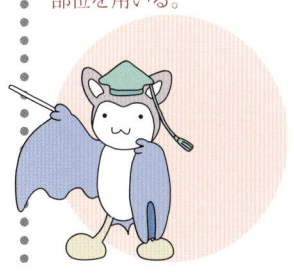

心エコー図検査の音響窓

④ 胸骨上窩 (suprasternal)
① 胸骨左縁 (left parasternal)
⑤ 胸骨右縁 (right parasternal)
② 心尖部 (apical)
③ 心窩部 (subcostal)

検査部位は、肺や肋骨の影響の少ない部位を用いる。

❶ 傍胸骨長軸像

では、まず、胸骨左縁第3〜4肋間にプローブを当てて、検査を始めましょう。

超音波診断装置の**プローブには、方向を示す出っ張り(印)**がついています。その印のある方向が、モニター画面上では普通、**向かって右側**となります。設定を変えれば、これを左側にすることもできます。

出っ張りのあるほうを上にして、親指と人差し指・中指・薬指でプローブをはさみ、**胸骨左縁第3〜4肋間**に当ててみてください。

プローブに出っ張りのある側が、モニター画像の右側になる

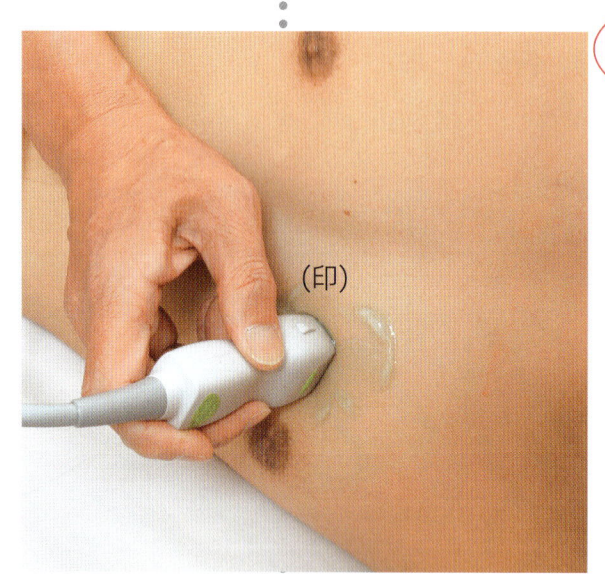

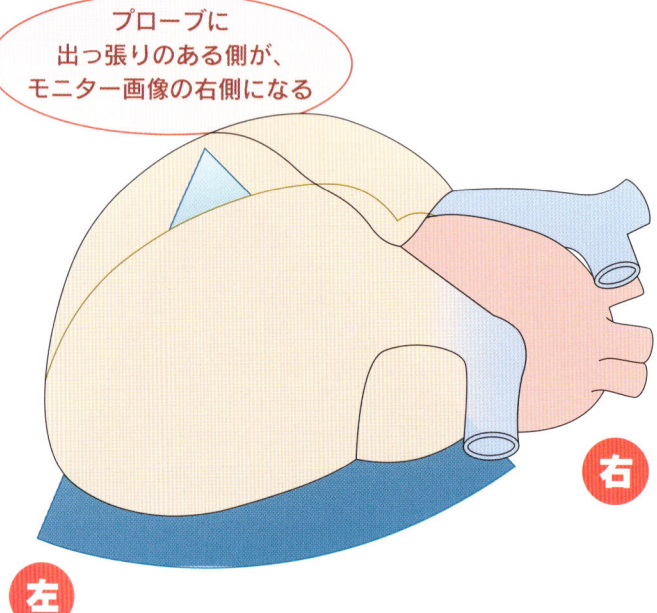

拍動する心臓が、モニターに映っていませんか？

映らない時は、肺が心臓にかぶさっていることが多いのです。プローブの位置を下げ、下方の肋間に当ててみてください。被検者に息を吐いてから止めてもらい、肺の空気を押し出して撮ることもできますが、長時間息を止めるのは被検者にとってつらいものです。

さて、無事に拍動する心臓が描出されたでしょうか？

次に、プローブを上下・左右に傾けて、**傍胸骨長軸像**(parasternal long axis view)がみえる角度を探してください。**左室の心基部から心尖部方向の長軸に沿った断面図**、これが傍胸骨長軸像です。

プローブのいちばん近くが右室前壁、その後ろの腔が右室、心室中隔を境に左室腔があり、左室後壁、心囊膜と続きます。左室腔は僧帽弁を介して左房腔とつな

傍胸骨長軸像

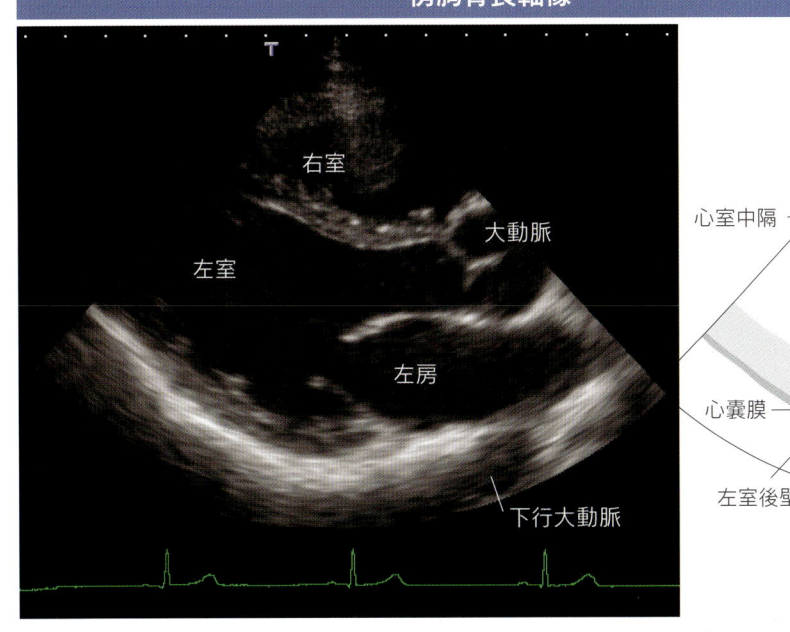

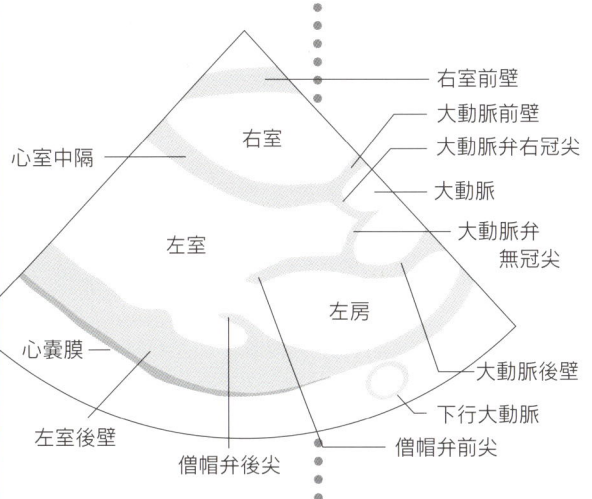

がり、大動脈弁の上方(画面では右方)が大動脈につながっています。大動脈前壁は心室中隔に連続しており、大動脈後壁は僧帽弁前尖に連続します。

この傍胸骨長軸像を繰り返しみて、ぜひ、目に焼き付けてください。

これが、断層心エコー図の中で、いちばんの基本となる断面像です。

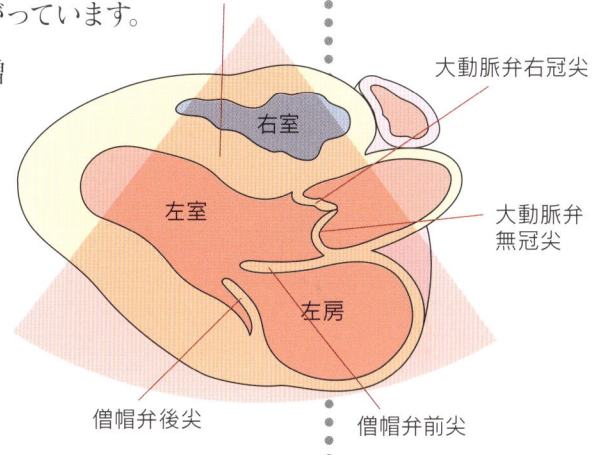

STEP

次に、**Mモード**と断層像を両方描出するボタンを押してください。

右に断層像、左にMモードが描出されましたね。右の断層像には、カーソル線が入っています。トラックボールを動かして、**カーソル線を大動脈弁に合わせてく**ださい。

大動脈弁レベルのMモードが、断層像の左に描出されます。いちばん手前(上)が右室前壁、その後ろ(下)に右室腔があり、大動脈前壁、大動脈内腔、大動脈後壁、その後ろが左房腔です。

Mモードでは、いろいろな計測を行うことができます。この計測では、エコーの立ち上がり点 (leading edge:Mモードの線状エコーの上の縁)から立ち上がり点までを計測することが原則となります。

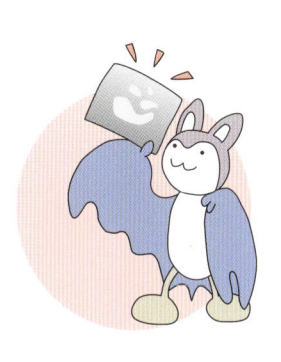

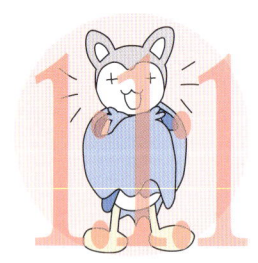

傍胸骨長軸像 大動脈弁レベル:M モード

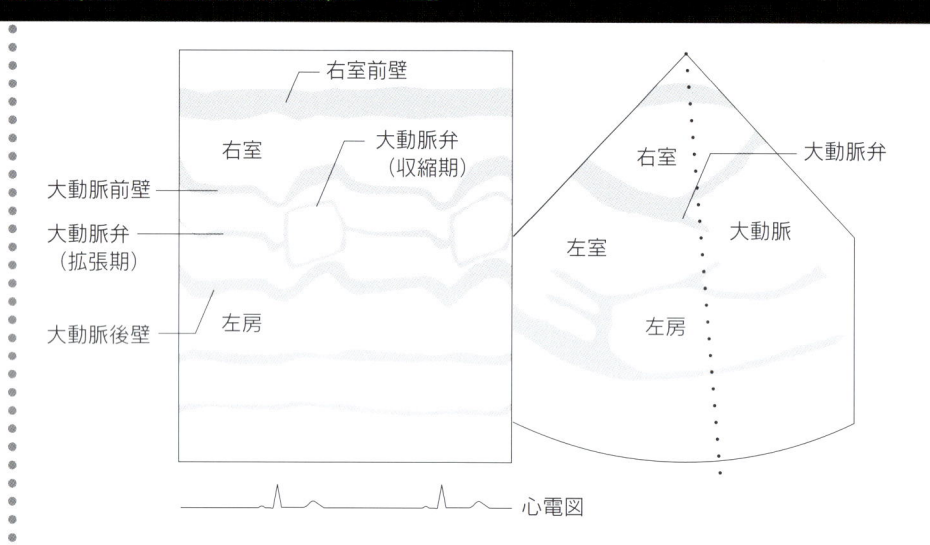

まず、心電図R波に合わせて垂直な線を引いてください。これは、心周期の拡張末期に相当します。この線上の大動脈前壁から大動脈後壁までの距離が、**大動脈径**(aortic dimension; **AOD**)です。

次に、**左房径**(left atrial dimension; **LAD**)を計測します。大動脈後壁と左房後壁との間で、いちばん大きな部分で測ってください。

最後に、**大動脈弁径**。大動脈右冠尖と無冠尖の距離を測ります。正常例では、おおよそ**右室径:大動脈径:左房径=1:1:1**です。Mモードでは、大動脈弁は収縮期には長方形状(box like)に開き、拡張期には閉じて線状に描出されます。

正常例では
おおよそ右室径:大動脈径:左房径＝1:1:1。

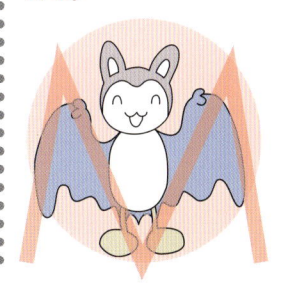

傍胸骨長軸像 僧帽弁レベル:Mモード

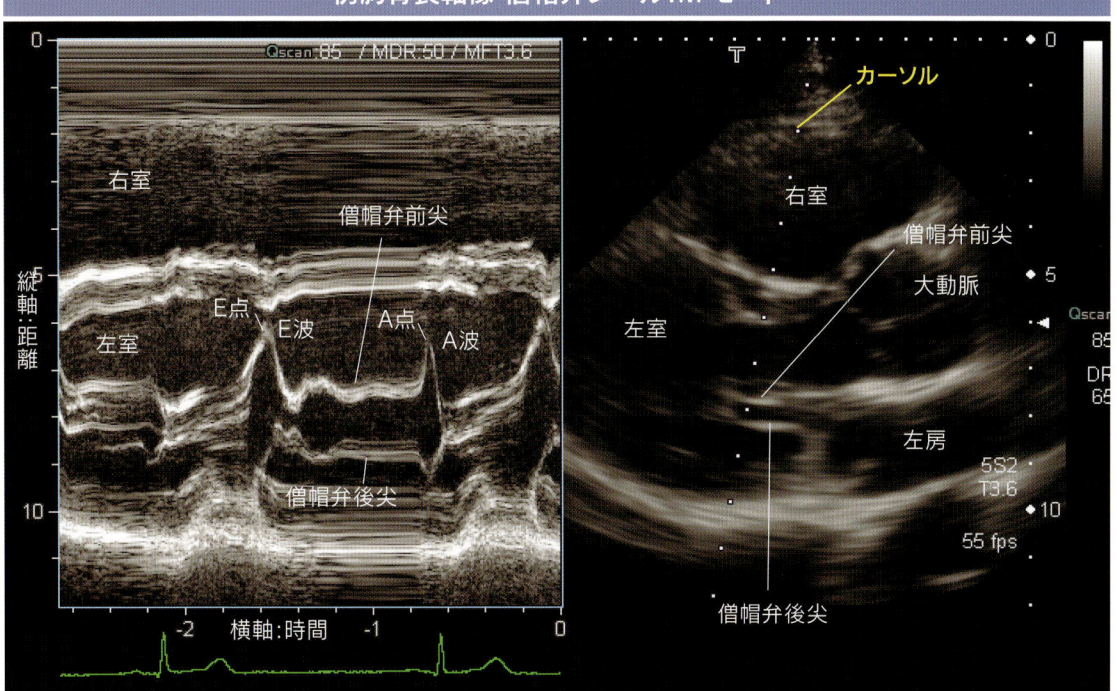

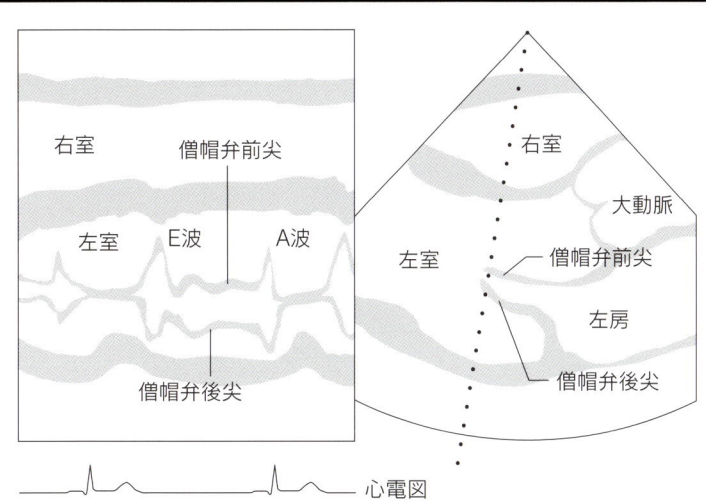

次に、トラックボールで**カーソル線を僧帽弁の位置**に合わせます。

僧帽弁は収縮期には閉じており、線状に描出されます。拡張期には開いていて、拡張早期に大きく開きます。これを急速流入期(rapid filling)といい、僧帽弁前尖がいちばん大きく開いた点を**E点**、波を**E波**といいます。

次に、僧帽弁はいったん少し戻り(緩徐流入期;slow filling)、心房収縮(atrial kick)によってもう一度大きく開きます。これを**A点**、波を**A波**といいます。

Mモードの僧帽弁にはE波とA波があり、**M型**をしています。

Mモードしかなかった時代は、まず、この僧帽弁のM型波形を探して心臓の部位を特定していました。

> Mモードの僧帽弁には E波とA波があり、M型。

傍胸骨長軸像 左室乳頭筋レベル:M モード

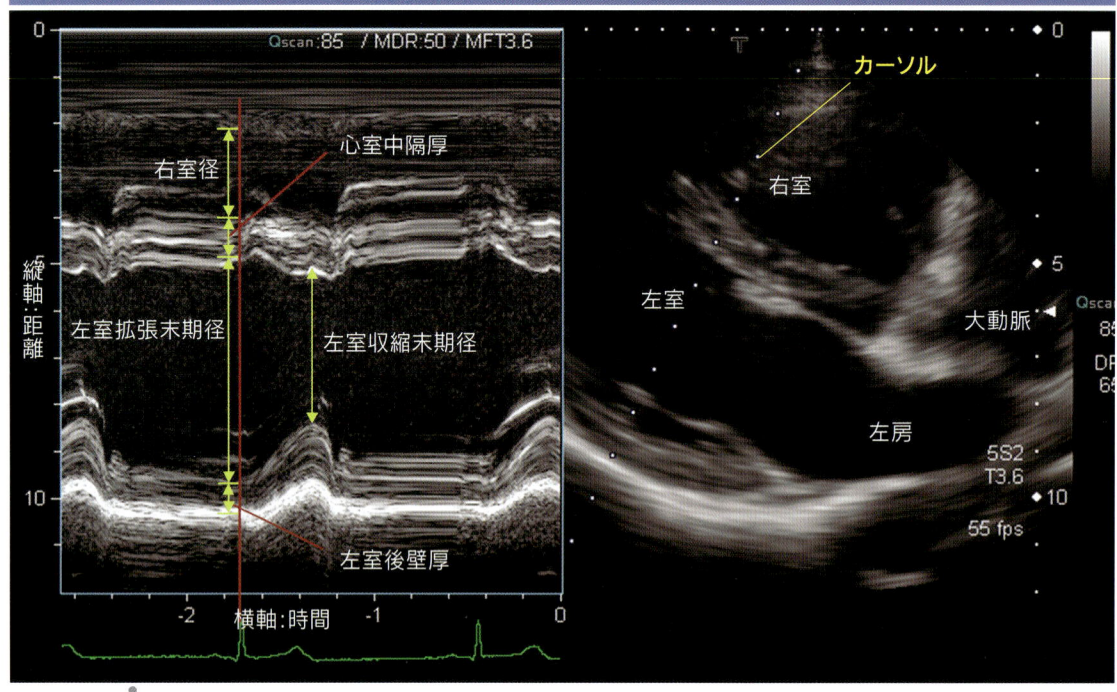

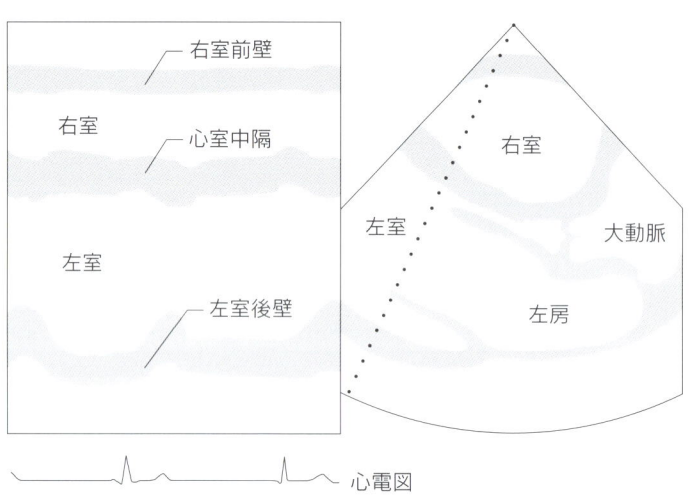

次に、再び断層像上のカーソル線を移動させ、僧帽弁尖と乳頭筋の中間あたり、**左室レベル**に置いてください。

この時、できるだけ**カーソル線が心室中隔と左室後壁に直角**となるように設定することが大切です。左室腔を斜め切りにすると、実際より大きく計測されてしまうからです。

次に、心電図R波に垂直線を引いてください。これは、心臓の拡張末期に相当します。

心室中隔厚(interventricular septal thickness;**IVST**)

左室拡張末期径(left ventricular diastolic dimension;**LVDd**)

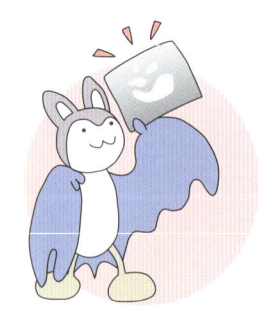

左室後壁厚(left ventricular posterior wall thickness;**LVPWT**)
右室径(right ventricular dimension;**RVD**)
を計測します。

さらに、左室がいちばん小さくなった部位で垂直線を引き、

左室収縮末期径(left ventricular systolic dimension;**LVDs**)を計測します。

これらの計測値から、percent fractional shortening (%FS)や駆出率(ejection fraction;EF)などの左室ポンプ機能の指標を算出することができます。

$$\%FS=(LVDd-LVDs)/LVDd, \quad EF=(EDV-ESV)/EDV$$
(EDV;左室拡張末期容積　ESV;左室収縮末期容積)

現在では上のような計算式を用いるまでもなく、コンピュータに内蔵されたプログラムが自動的に算出してくれますので、ご安心を。

Mモードの計測値は体格によって異なりますが、おおよその正常値を知っておくことが必要です。

■ Mモード心エコー図の正常値

計測部位名	平均値	正常範囲
大動脈径（AOD；mm）	27	22-37
左房径（LAD；mm）	32	20-40
心室中隔厚（IVST；mm）	9	7-11
左室後壁厚（LVPWT；mm）	9	7-11
左室拡張末期径（LVDd；mm）	45	40-56
左室収縮末期径（LVDs；mm）	31	20-38
右室径（RVD；mm）	25	21-32
%FS（%）	33	28-41
左室駆出率（LVEF；%）	62	45-90

(日本超音波検査学会監修：心臓超音波テキスト，医歯薬出版，東京，2001 より)

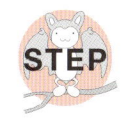

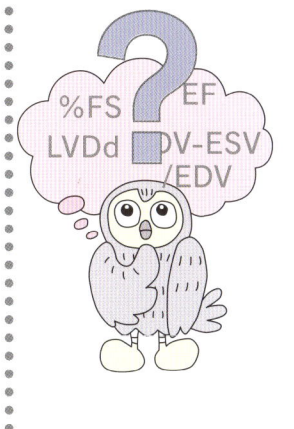

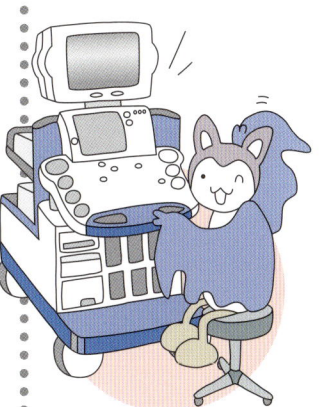

最後に、UPDATEスイッチを押して断層像の画面に戻し、<u>カラードプラモード</u>にしてください。

断層像上に、血流情報がカラーで現れます。僧帽弁逆流や大動脈弁逆流があれば、この像である程度評価することができます。

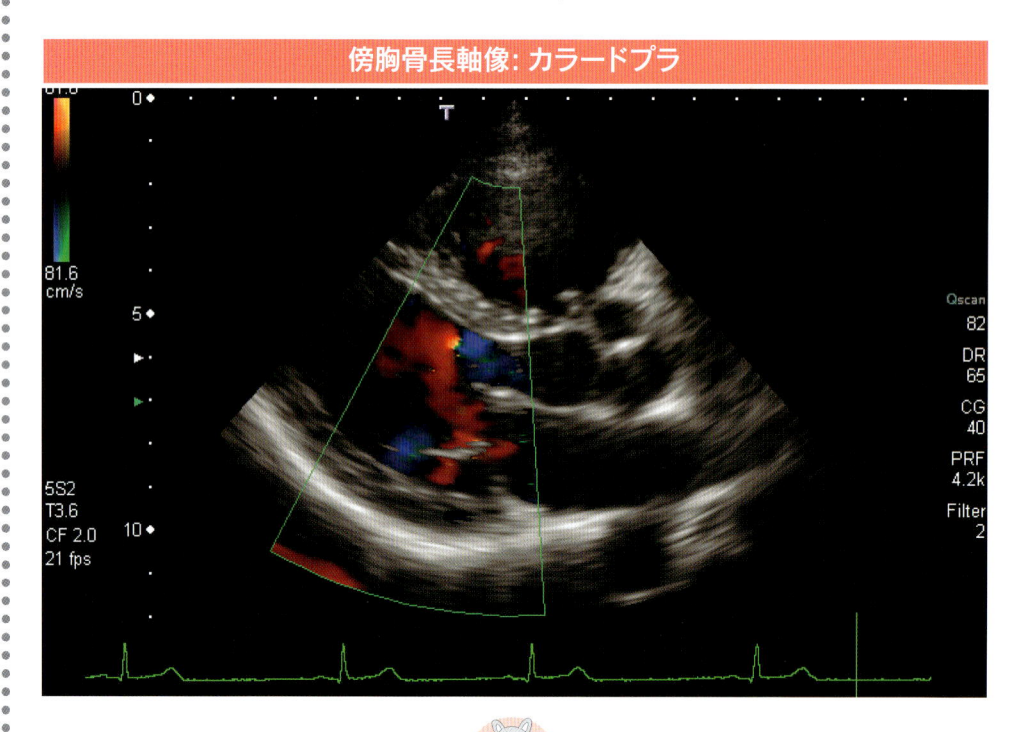

傍胸骨長軸像：カラードプラ

❷ 傍胸骨短軸像

次に、傍胸骨長軸像が描出されている位置で、**プローブを**<u>時計方向に90度回転</u>(clockwise rotation)させてください。

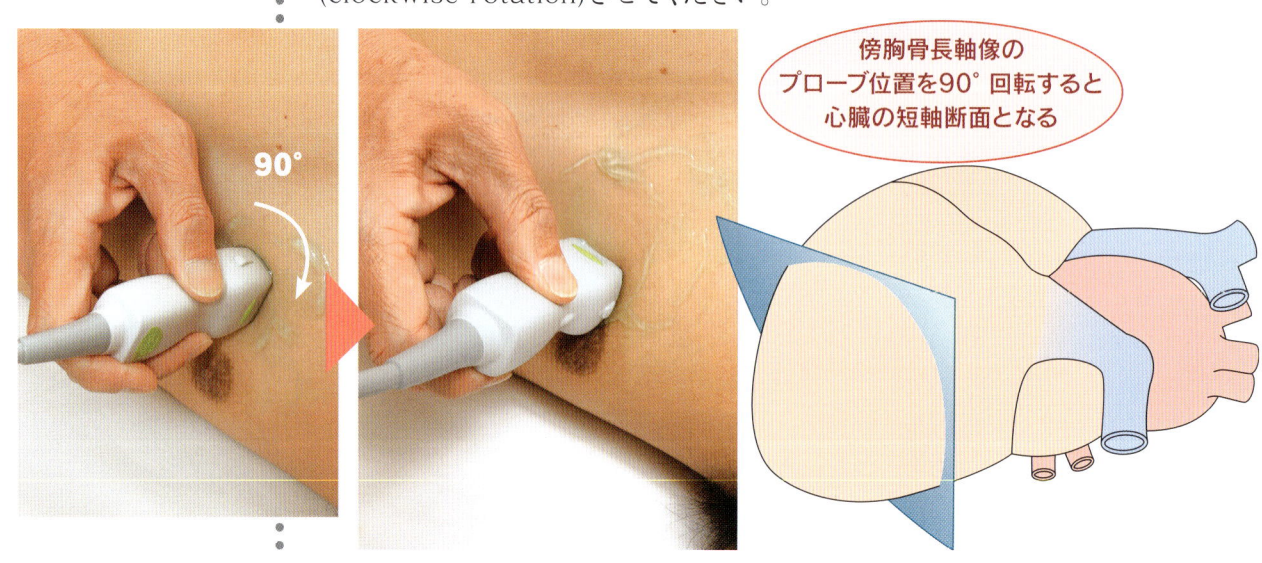

傍胸骨長軸像の
プローブ位置を90°回転すると
心臓の短軸断面となる

傍胸骨短軸像 左室乳頭筋レベル

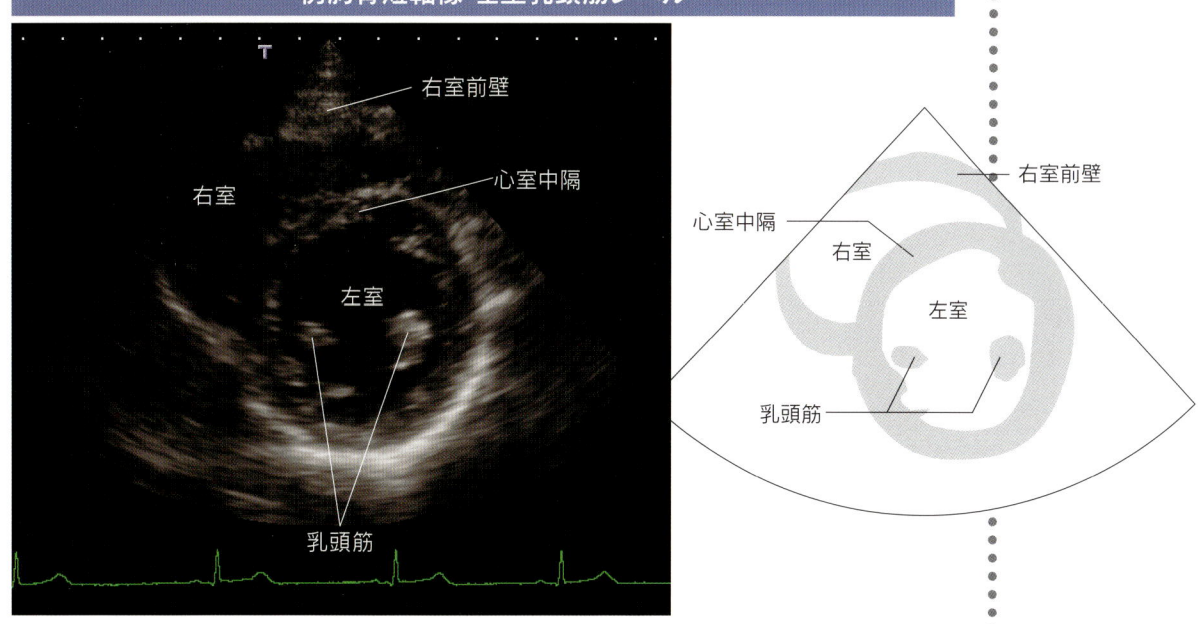

左室を輪切りにしたドーナツ状の像が描出されましたね。これが、**傍胸骨短軸像**(parasternal short axis view)です。

ドーナツの内部には、2つの乳頭筋が丸く描出されています。右が**前外側乳頭筋**(anterolateral papillary muscle)、左が**後内側乳頭筋**(posteromedial papillary muscle)です。

左上方に、心室中隔を介して、三日月状の右室が描出されています。この像では、左室の壁運動がよくわかります。

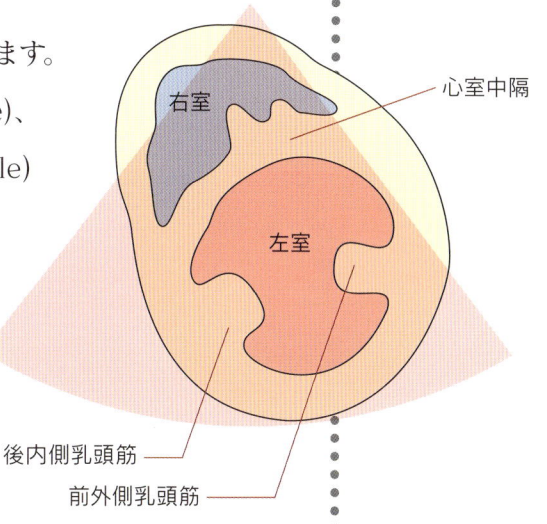

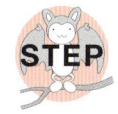

プローブをそのままの位置で、内上方に傾けていってください。腱索から僧帽弁レベルの短軸像がみえてきます。**僧帽弁には前尖と後尖**があり、前尖と後尖の境界は、向かって右が**前交連**(anterior commissure)、左が**後交連**(posterior commissure)です。

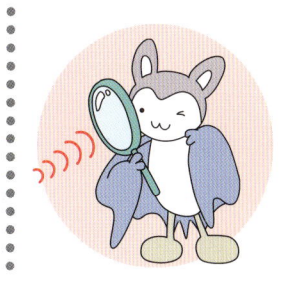

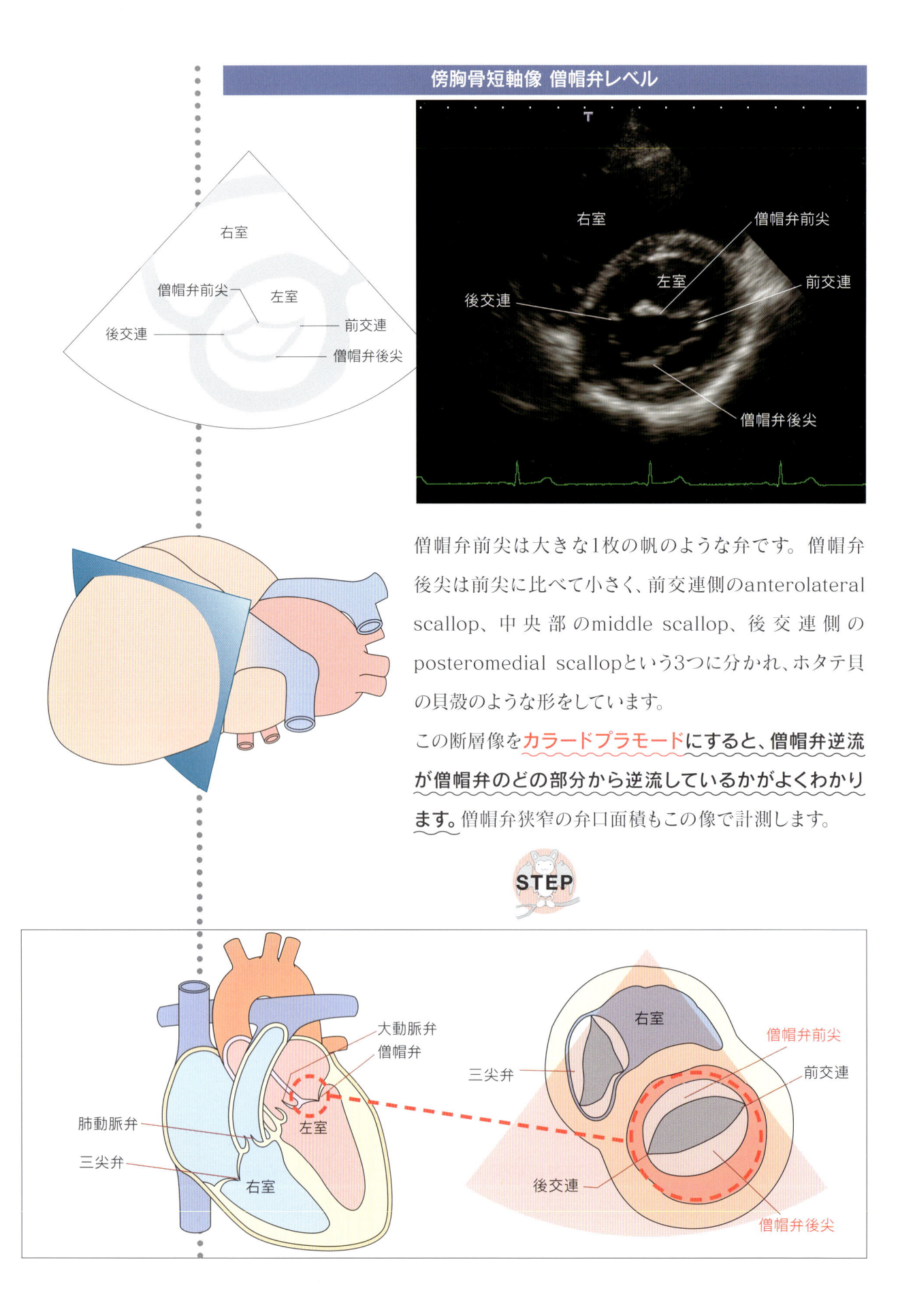

傍胸骨短軸像 僧帽弁レベル

僧帽弁前尖は大きな1枚の帆のような弁です。僧帽弁後尖は前尖に比べて小さく、前交連側のanterolateral scallop、中央部のmiddle scallop、後交連側のposteromedial scallopという3つに分かれ、ホタテ貝の貝殻のような形をしています。

この断層像を<u>カラードプラモードにすると、僧帽弁逆流が僧帽弁のどの部分から逆流しているかがよくわかります。</u>僧帽弁狭窄の弁口面積もこの像で計測します。

STEP

傍胸骨短軸像 大動脈弁レベル

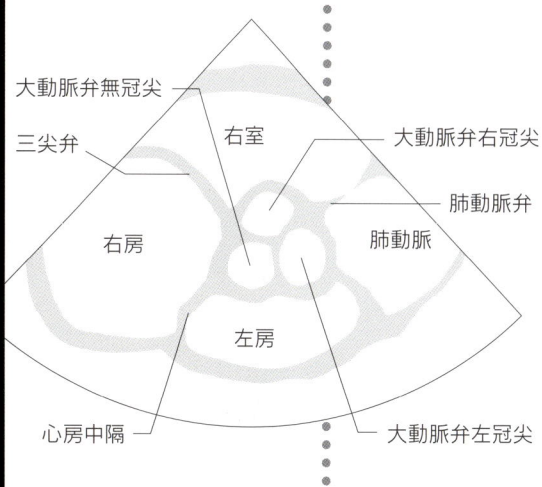

さらに、内上方にプローブを振っていくと、**大動脈弁の短軸像**がみえてきます。大動脈弁は3尖あって、右冠動脈が起始する**右冠尖**、左冠動脈が起始する**左冠尖**、冠動脈が起始しない**無冠尖**からなります。

大動脈弁の上方は右室、後方は左房です。右室の右に肺動脈弁があって、肺動脈につながっています。右室は三尖弁を介して右房とつながっています。右房と左房の間が心房中隔です。

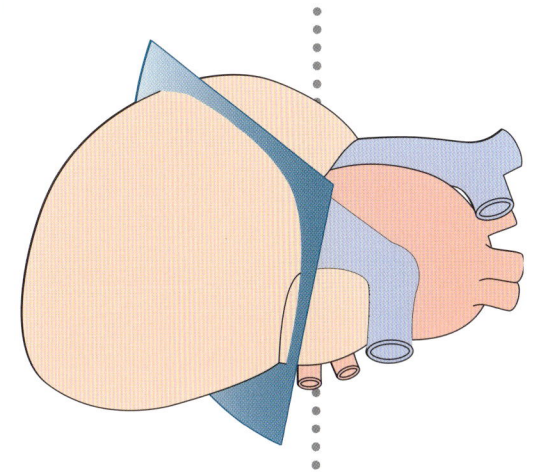

カラードプラモードでは、**三尖弁血流や右室流出路、肺動脈血流を評価**できます。大動脈弁逆流の漏れている部位も、評価することが可能です。

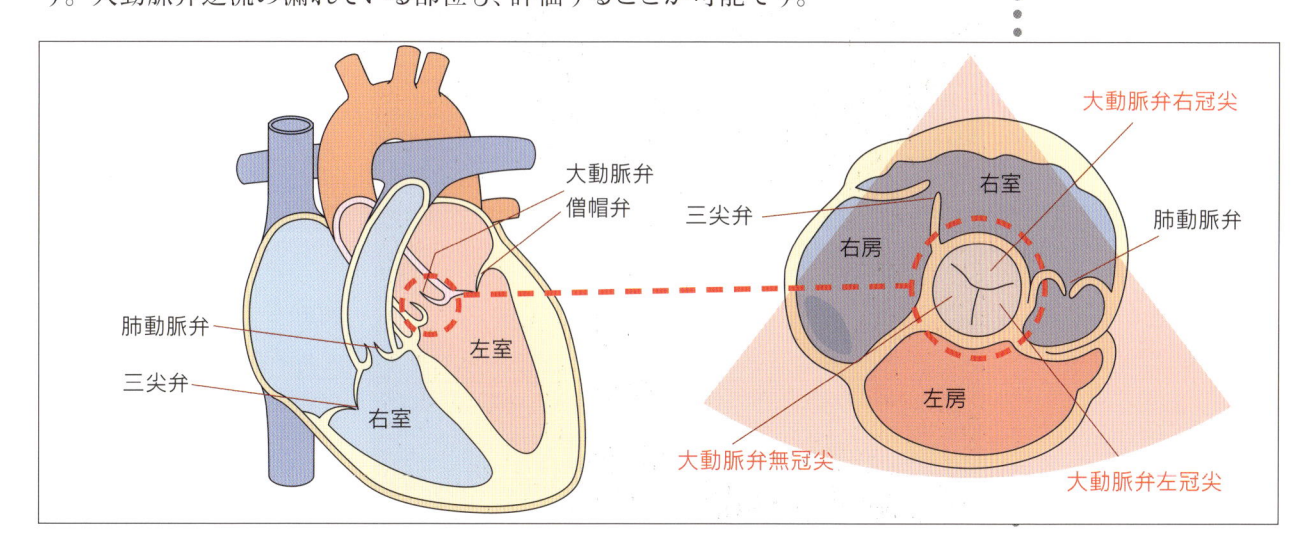

❸ 心尖部四腔像

今度は、心尖部にプローブを当てて、心臓の四腔像を描出してみましょう。

まず、**被検者を左側臥位から少し仰臥位に**戻してください。

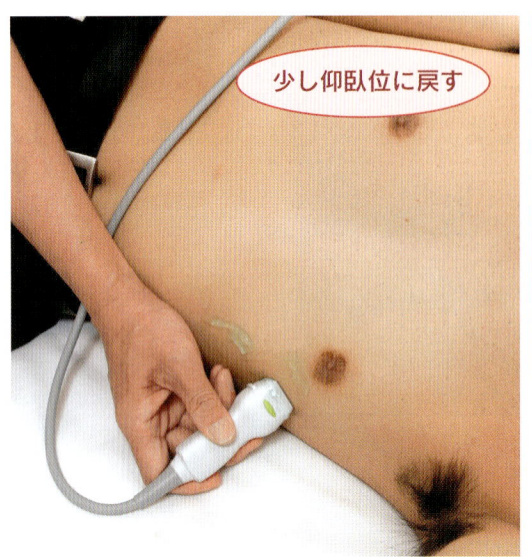

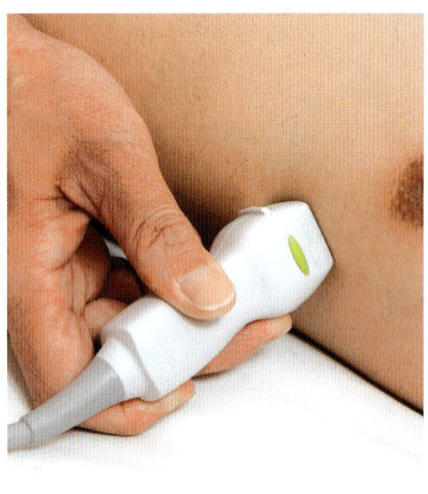

少し仰臥位に戻す

視診で胸壁に心尖拍動がみえれば、その部位の肋間にプローブを当てます。

プローブは、出っ張りを外側にして内上方に向けてください。

プローブを前後左右に傾けて、**心尖部四腔像**(apical four chamber view)がみえるように操作してください。

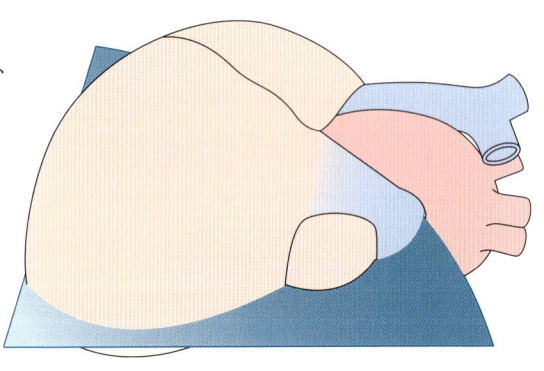

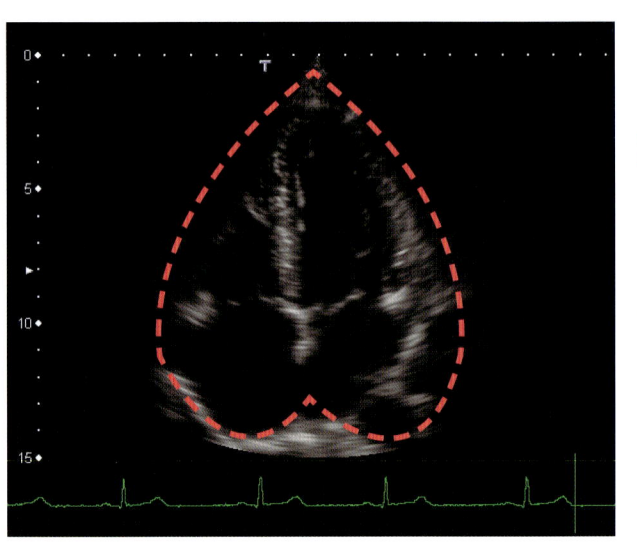

心尖部四腔像は**心臓を逆さまからみた断層像**で、**逆ハート型**です。

心尖部を頂点に、向かって右上に左室、その下は僧帽弁を介して左房が描出されています。

やせ型は立位心？

立位心というのは、心臓の長軸が普通より垂直に近くなり、心臓が"立った"状態。やせ型の人に多いのです。やせ型の人の心尖部を探すには、通常より胸骨寄りにプローブを当てます。

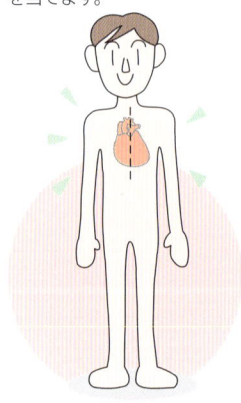

心尖部四腔像

（画像ラベル：心室中隔、左室、右室、僧帽弁、三尖弁、右房、左房、心房中隔）

（図ラベル：調節帯、心室中隔、乳頭筋、三尖弁、右室、左室、腱索、僧帽弁、右房、左房、下行大動脈、心房中隔）

（模式図ラベル：右室、左室、僧帽弁、三尖弁、右房、左房）

左室の向かって左に右室がみられ、その間の心筋壁が心室中隔です。

右室の下は、三尖弁を介して右房となります。

右房と左房の間の壁が心房中隔です。

心尖拍動がみえない時は…、実はみえないことのほうが多いのですが、心尖部辺りの肋間にプローブを内上方に向けて当て、前後左右に傾けながら四腔像を探してください。

やせ型の人は立位心のことが多いので内方(胸骨側)に、**太った人は横位心**のことが多いので外方(腋窩側)に心尖部があることが多いです。

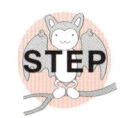

STEP

ここで、カラードプラモードにしてみましょう。

トラックボールで、カラードプラのみえる範囲を**僧帽弁に設定**してください。僧帽弁を通って、左房から左室に流入する左室流入血流がみえるはずです。

血流は心尖部のプローブに近づく方向に流れるので、暖色系(赤色)で描出されます。

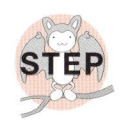

STEP

肥満型は横位心？

横位心というのは、心臓の長軸が水平に近くなり、心臓が普通より"横になった"状態。太った人によくみられます。もちろん心尖部は、通常より腋窩側になります。

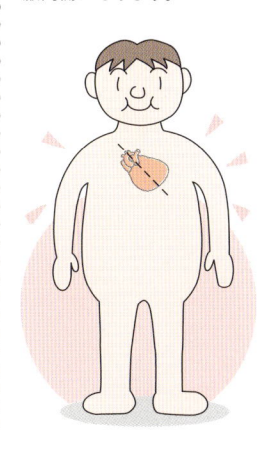

心エコーの基本画像をマスターしよう

心尖部四腔像 左室流入路血流速波形: パルスドプラ

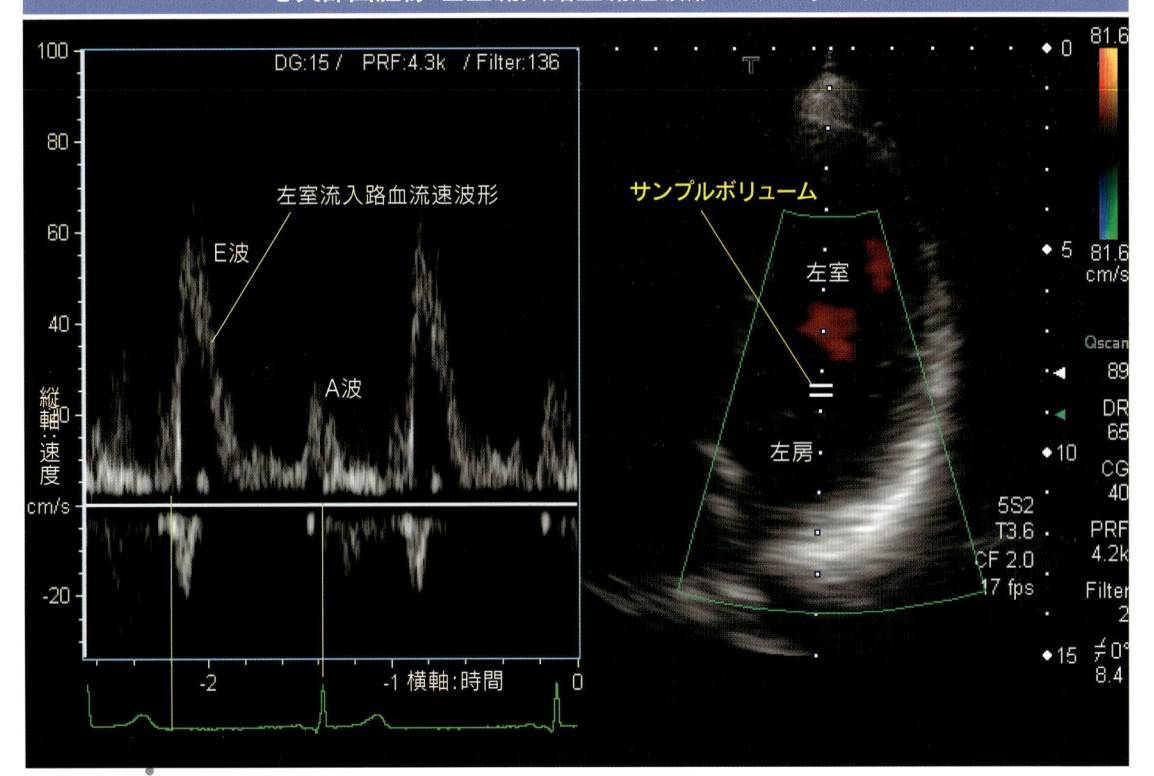

次に、**パルスドプラモード**にしてください。

トラックボールでサンプルボリュームを、左室側の僧帽弁尖端で赤い流入血流の描出される位置に置き、UPDATEスイッチを押してください。

右側にカラードプラモードの断層像、左側にパルスドプラの**左室流入路血流速波形**が描出されます。

心電図T波の終わり辺りから上方に向かう拡張早期の波形が**E波**、その後、心房収縮(atrial kick)による上向きの波が**A波**で心電図R波の直前にみられます。僧帽弁のMモード波形に似た**M型の波形**ですね。

左室流入路血流速波形は、**左室の拡張機能を評価**するために用いられます。正常ではE波はA波より大きいのですが、拡張機能障害や加齢などによってA波の高さは増大し、E波より大きくなってきます。拡張機能障害が高度になると、再びE波がA波より大きくなり(偽正常化;pseudonormalization)、さらに高度の拡張機能障害である拘束(restrictive)パターンでは、E波の減速時間(DcT：deceleration time)が短縮します。

心尖部四腔像の
左室流入路血流速波形も
M型。

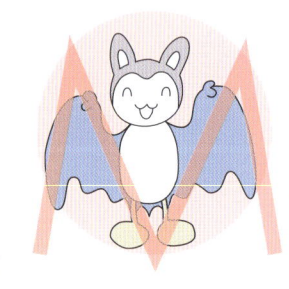

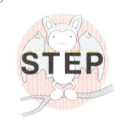

心尖部四腔像 左室流出路血流速波形：パルスドプラ

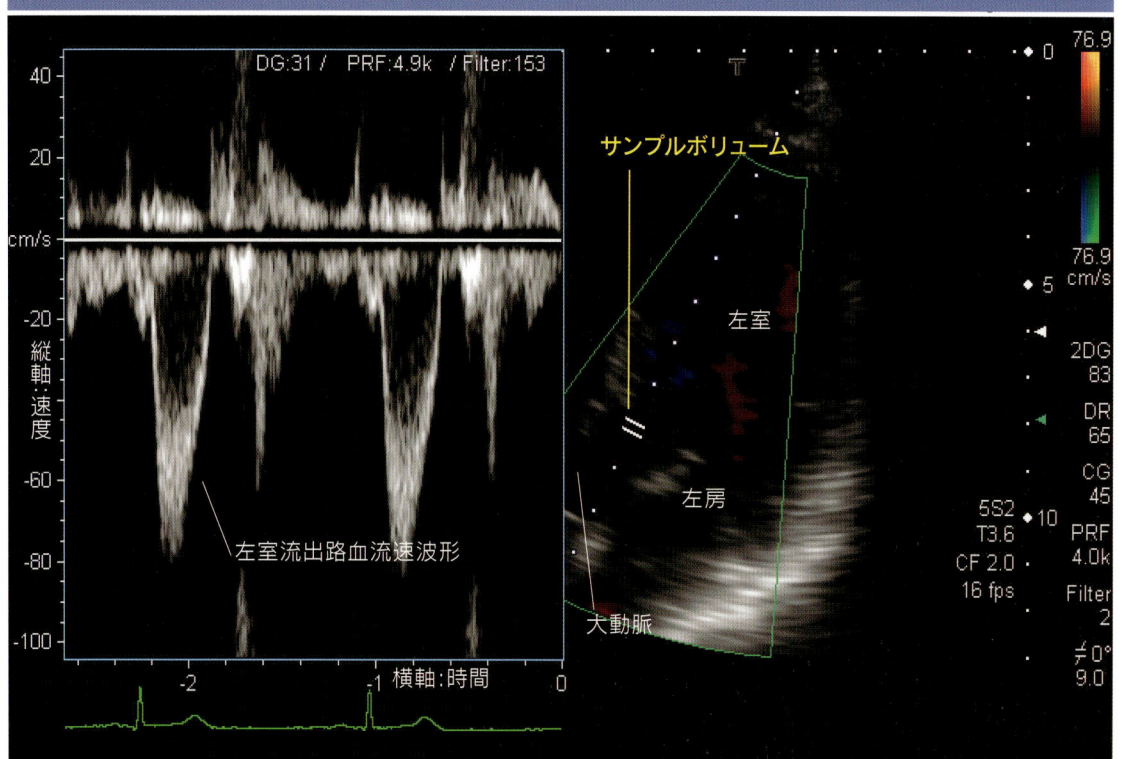

次に、UPDATEスイッチを押して元のカラードプラモードの断層像に戻し、トラックボールでカラードプラのみえる範囲を**大動脈弁**に移してください。

左室より大動脈に流れる左室流出路血流が描出されます。血流は心尖部のプローブから離れる方向に流れていくので、寒色系(青色)で表されます。

パルスドプラモードでサンプルボリュームを大動脈弁直下の左室側に置き、UPDATEスイッチを押してください。

<u>左室流出路血流速波形</u>が描出されます。

この時、**カーソル線はできるだけカラードプラの血流方向と平行**になるように設定してください。プローブから離れていく血流なので、基線より下の向きに長細い半楕円形の波形(envelope：エンベロープ)がみられます。

波形の面積(流速積分値，time velocity integral；**TVI**)が、**左室から駆出する血液の量**(1回心拍出量)の目安になります。
例えば、拡張型心筋症などで1回心拍出量が減っていると、面積が小さくなります。左室の流出路に狭窄があると、流速は速くなり波高が高くなります。

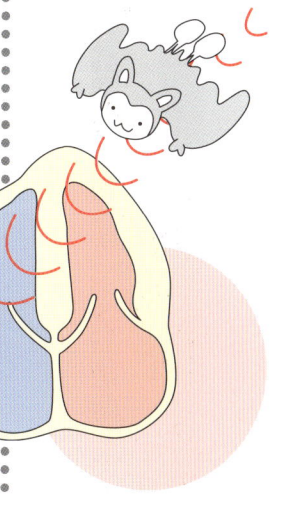

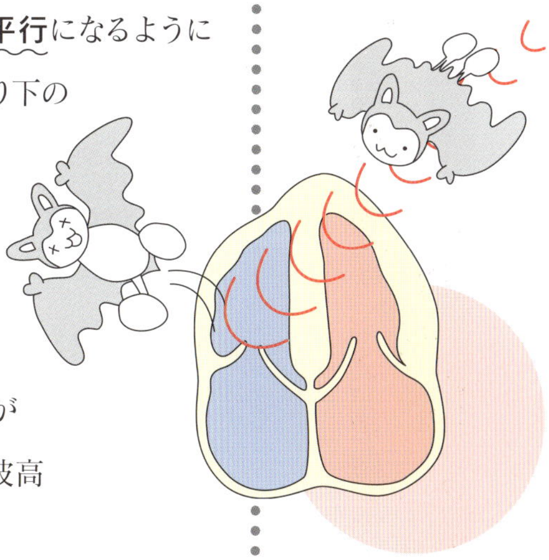

心尖部四腔像 左室流出路血流速波形: 連続波ドプラ

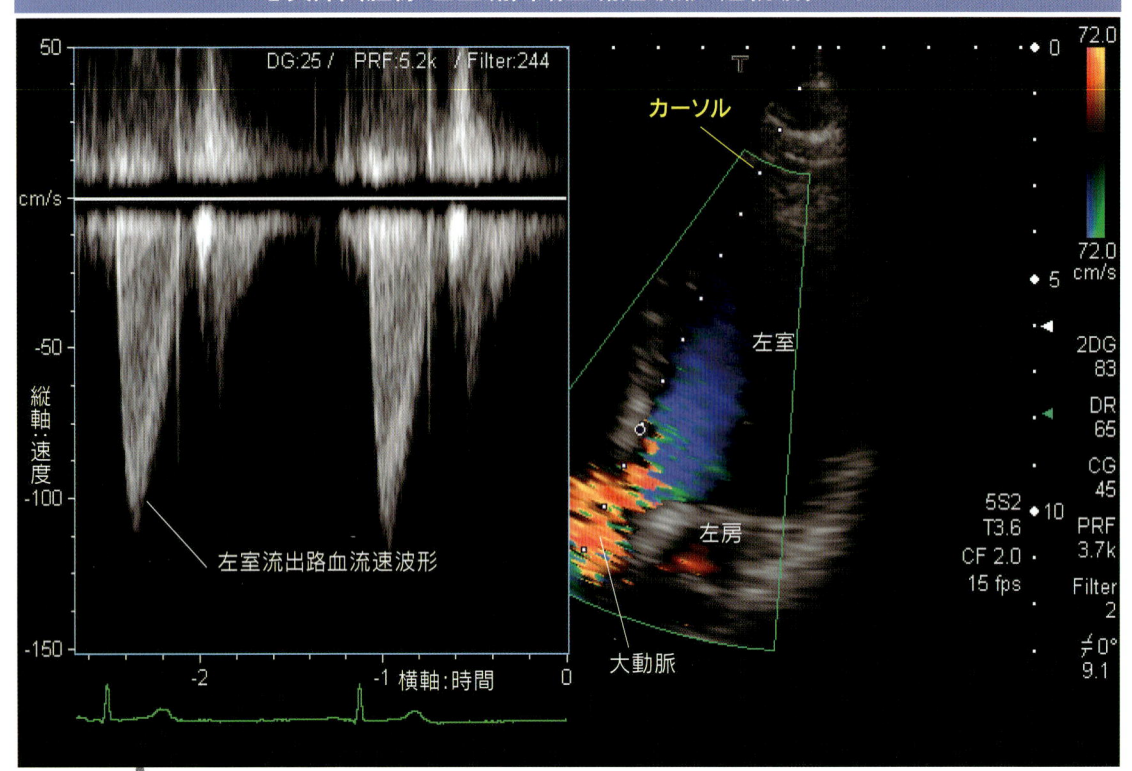

次に、**連続波ドプラモード**にしてください。

カーソル線を大動脈弁を通る血流に合わせ、できるだけ血流と平行になるように設定しましょう。UPDATEスイッチを押すと、大動脈弁の連続波ドプラ波形が描出されます。

波形は、基本的にはパルスドプラ波形と同じ形をしています。ただ、連続波ドプラのほうが波形全体が白く、パルスドプラは波形の輪郭が白く内部が黒く描出されています。

これは、**連続波ドプラが線上のすべての血流情報**を時間変化で表しているのに対し、**パルスドプラはサンプルボリューム内の血流情報**を時間変化で表しているからです。つまり連続波ドプラのほうが情報量が多く、波形内部までその情報で白く埋まっているというわけです。

連続波ドプラは、弁狭窄などでみられる**速い血流を描出**したり、計測するのに用いられます。

ちなみに、速い乱流はカラードプラでは暖色系・寒色系が入り乱れたモザイク状に描出されます。

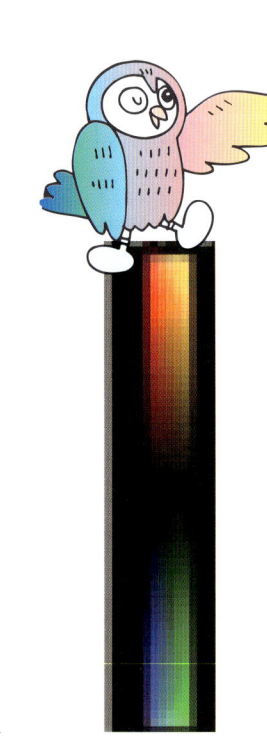

❹ 心尖部左室長軸像

次に、<u>プローブを左側に90度回転</u>(反時計回転; counterclockwise rotation)させてみてください。心尖部二腔像(apical two chamber view)になります。そこから、もう少し反時計回転させると心尖部左室長軸像(apical long axis view)が描出されます。

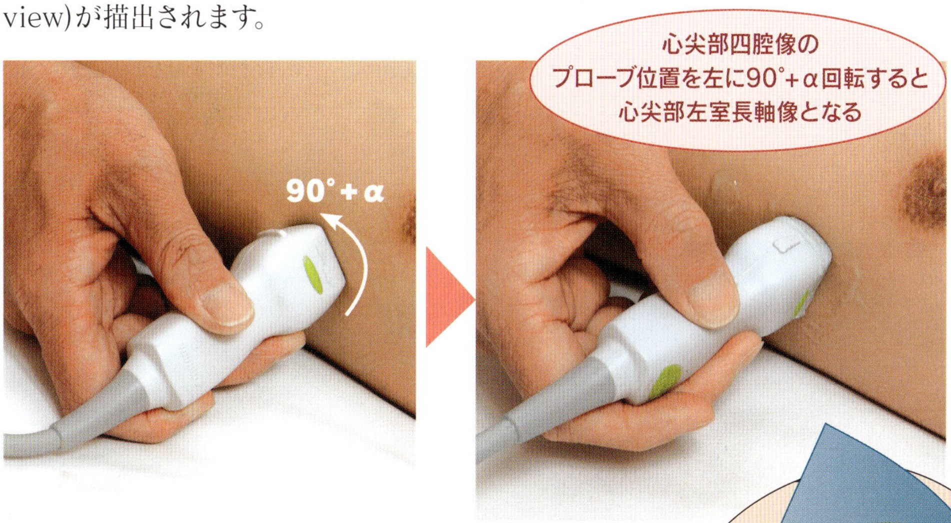

> 心尖部四腔像の
> プローブ位置を左に90°+α回転すると
> 心尖部左室長軸像となる

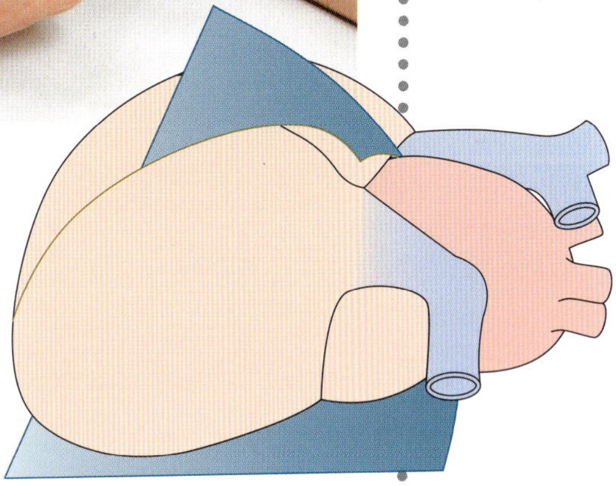

心尖部二腔像は心尖部四腔像とほぼ直交する断面で、心尖部左室長軸像は傍胸骨長軸像を心尖部からみた像となります。傍胸骨長軸像では心尖部のエコー像が欠落しているため、この心尖部左室長軸像や心尖部四腔像・二腔像で心尖部を評価する必要

心尖部左室長軸像

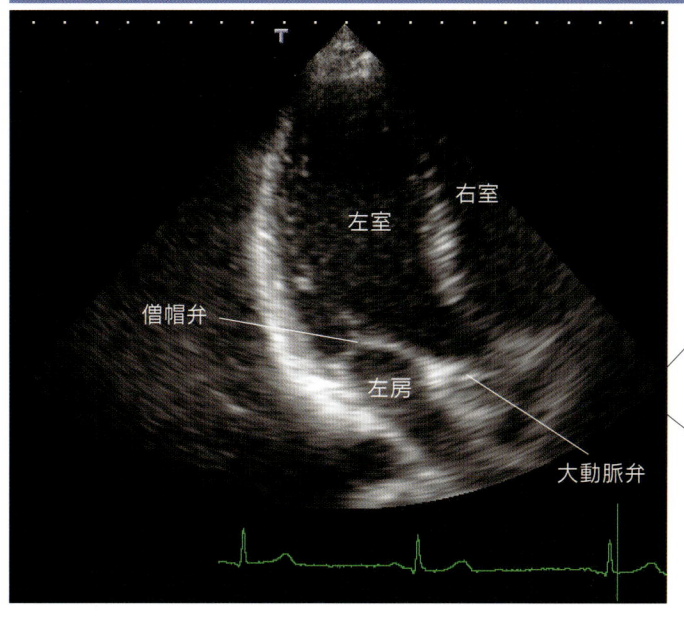

（左室、右室、僧帽弁、左房、大動脈弁）

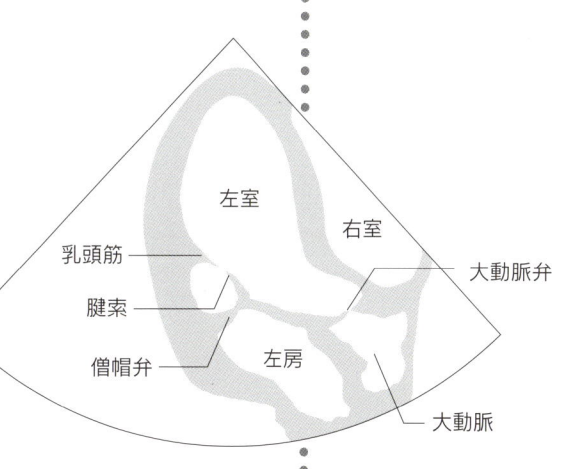

（乳頭筋、腱索、僧帽弁、左室、右室、左房、大動脈弁、大動脈）

心エコーの基本画像をマスターしよう

があります。

ここで、カラードプラモードにし、心尖部四腔像と同様にパルスドプラや連続波ドプラで、左室流入路血流速波形や流出路血流速波形をチェックしてください。

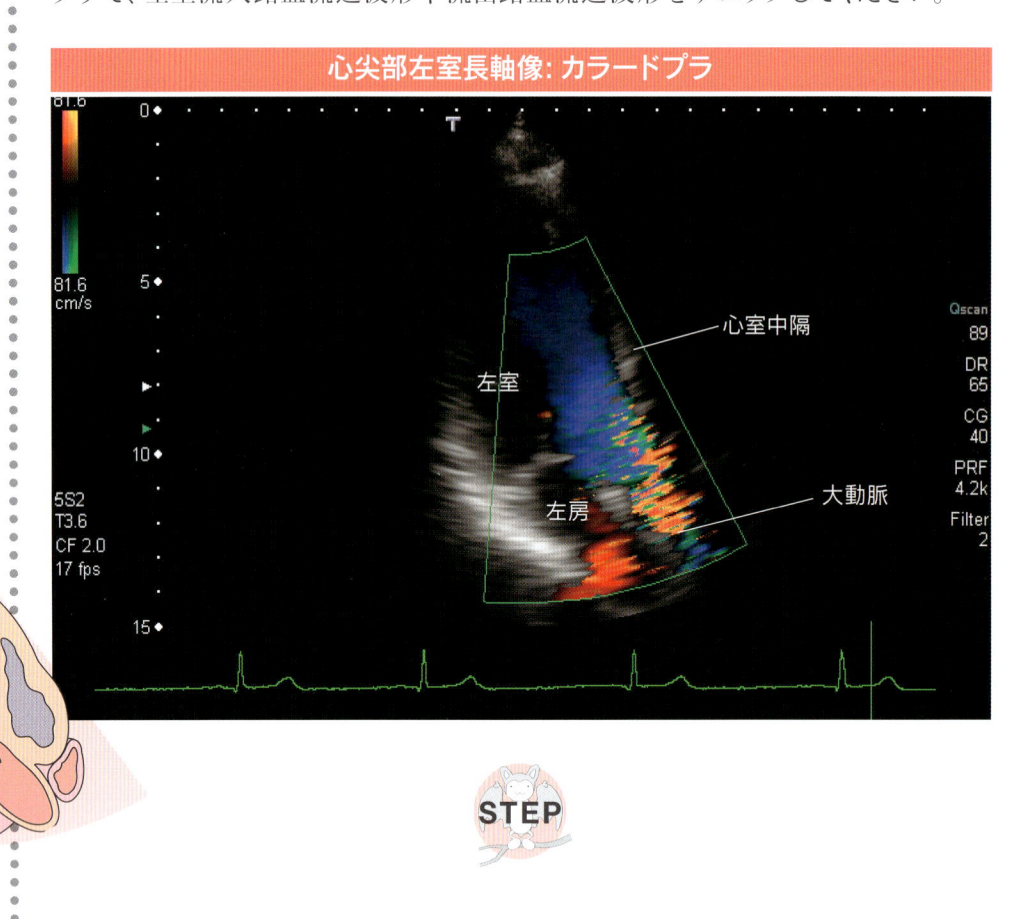

心尖部左室長軸像: カラードプラ

これで、心エコー図検査の基本的な画像を撮り終えました。

いかがでしたか？ 傍胸骨長軸像、傍胸骨短軸像、心尖部四腔像、心尖部左室長軸像を鮮明に描出できたでしょうか？

このほかに右室流入路像で三尖弁逆流を、心窩部からのアプローチで右房、心房中隔、下大静脈を評価します。胸骨上窩からのアプローチでは、大動脈弓を評価することができます。

"心エコー図を読めるようになる"には、まずは正常例をたくさん撮って、正常の心エコー図像を頭に叩き込むことです。

その"正常像と比べてどこが違っているのか"ということから、いろいろな心疾患を診断することができるのです。

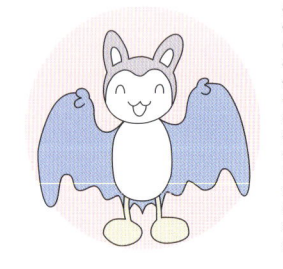

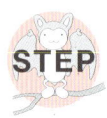

Lesson

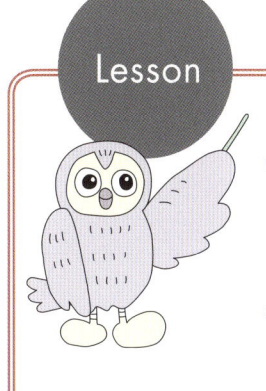

- 心エコー図検査の際は左側臥位をとり、プローブ先端にゼリーをつけて、超音波を心臓に到達しやすくする。

- 超音波を通しやすい部位を音響窓という。心エコー図検査の音響窓は次の①〜⑤である。
    ① 胸骨左縁(left parasternal)
    ② 心尖部(apical)
    ③ 心窩部(subcostal)
    ④ 胸骨上窩(suprasternal)
    ⑤ 胸骨右縁(right parasternal)

- **傍胸骨長軸像**：
  左室の心基部から心尖部方向の長軸に沿った断面像。胸骨左縁第3〜4肋間にプローブを当てる。Mモードにすると、大動脈径(AOD)、左房径(LAD)、心室中隔厚(IVST)、左室後壁厚(LVPWT)、左室拡張末期径(LVDd)、左室収縮末期径(LVDs)、右室径(RVD)、％FS、左室駆出率(LVEF)を計測することができる。

- **傍胸骨短軸像**：
  左室短軸像は、左室を輪切りにしたドーナツ状の断面像。傍胸骨長軸像のプローブ位置を時計方向に90°回転させて映し出す。角度を変えて僧帽弁、大動脈弁、肺動脈弁などを評価することができる。

- **心尖部四腔像**：
  心臓を逆さまからみた逆ハート型の断層像。心尖部にプローブを当てる。パルスドプラモードにより、左室流入路血流速、左室流出路血流速を評価できる。

- **心尖部左室長軸像**：
  傍胸骨長軸像を心尖部からみた像。心尖部四腔像のプローブ位置を反時計回りに90°+α回転させる。傍胸骨長軸像で欠落している心尖部を評価できる。

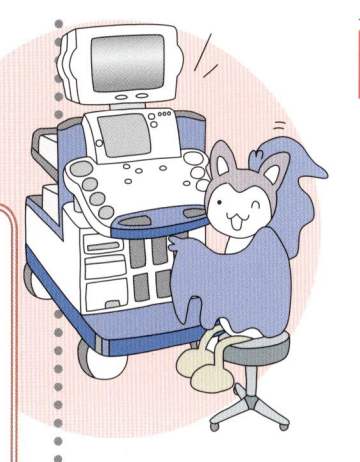

正常例をたくさん撮って、正常の心エコー図像を頭にきざもう。

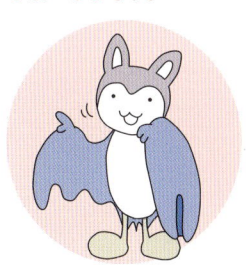

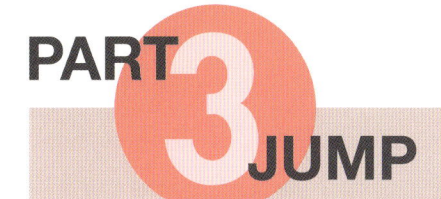

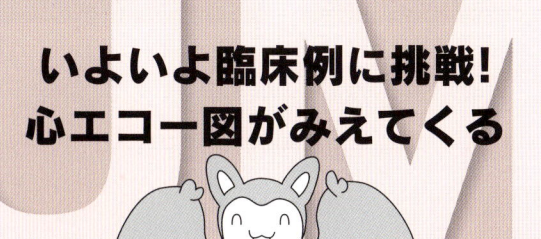

PART 3 JUMP

心エコー図を読んでみよう！

いよいよ臨床例に挑戦！
心エコー図がみえてくる

PART-3…JUMP

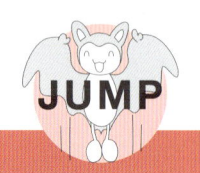

心エコー図検査の流れと判読のチェックポイント

まず、エコー図の基本的な撮り方、読み方をおさらい。

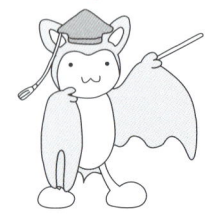

いよいよ、この章では実際の心エコー図から、患者さんにどんな心臓疾患があるのかを読み取っていきます。

ちょっとその前に…、STEPでお話しした心エコー図の基本的な撮り方、読み方をおさらいし、ウォーミングアップといきましょう。

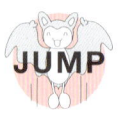

心エコー図検査では、まず、傍胸骨長軸断層像で心臓全体のおおまかな大きさや左室壁運動をみます。

①傍胸骨長軸断層像

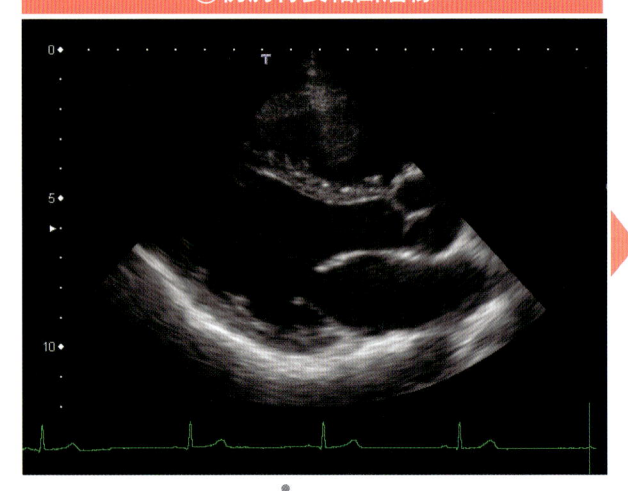

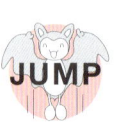

②傍胸骨長軸断層像 大動脈弁レベル:Mモード

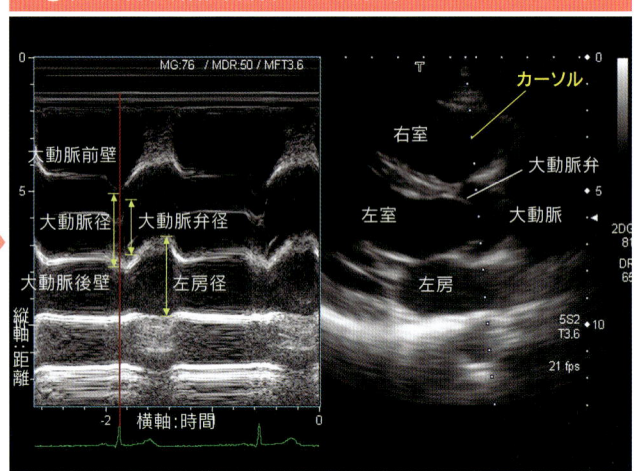

（図中ラベル：大動脈前壁、大動脈径、大動脈弁径、大動脈後壁、左房径、縦軸:距離、横軸:時間、カーソル、右室、大動脈弁、左室、大動脈、左房）

次に、**大動脈弁の性状**をみてください。大動脈弁レベルのMモードにして**大動脈径、大動脈弁径および左房径**を測定します。

- ●左房は大きくなっていませんか？
- ●左房の内部に血栓などありませんか？

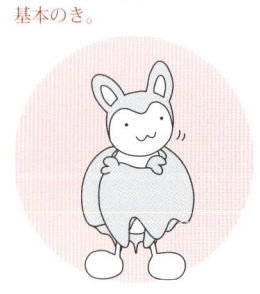

傍胸骨長軸断層像が基本のき。

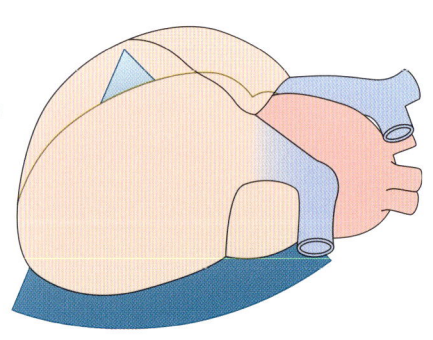

③傍胸骨長軸断層像 僧帽弁レベル：Mモード

④傍胸骨長軸断層像 左室乳頭筋レベル：Mモード

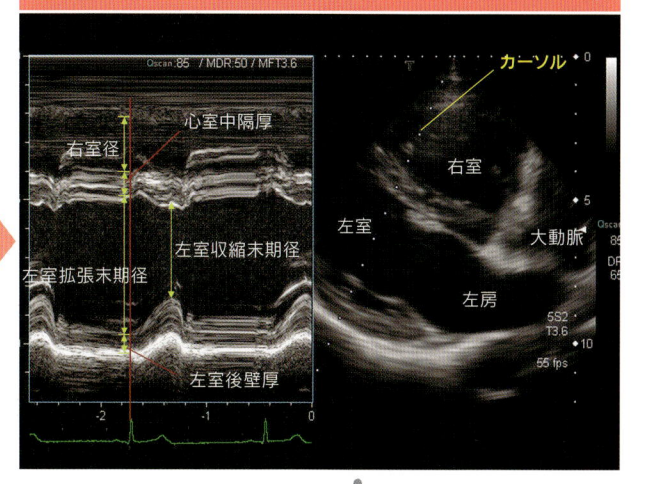

カーソルを僧帽弁に移動し、僧帽弁レベルのMモードにして**僧帽弁の動きや弁・弁輪・腱索や乳頭筋を含む性状**をみます。

次いで、**左室の大きさや壁厚、壁運動**をみてください。左室レベルのMモードにして、**心室中隔厚、左室後壁厚、左室拡張末期径、収縮末期径、右室径**を計測してください。

再び、断層像に戻し、カラードプラで**僧帽弁や大動脈弁の逆流**をみます。

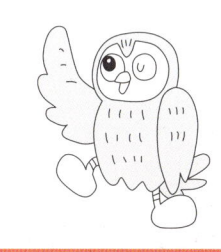

⑤傍胸骨長軸断層像：カラードプラ

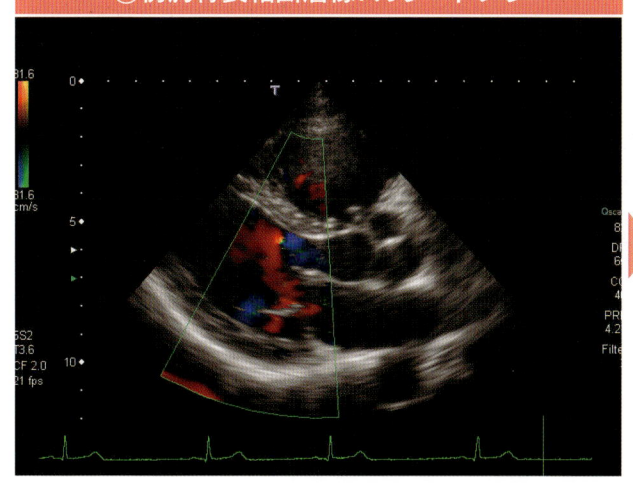

⑥傍胸骨短軸断層像 乳頭筋レベル

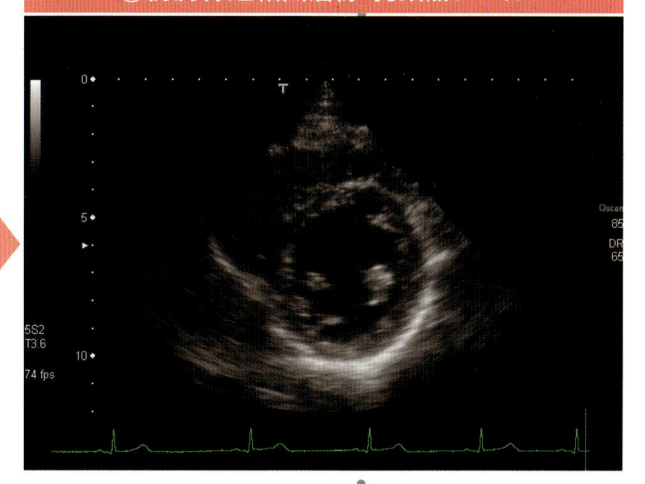

短軸像にし、左室の**壁運動を全周性にチェック**します。

僧帽弁・大動脈弁の性状をみて、カラードプラで逆流があれば、弁のどの部位から逆流しているかを確認します。

⑦傍胸骨短軸断層像 僧帽弁レベル

- 右室
- 僧帽弁前尖
- 後交連
- 左室
- 前交連
- 僧帽弁後尖

⑧傍胸骨短軸断層像 大動脈弁レベル

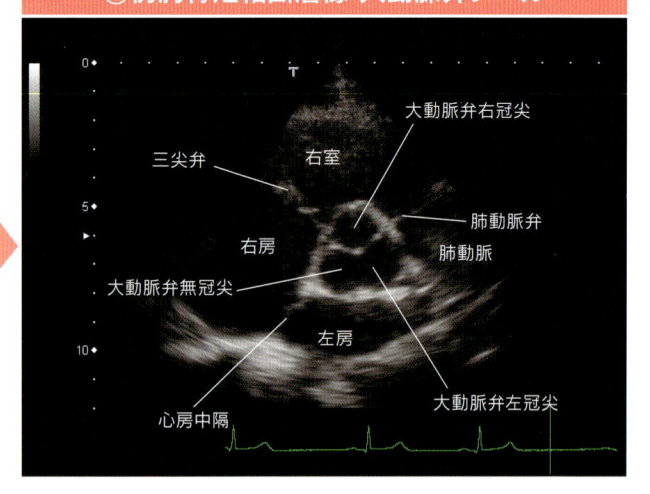

- 三尖弁
- 右室
- 大動脈弁右冠尖
- 右房
- 肺動脈弁
- 肺動脈
- 大動脈弁無冠尖
- 左房
- 心房中隔
- 大動脈弁左冠尖

肺動脈弁・三尖弁の性状や逆流のチェックを行います。

肺動脈・右室流出路に異常がないかもみてください。

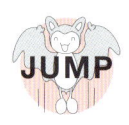

JUMP

⑨心尖部四腔断層像

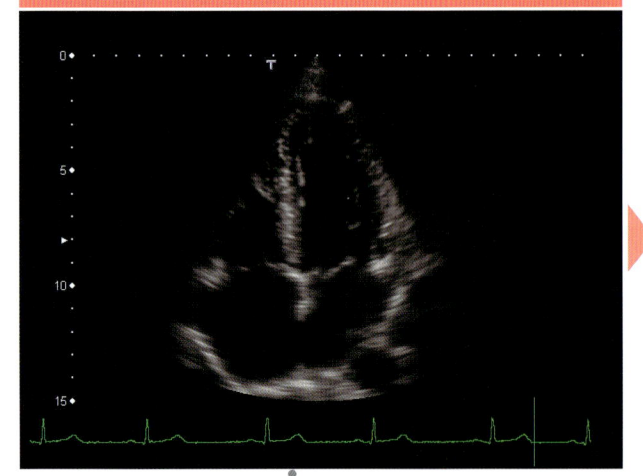

⑩左室流入路血流速波形：パルスドプラ

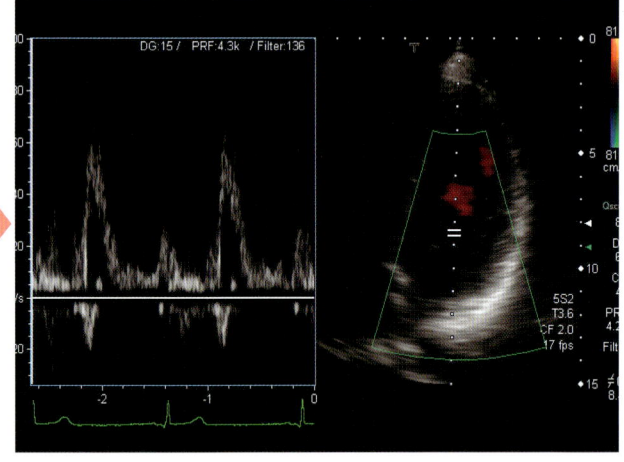

次に、心尖部四腔断層像で**心尖部の壁厚や動き**をみてください。

カラードプラで**僧帽弁・大動脈弁・三尖弁通過血流**をチェックし、パルスドプラで左室流入および流出血流速波形をみます。右室流入血流速波形もチェックしてください。

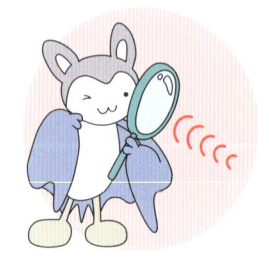

⑪ 左室流出路血流速波形: パルスドプラ

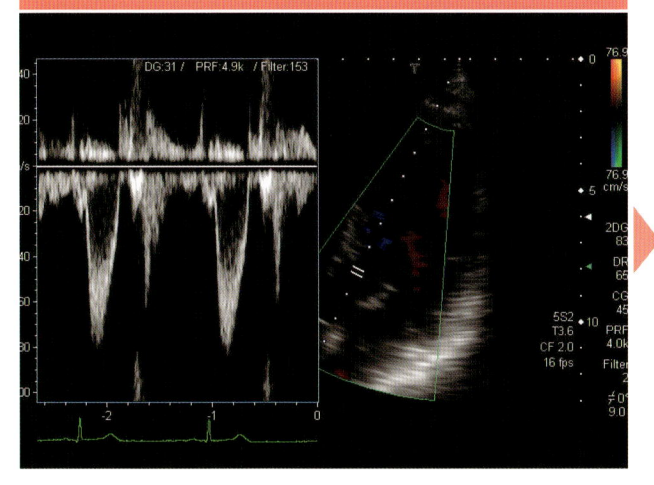

⑫ 左室流出路血流速波形: 連続波ドプラ

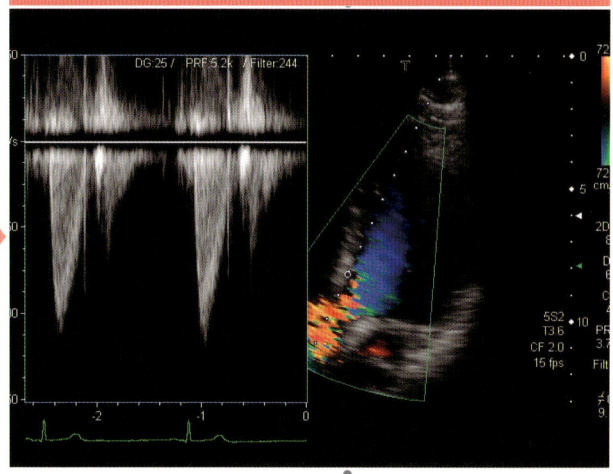

大動脈弁狭窄や左室流出路閉塞・狭窄があれば、連続波ドプラで最高血流速度から圧較差を計測します(p113参照)。

三尖弁逆流があれば、連続波ドプラで右室収縮期圧を計測します。

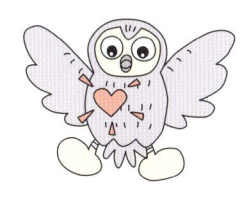

⑬ 心尖部左室長軸断層像

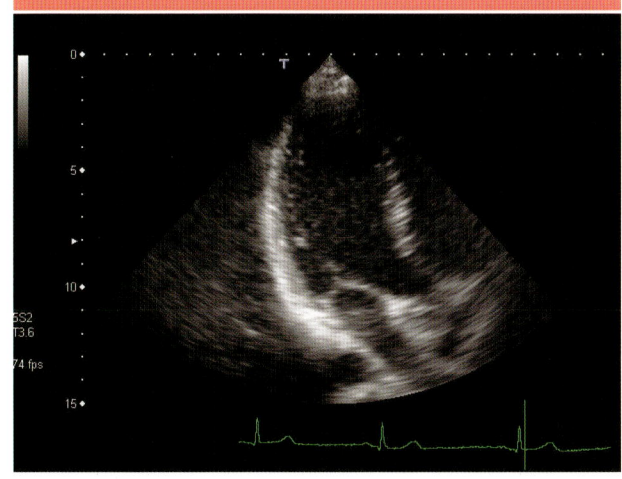

⑭ 心尖部左室長軸断層像: カラードプラ

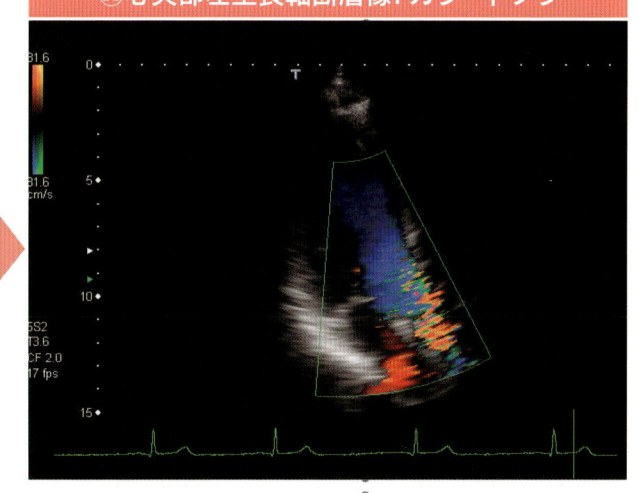

心尖部左室長軸断層像にして、同様に心尖部・僧帽弁・大動脈弁をチェックしてください。

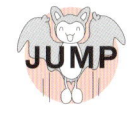

これで、一通りの検査が終わります。

ひととおり読めるようになりましたか。

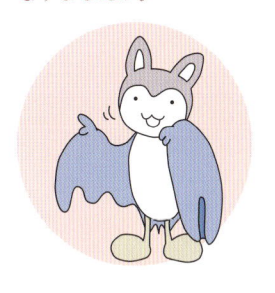

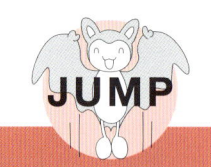

心エコー図をみて答えよう

Question 1 心室中隔・左室後壁の厚さは、どのくらいでしょう？

| 心室中隔厚 | A. 6 mm | B. 11 mm | C. 15 mm |
| 左室後壁厚 | A. 5 mm | B. 10 mm | C. 14 mm |

さあ、それではいよいよ、実際の心臓疾患についてみていきましょう。

前章STEPでみた正常例の心エコー図と比較して、どこが違うかということに注目してください。

症例は45歳の男性、身長165cm、体重65kg。血圧が170/108mmHgと高く、心電図では左房負荷とSV₁+RV₅=42mm、左室ストレインパターンを示しており（左室肥大の所見）、心エコー図検査を受けることになりました。

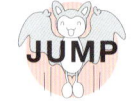

エコー図①は、傍胸骨長軸断層像と左室レベルのMモードです。健常例の像と見比べて、心室中隔や左室後壁の厚さはどうですか？

計測するにはまず、心電図R波に合わせて垂直な線を引くのでしたね。

そして、心室中隔・左室後壁の厚さをleading edgeからleading edge（線状エコーの上から上）

① 傍胸骨長軸断層像 左室レベル:Mモード

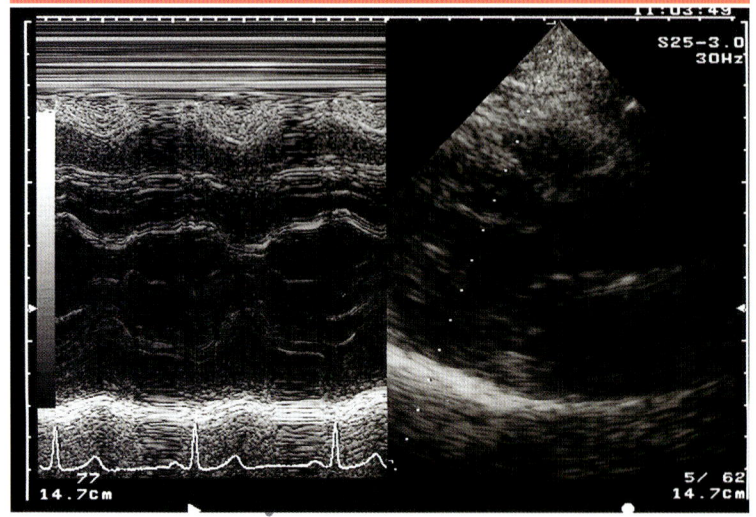

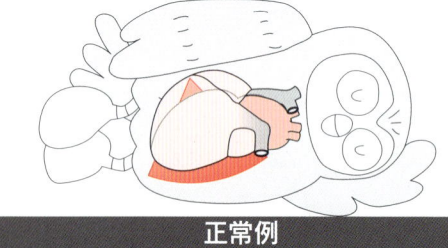

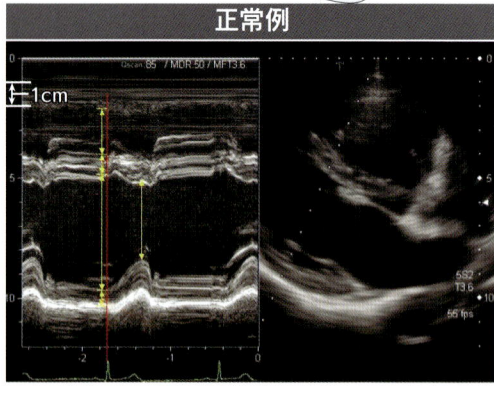

正常例

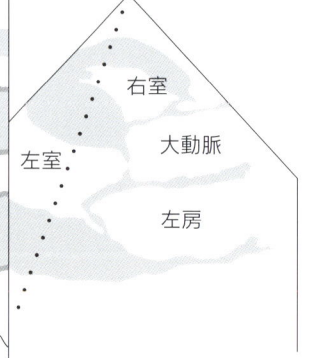

心室中隔厚、左室後壁厚ともに正常値は7〜11mm

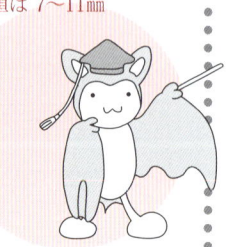

で、計測します。どのくらいになったでしょう？　そうです、心室中隔厚が15mm、左室後壁厚が14mm。もちろん、クイズの答えはどちらもCです。

心室中隔厚、左室後壁厚ともに正常値は 7〜11mm ですから、かなり分厚くなっています。

つまり、左室壁の肥厚がみられるというわけです。

次に、左室拡張末期径と収縮末期径も計測してみましょう。左室拡張末期径が42mm、収縮末期径が21mmになりました。体格にもよりますが、正常値は左室拡張末期径が40〜56mm、収縮末期径が20〜38mmなので正常範囲内にあります。左室の拡大はないということです。

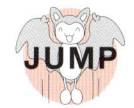

エコー図②は、傍胸骨短軸断層像の左室乳頭筋レベルです。正常例と比べてください。左室壁がほぼ均等に全周性に肥厚しています。

このように、壁厚が増大しているのに内腔は大きくなっておらず、全周性に肥厚する左室肥大の仕方を求心性左室肥大(concentric left ventricular hypertrophy)といいます。これに対し、壁厚も増大し内腔も大きくなる肥大の仕方を遠心性左室肥大(eccentric left ventricular hypertrophy)といいます。

高血圧の患者さんでは、最初、求心性左室肥大となり、次いで遠心性左室肥大となって左室の壁が薄くなっていき、壁運動の低下を伴って収縮不全に陥っていきます。

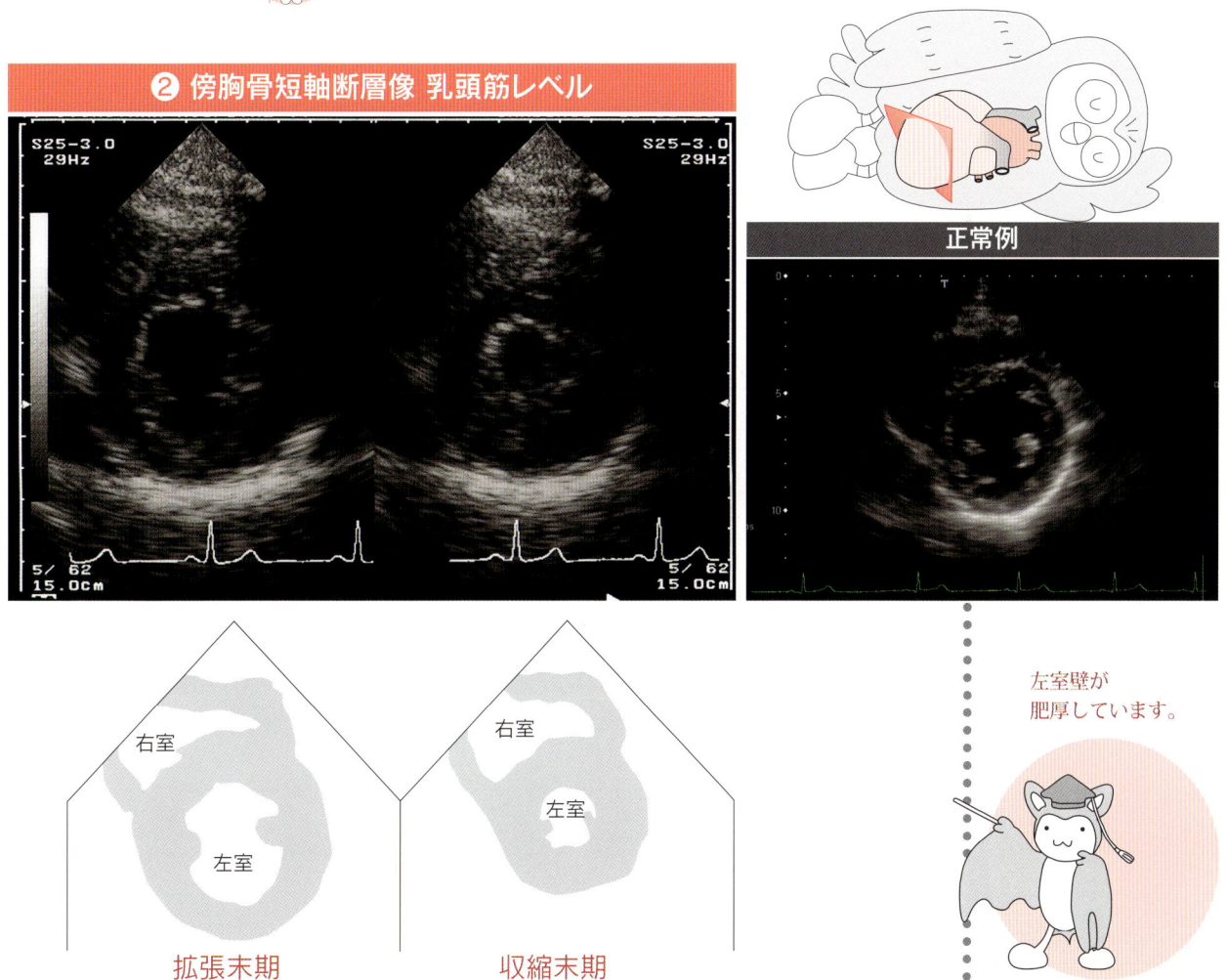

Question 1　心室中隔・左室後壁の厚さは、どのくらいでしょう？

❷ 傍胸骨短軸断層像　乳頭筋レベル

拡張末期　　　収縮末期

正常例

左室壁が肥厚しています。

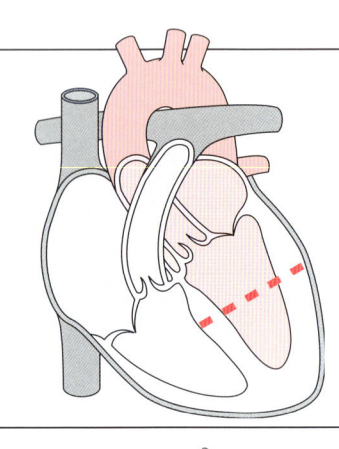

左室肥大の様式

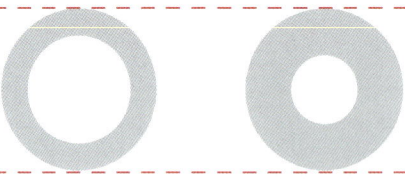

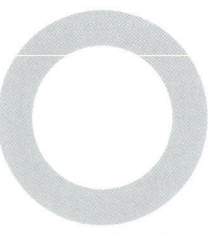

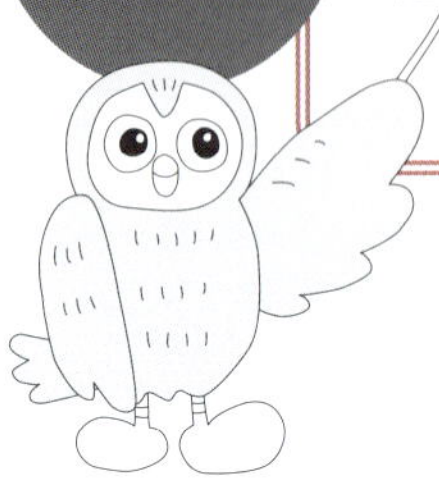

正常　　求心性肥大（壁厚のみ増大）　　遠心性肥大（壁厚および内腔も増大）

Lesson-1

■**心エコー図診断**：**高血圧症による求心性左室肥大**

■**判読のポイント**：**心室中隔および左室後壁の壁厚増大および全周性左室壁厚増大、左室内径正常**

高血圧の患者さんは最初、求心性左室肥大となり、次いで遠心性左室肥大となっていく。

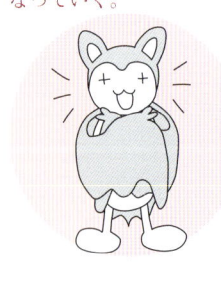

COLUMN

左室肥大の定義は？

皆さん、左室肥大の定義は何だと思われますか？ 左室の壁厚が厚くなっていること？ もちろん、それも左室肥大ということができます。

実は、左室肥大は、**左室心筋重量**(left ventricular mass)が増大していることと定義されているのです。そのため、拡張型心筋症などのように、左室壁厚が厚くなっていない左室肥大も存在するのです。

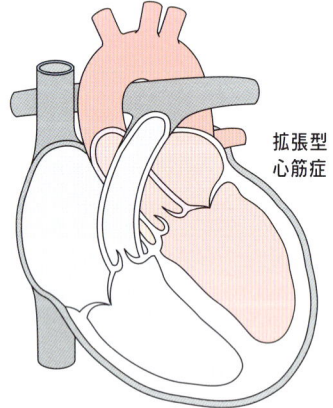

左室心筋重量の正常値は215g未満とされていましたが、体格により差があるので、体表面積で補正しています。**男性では134g/m² 未満、女性では110g/m² 未満**が正常とされています。

この左室心筋重量は、いったいどのように計るのでしょうか？

拡張型心筋症

左室心筋重量＝
$1.04 \times [(左室拡張末期径^* + 心室中隔厚^* + 左室後壁厚^*)^3 - 左室拡張末期径^3] - 13.6g$
※ 単位：cm

という式で算出されます。

心筋・心内腔を含めた体積から心内腔の体積を引き、左室心筋体積を出して、心筋の比重1.04をかけています。剖検心の重さと比べて−13.6gの補正値を追加しています。

Question 2 心エコー図をみて答えよう

心室中隔・左室後壁の厚さは、どのくらいでしょう？

- 心室中隔厚　A. 10 mm　B. 14 mm　C. 19 mm
- 左室後壁厚　A. 9 mm　B. 12 mm　C. 16 mm

26歳の男性、身長172cm、体重62kg、血圧110/70mmHg。収縮期心雑音と心電図異常を精査するため、心エコー図検査を受けることになりました。従兄弟が18歳で突然死しています。

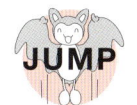

エコー図①の傍胸骨長軸断層像をみてください。左房径は、正常でしょうか？ 心室中隔の壁厚はどうですか？

① 傍胸骨長軸断層像

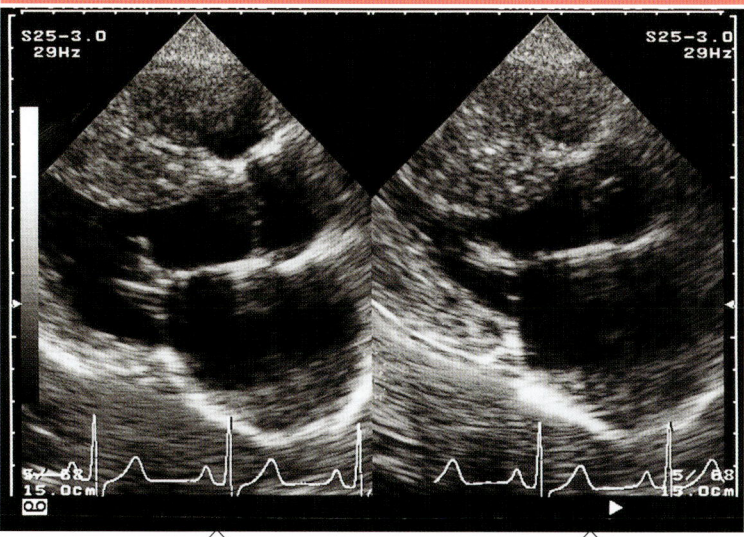

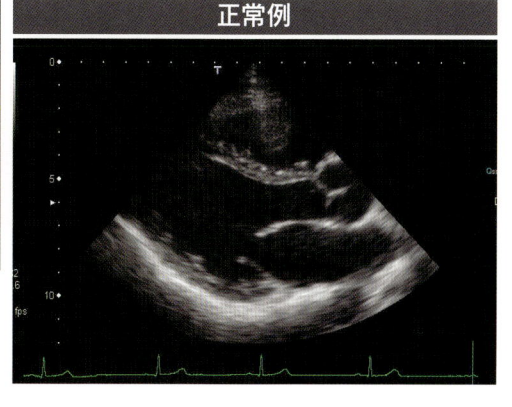

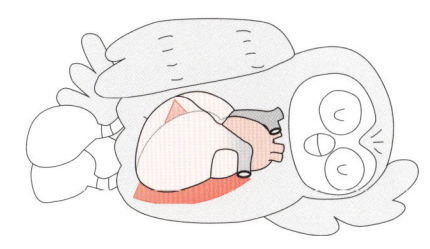

（拡張末期／収縮末期：右室・大動脈・左室・左房）

まず、大動脈弁レベルのMモード(エコー図②)で左房径を計ってみましょう。左房のいちばん大きくなるところで、計測するのでしたね。

この図は、左房の後壁側に白いモヤモヤ像があり、後壁がそのモヤモヤ像の上なのか下なのかわかりにくくはありませんか？ そんな時は、右の断層像をみます。左房の後壁が、モヤモヤ像の後ろであることがわかります。これは、アーチファクト(サイドローブ)の影響です。

さて、**左房径は58mm**ですね。**正常値は20～40mm**なので、中等度から高度の拡大です。ではなぜ、左房径が拡大しているのでしょう？

その答えは…、カラードプラモードにすればわかります(エコー図③)。左室か

正常例

❷ 傍胸骨長軸断層像 大動脈弁レベル：Mモード

ら左房への**モザイク状の逆流ジェット**がみられます。これは、僧帽弁逆流の所見です。逆流ジェットの到達距離や面積から程度を評価(p125参照)しますが、中等度(II-III度)というところです。

JUMP

次に、大動脈弁のMモードをみてください(エコー図②)。無冠尖(Mモードで下になる弁)が収縮後期で半分閉鎖しています。これを**大動脈弁の収縮期半閉鎖**(systolic half closure)といいます。僧帽弁レベルのMモード(エコー図④)はどうでしょう？
僧帽弁は、収縮期は閉じていて拡張期に開くのですが、僧帽弁前尖が収縮期に心室中隔側に移動し、ほぼくっついています。これを**僧帽弁前尖の収縮期前方運動**(systolic anterior motion; SAM)といいます。
さらに、左室レベルのMモード(エコー図⑤)で心室中隔厚と左室後壁厚を計ってください。
そうです、**心室中隔厚は19mm**で、クイズの答えはC。**左室後壁厚は9mm**で、クイズの答えはAです。
心室中隔厚、左室後壁厚ともに正常値は7〜11mmですから、心室中隔だけが肥厚しています。これを**非対称性心室中隔肥大**(asymmetrical septal hypertrophy；ASH)といいます。
Q1でお話しした高血圧症の求心性左室肥大とは、様相が違いますね。

JUMP

ここで、傍胸骨短軸断層像にしてみます(エコー図⑥)。左が拡張末期、右が収縮末期像です。左室の前壁中隔から側壁にかけていびつに肥厚しています。後下壁はほぼ正常の厚さです。
このように、血圧も高くないのに**いびつな(heterogenic)左室肥大**をきたす、原因不明の心疾患を**肥大型心筋症**(hypertrophic cardiomyopathy；HCM)といいます。
肥厚した心筋内に、キラキラした粒状のエコーがみられます。組織学的には心筋線維の**錯綜配列(disarray)**という配列の乱れや繊維化による超音波の反射を反映しています。

❸ 傍胸骨長軸断層像: カラードプラ

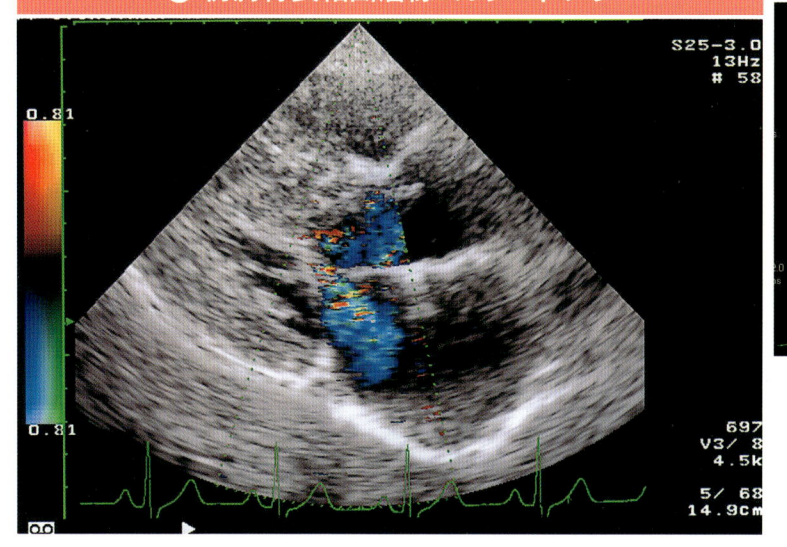

❹ 傍胸骨長軸断層像 僧帽弁レベル: M モード

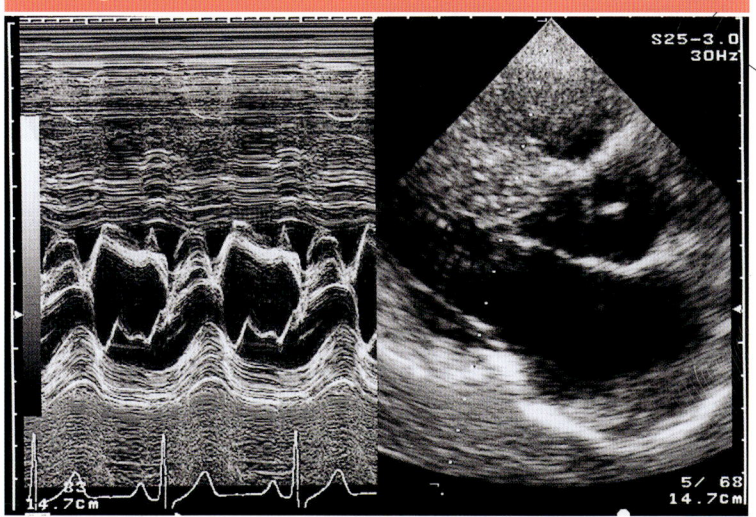

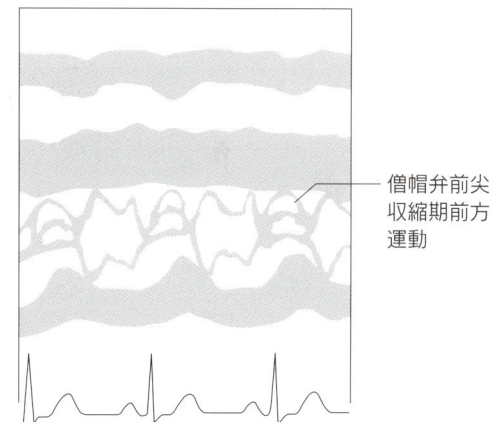

❺ 傍胸骨長軸断層像 左室レベル: M モード

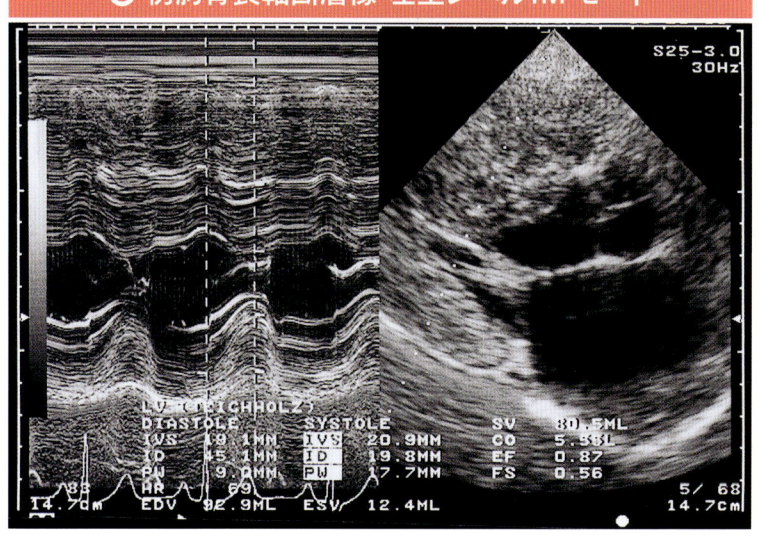

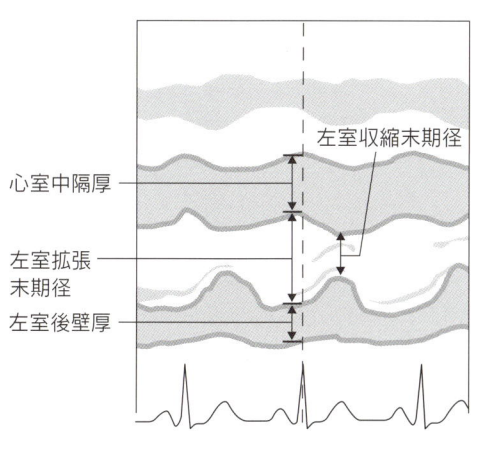

LV (TEICHHOLZ)
DIASTOLE　SYSTOLE　SV　80.5ML
IVS　19.1MM　IVS　20.9MM　CO　5.56L
ID　45.1MM　ID　19.8MM　EF　0.87
PW　9.0MM　PW　17.7MM　FS　0.56
HR　69
EDV　82.9ML　ESV　12.4ML

正常例

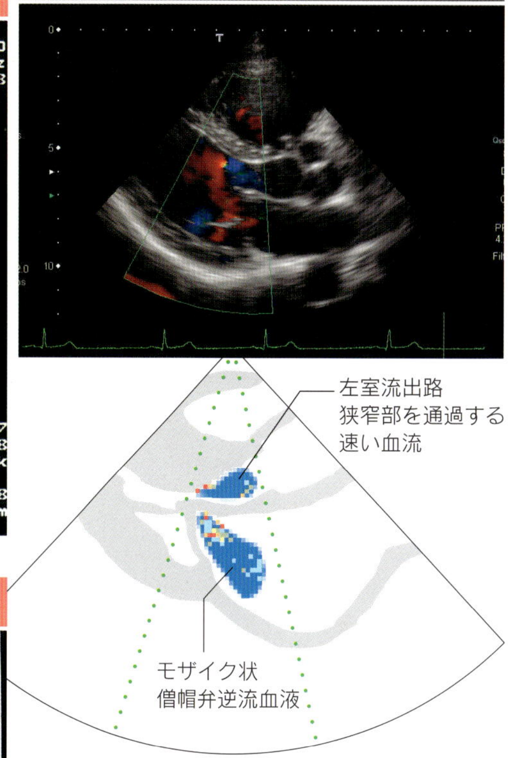

- 左室流出路狭窄部を通過する速い血流
- モザイク状僧帽弁逆流血液

- 僧帽弁前尖収縮期前方運動

- 心室中隔厚
- 左室収縮末期径
- 左室拡張末期径
- 左室後壁厚

Question 2　心室中隔・左室後壁の厚さは、どのくらいでしょう？

肥大型心筋症には、中隔の肥大と僧帽弁の収縮期前方運動によって、左室流出路が収縮期に閉塞・狭窄する**閉塞性(obstructive)肥大型心筋症**と閉塞を認めない**非閉塞性(non-obstructive)肥大型心筋症**があります。

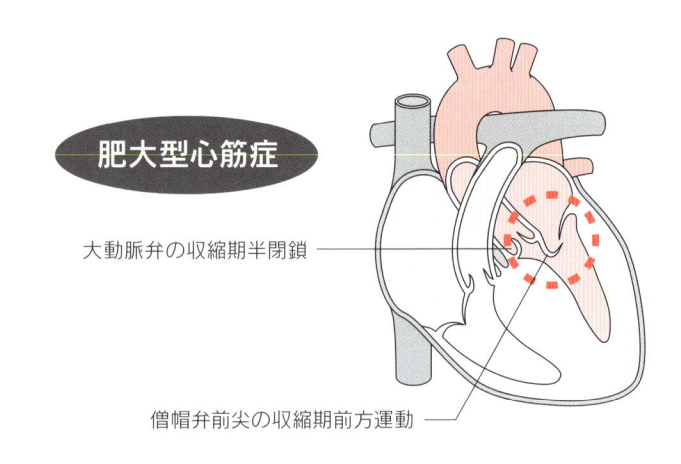

閉塞性肥大型心筋症では、収縮期の途中で左室流出路が閉塞するので大動脈に流れる血流が収縮期の途中で減少したり中断したりします。

これが、先にエコー図②でお話しした**大動脈弁の収縮期半閉鎖(systolic half closure)**です。高度になれば、心拍出量低下による眩暈や血圧低下をきたすことがあります。

エコー図④でお話しした**僧帽弁前尖の収縮期前方運動**は、僧帽弁前尖と心室中隔がくっつき、左室流出路が閉塞・狭窄している所見です。これに対し、大動脈弁の収縮期半閉鎖は、左室流出路閉塞・狭窄によって大動脈を通過する血流が減少し、大動脈弁が半閉鎖しているのです。

ここで、心尖部左室長軸断層像(もしくは四腔像)における連続波ドプラから、左室流出路の血流速度を測定します**(エコー図⑦)**。左室流出路が狭くなっているので、血流は速くなっています。

この狭窄部の前後にある左室腔と流出路腔の間に生じる圧較差を、この血流速度から次頁の式(簡易ベルヌーイ式)で推定でききます。

肥大型心筋症

大動脈弁の収縮期半閉鎖

僧帽弁前尖の収縮期前方運動

❻ 傍胸骨短軸断層像

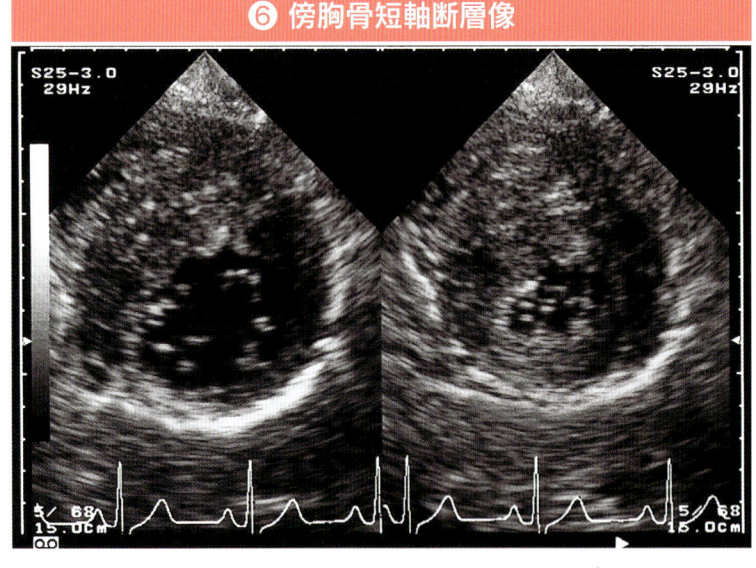

正常例

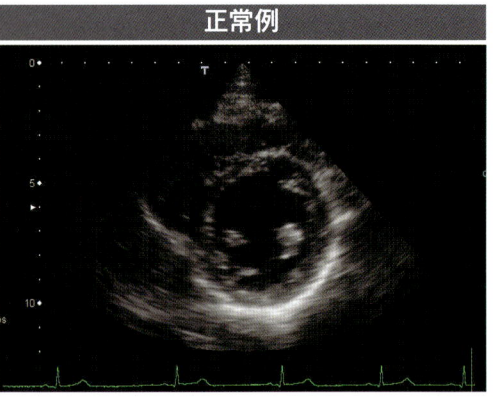

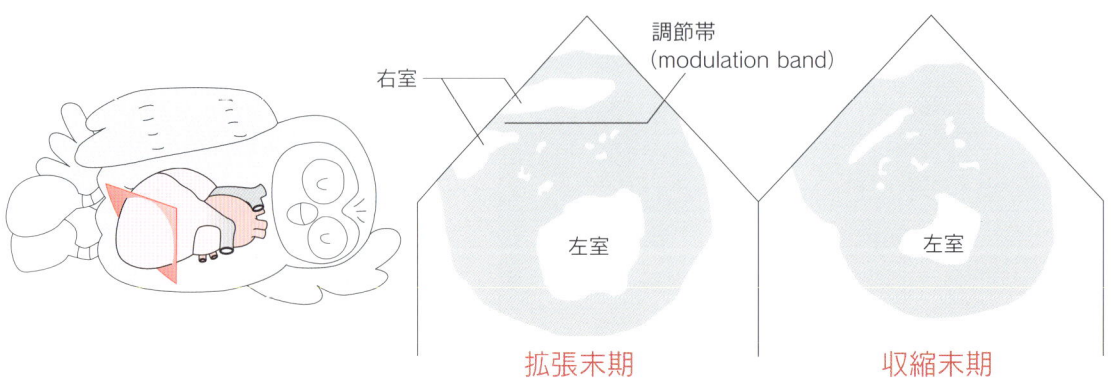

調節帯(modulation band)
右室
左室
左室
拡張末期
収縮末期

❼ 心尖部左室長軸断層像：連続波ドプラ

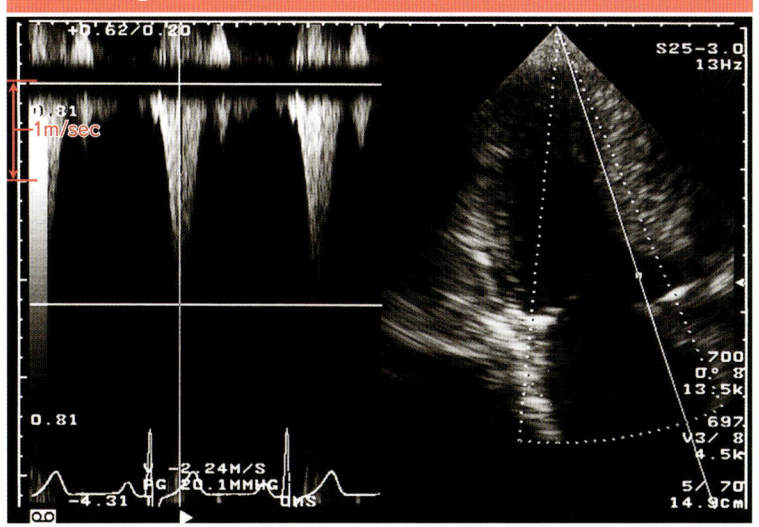

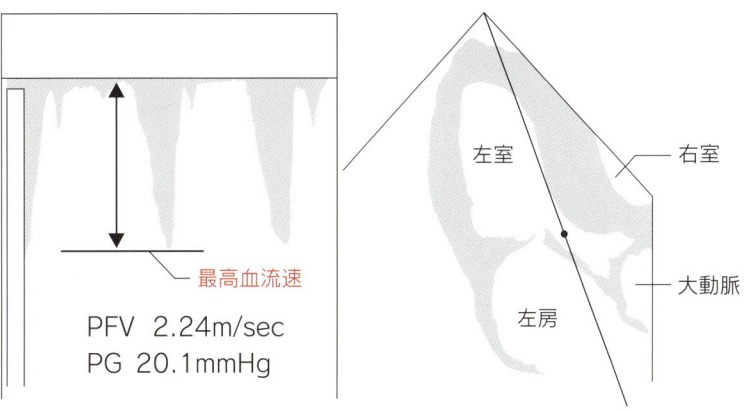

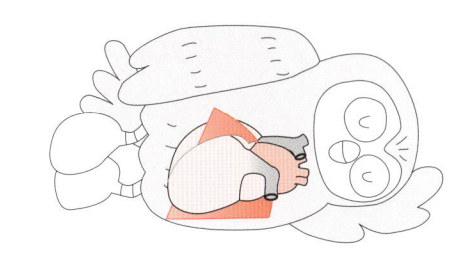

PFV 2.24m/sec
PG 20.1mmHg
最高血流速

左室／右室／大動脈／左房

$$圧較差 = 4 \times 血流速度^2 \quad (\varDelta P = 4V^2)$$

この症例では、左室流出路の最高血流速度(peak flow velocity；PFV)は2.24m/secと計測できます。基線から、下向き波形のいちばん下の部分までを計測します。圧較差は20mmHg。圧較差は状況に応じて変動しますが、高度の場合、心拍出量の低下による症状が強く出てきます。

閉塞性肥大型心筋症では、僧帽弁前尖が左室流出路の速い血流によりいたみやすくなり、僧帽弁逸脱を起こし、逆流を合併しやすくなります。

肥大型心筋症における Maron の分類（僧帽弁レベル）

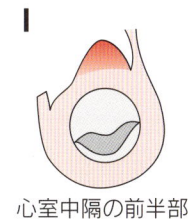

I 心室中隔の前半部に限局している

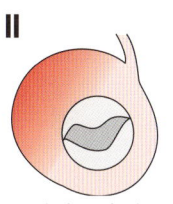

II 心室中隔全体に認められる

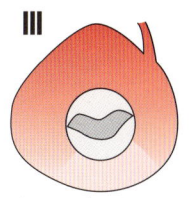

III 後壁のみが肥大を免れている（最も多く認める）

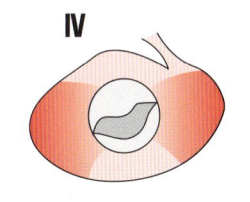

IV 心室中隔の後半部や前壁・側壁に認められる

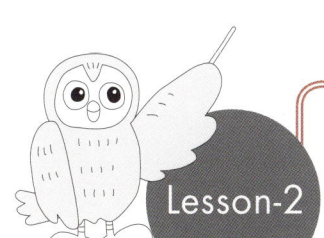

Lesson-2

■**心エコー図診断**：閉塞性肥大型心筋症、僧帽弁逆流(II-III度)

■**判読のポイント**：非対称性心室中隔肥大(いびつな左室肥大)、大動脈弁収縮期半閉鎖、僧帽弁前尖収縮期前方運動、左室流出路圧較差

Question 2 心室中隔・左室後壁の厚さは、どのくらいでしょう？

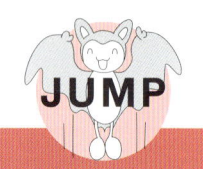

Question 3 心エコー図をみて答えよう
左室拡張末期径・収縮末期径は、どのくらいでしょう?

左室拡張末期径　A. 48 mm　B. 58 mm　C. 68 mm
左室収縮末期径　A. 36 mm　B. 46 mm　C. 56 mm

症例は56歳の男性、身長160cm、体重60kg、血圧120/72mmHg。労作時呼吸困難で来院。心電図は、左室肥大所見を示していました。

エコー図①は、傍胸骨長軸断層像の拡張末期(左)と収縮末期(右)像です。正常例と比べて左室腔の大きさはどうでしょうか? 心室中隔や左室後壁の厚さは? 拡張末期と収縮末期の像でみて、左室の壁運動はどうでしょう?

① 傍胸骨長軸断層像

拡張末期 / 収縮末期
右室 / 大動脈 / 左室 / 左房

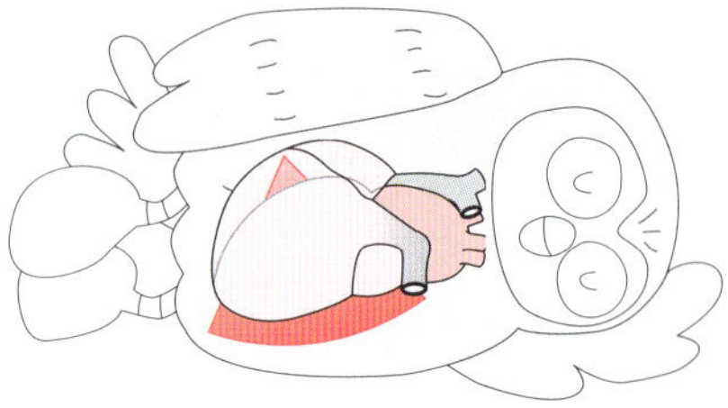

次に、エコー図②のMモードで、それぞれ計測してみましょう。

どれくらいになりましたか? まず、左室拡張末期径は68mm、収縮末期径56mmと計測できます。

左室拡張末期径の正常値は40〜56mm、収縮末期径は20〜38mmですから、どちらもかなり大きくなっています。

ところが、心室中隔厚は8mm、左室後壁厚も8mm。心電図は左室肥大所見を示しているのに、左室壁は肥厚していません。むしろ薄い感じがします。

Q1でお話ししたように、左室心筋重量は、

$1.04 \times [(左室拡張末期径^{※} + 心室中隔厚^{※} + 左室後壁厚^{※})^3 - 左室拡張末期径^3] - 13.6g$　　※単位:cm

という式で算出することができます。

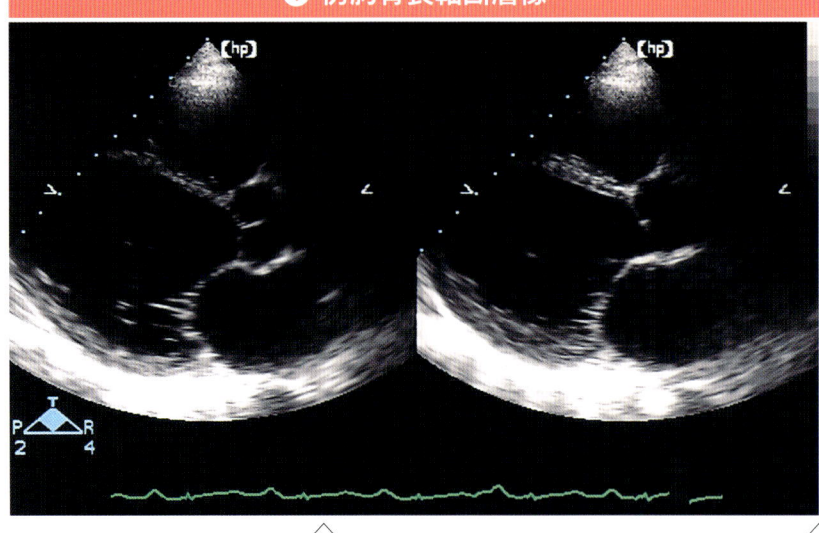

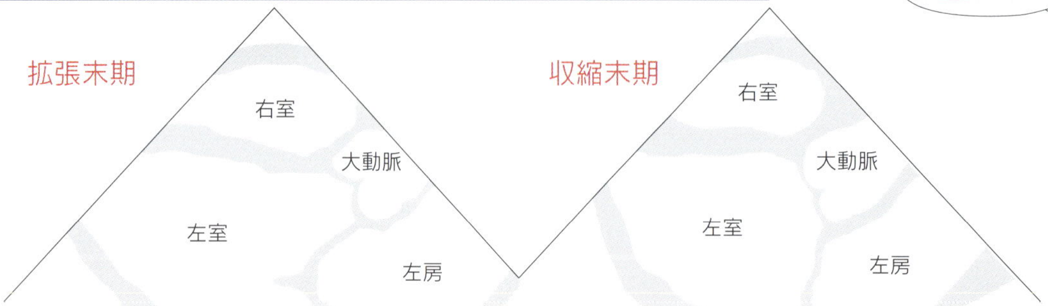

❷ 傍胸骨長軸断層像 左室レベル：Mモード

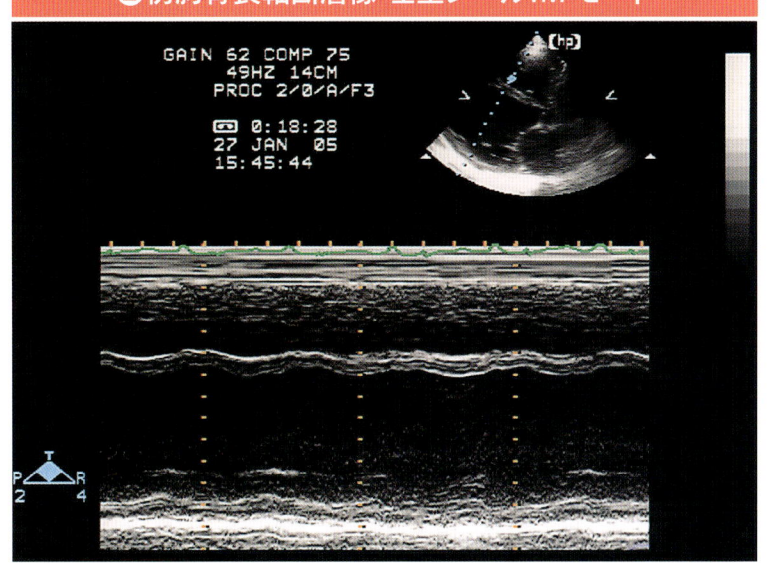

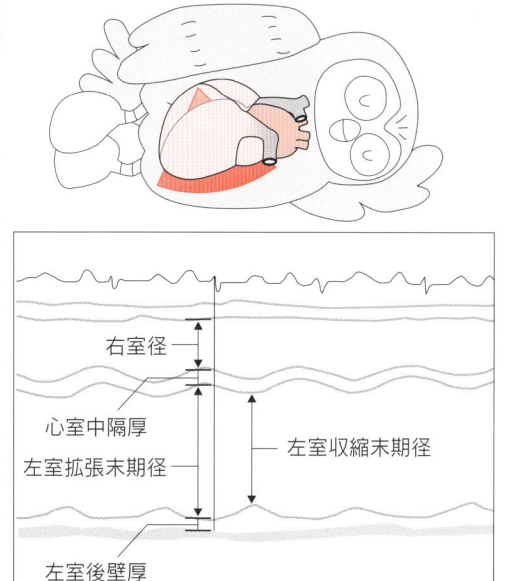

$1.04 \times [(6.8+0.8+0.8)^3 - 6.8^3] - 13.6 = 275$

左室心筋重量は275gとなり、体表面積（身長・体重から1.63m²となります）で補正して169g/m²になります。左室心筋重量の男性の正常値は、134g/m²未満ですから、**左室肥大**があることになります。

そうです、**左室肥大は壁厚が厚くない場合にも存在**するのです。

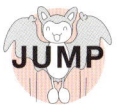

さて、心室中隔・左室後壁の動きも拡張末期と収縮末期であまり変わらず、ほぼ平行で横に一直線に近くみえます。これは、**左室の動きが非常に悪い**ということです。

このように、ほかに明らかな原因がないのに左室腔が拡大し、左室壁の肥厚はなく、むしろ薄くなっており、左室の壁運動が全体的に低下している病態を**拡張型心筋症**(dilated cardiomyopathy; DCM)といいます。

拡張型心筋症では、**右室も拡大して壁運動が低下**しています。この症例の右室径は26mmです。

また、左室拡大による乳頭筋の外側変位や僧帽弁輪拡大のため、多くの場合、僧帽弁尖が開離して僧帽弁逆流を合併してきます。

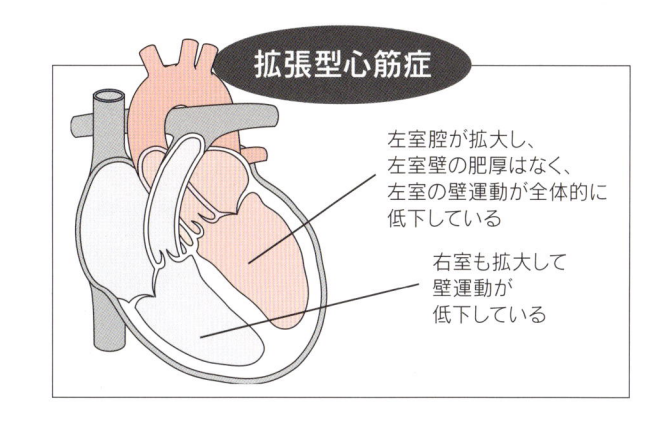

拡張型心筋症

左室腔が拡大し、左室壁の肥厚はなく、左室の壁運動が全体的に低下している

右室も拡大して壁運動が低下している

Lesson-3

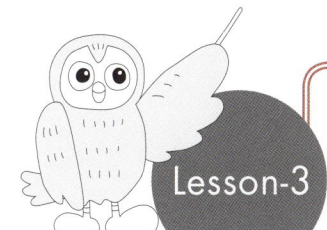

■ **心エコー図診断：拡張型心筋症**

■ **判読のポイント：心室の拡大、心室壁の肥厚はみられない。全体的な心室壁運動低下**

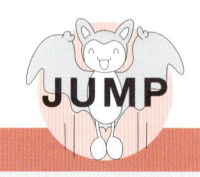

心エコー図をみて答えよう

Question 4

大動脈弁の性状は？
大動脈弁最高血流速度はどのくらいでしょう？

大動脈弁最高血流速度　A. 1m/sec　B. 3m/sec　C. 5m/sec

70歳の男性、身長164cm、体重65kg、血圧110/86mmHg。胸痛と収縮期心雑音の精査のため、心エコー図検査を行うことになりました。心電図は左房負荷と左室肥大所見を示しています。

JUMP

エコー図①の傍胸骨長軸断層像は、どうでしょうか？　左室の壁厚はどうですか？　大動脈弁の輝度は正常でしょうか？　左房径は？　僧帽弁や腱索の輝度は？

そうです、**左室壁が肥厚**していますね。大動脈弁と僧帽弁尖・腱索の輝度が上昇し、左房拡大がみられます。

エコー図②は大動脈弁レベルのMモードです。大動脈弁の輝度が高く、多重エコーを示しています。

大動脈弁径は11mmとやや狭くなっています。大動脈径は33mmと正常でした。

左房径は50mmと中等度拡大しています。僧帽弁尖と腱索の軽度肥厚があり、カラードプラで僧帽弁逆流が軽度みられました。

左室レベルのMモードでは、心室中隔厚16mm、左室後壁厚14mm、左室拡張末期径48mm、収縮末期径26mmです。心室中隔厚、左室後壁厚とも正常値は7～11mmですからかなり厚くなっており、**求心性左室肥大**(内腔は大きくならずに全周性に肥厚)がみられました。壁運動は良好。血圧は110/86mmHgですから、高くありません。

JUMP

エコー図③は大動脈弁レベルの傍胸骨短軸断層

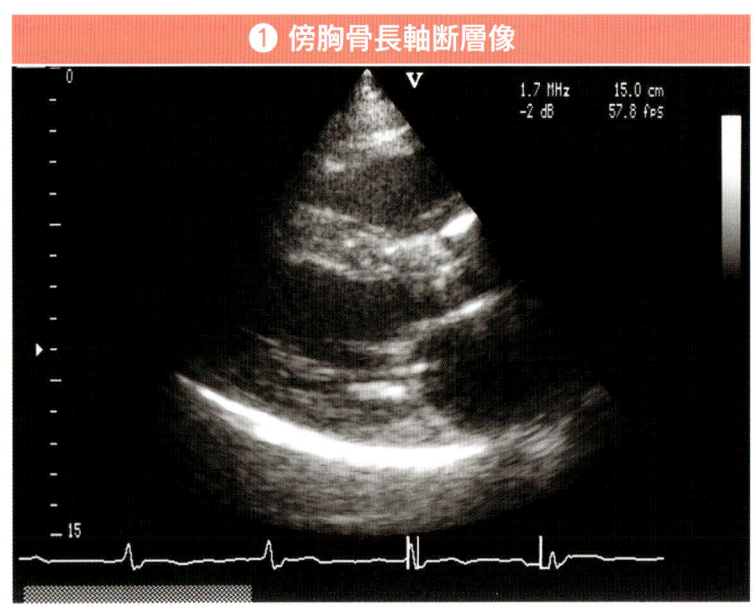

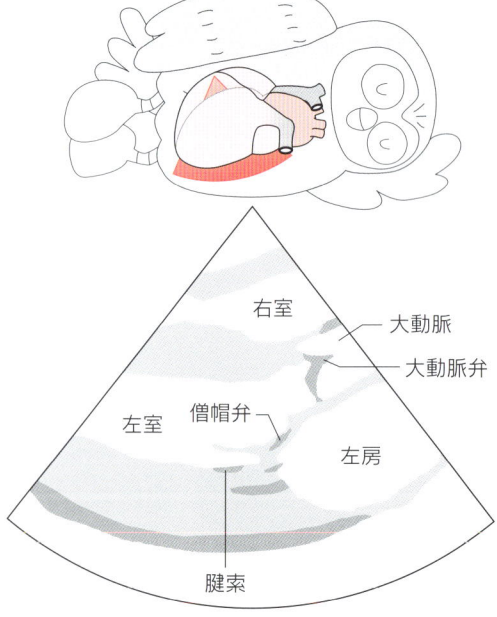

❶ 傍胸骨長軸断層像

右室 — 大動脈
　　 — 大動脈弁
左室
僧帽弁 — 左房
腱索

❷ 傍胸骨長軸断層像 大動脈弁レベル：M モード

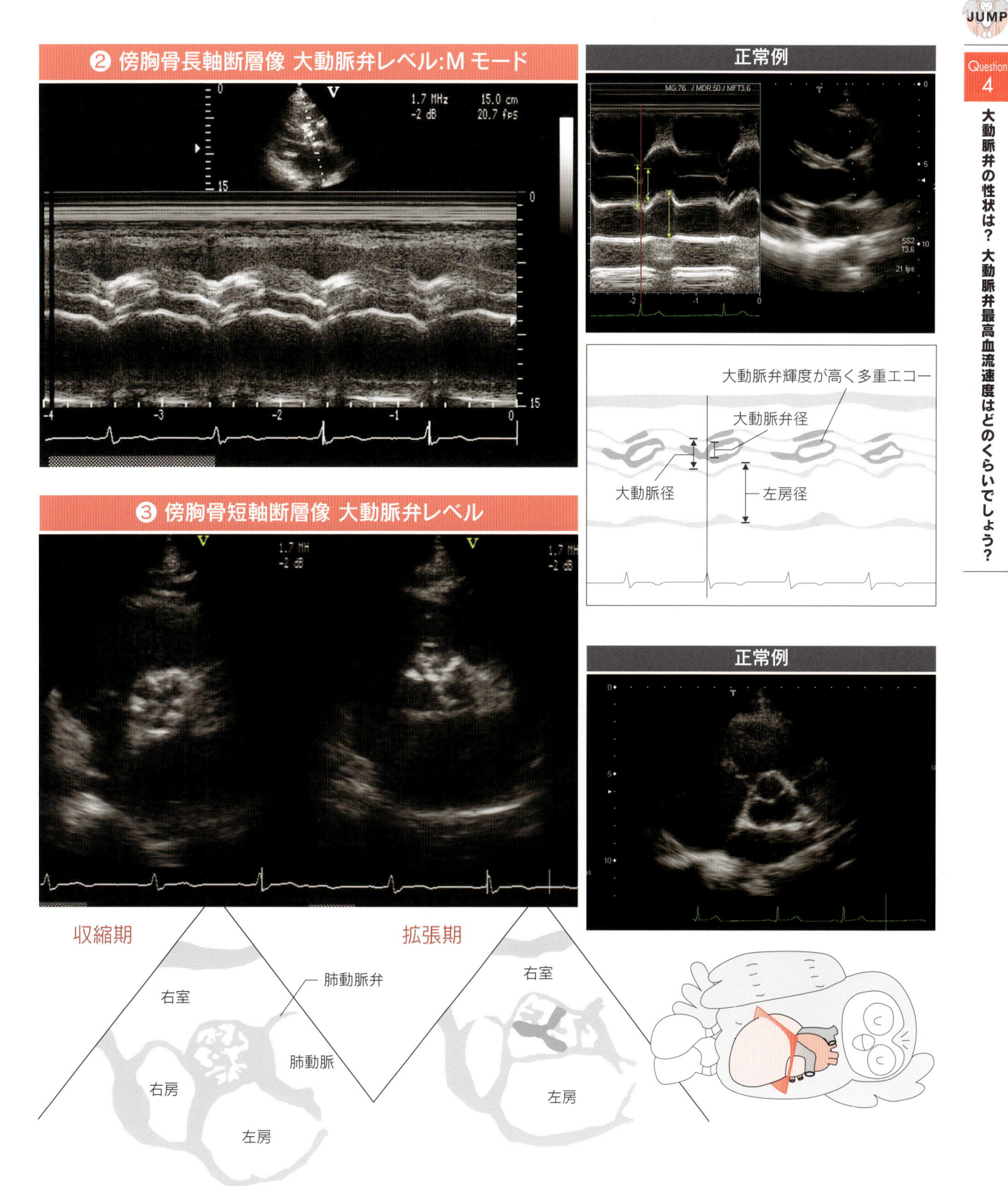

❸ 傍胸骨短軸断層像 大動脈弁レベル

正常例

大動脈弁輝度が高く多重エコー
大動脈弁径
大動脈径
左房径

正常例

収縮期　　　　　　　　拡張期

右室　肺動脈弁　右室
右房　肺動脈　左房
左房

像です。大動脈弁の性状はどうでしょう？ 3尖とも輝度が高く、可動性が低下し、弁開閉の制限がみられます。**大動脈弁狭窄**(aortic stenosis；AS) の所見です。

それでは、大動脈弁狭窄症の重症度はどのようにして決めるのでしょうか？

それは、**大動脈弁前後の圧較差**で判定しています。**大動脈弁口面積**も参考になります。

連続波ドプラを用いると、この圧較差を簡単に測定することができます。

そうです、Q2の閉塞性肥大型心筋症の時に用いた、あの**簡易ベルヌーイの式**、

$$圧較差 = 4 \times 血流速度^2 \quad (\Delta P = 4V^2)$$

を用いるのです。

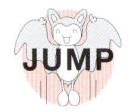

JUMP

エコー図④は大動脈弁を通過する連続波ドプラの血流速波形です。この最高血流速度はいくらでしょう？ 基線から血流波形(エンベロープ)のいちばん先の部分までの距離を測って、右横の速度スケール(1〜5m/secの点が表示)で速度に換算してください。5m/secになりましたね。つまり、クイズの答えはCです。

これを簡易ベルヌーイの式に当てはめると、

$$圧較差(\Delta P) = 4 \times (最高血流速度(V))^2 = 4 \times 5 \times 5 = 100 (mmHg)$$

となります。

圧較差が60mmHg以上あれば有意な**大動脈弁狭窄(significant AS)**と考えられ、原因にもよりますが、手術適応を考える必要があります。これは**最高血流速度にして4m/sec以上**ということになります。大動脈弁狭窄により左室内圧が上昇し、左室には圧負荷がかかります。そのため、**代償性に求心性左室肥大**が起こるのです。

④ 心尖部四腔断層像 左室流出路血流速波形: 連続波ドプラ

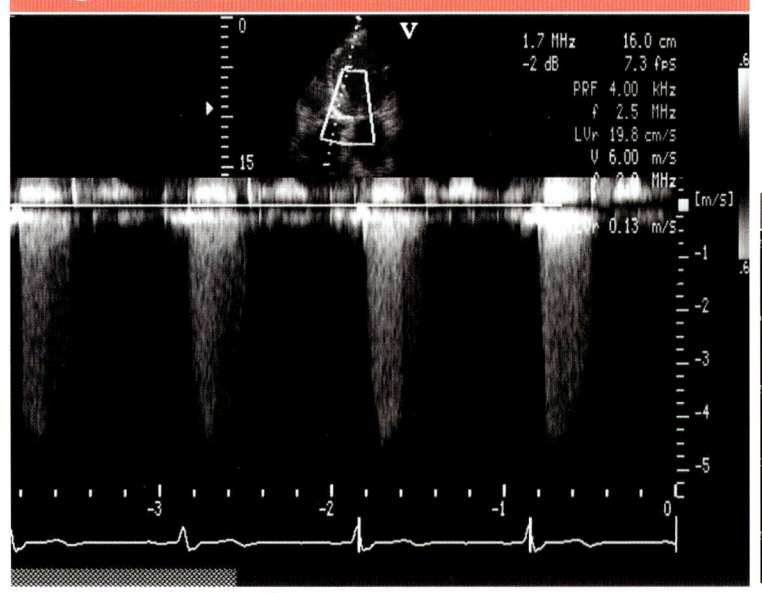

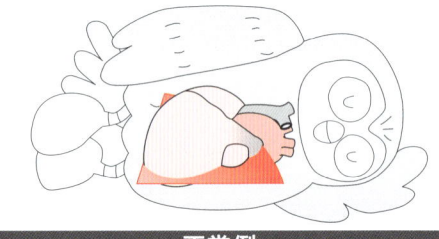

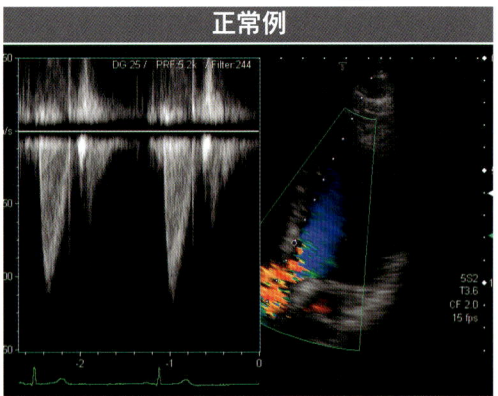

正常例

圧較差が60mmHg以上あれば、大動脈弁狭窄。

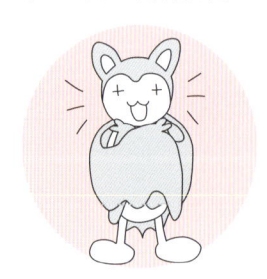

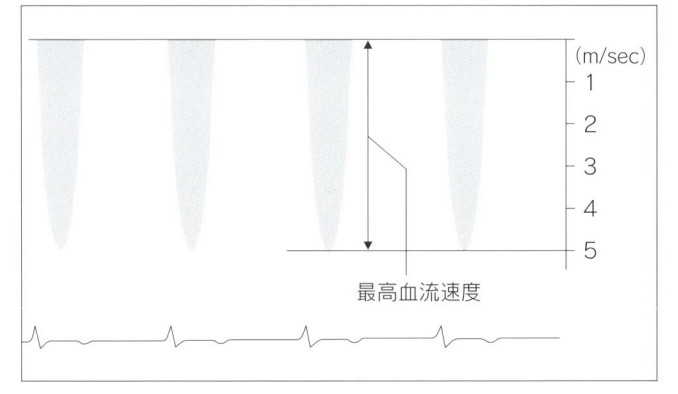

最高血流速度

ちなみに、大動脈弁狭窄症は、高齢者では**動脈硬化性の弁硬化**によりますが、若年者・中年者でみられるものは、ほとんどが**大動脈二尖弁**を基礎にもつ二次的なものです。

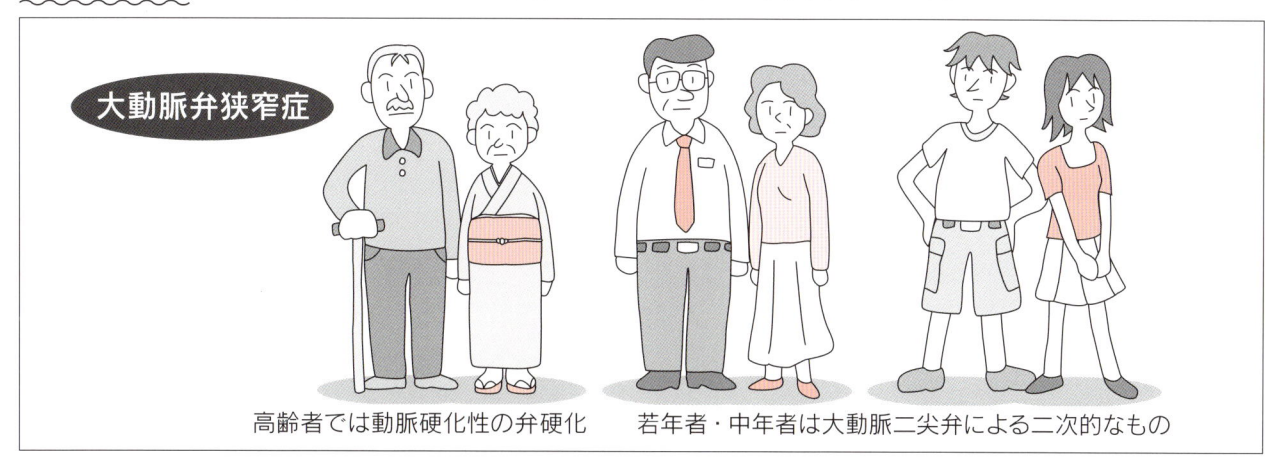

大動脈弁狭窄症

高齢者では動脈硬化性の弁硬化　　若年者・中年者は大動脈二尖弁による二次的なもの

COLUMN

大動脈弁口面積の算出法は？

連続の式(continuity equation)による大動脈弁口面積の算出法をみていきましょう。

流速積分値(時間・速度積分値；time velocity integral；TVI)はドプラ血流速波形の面積であり、血流が通過する内腔の断面積とかけあわせると、ほぼ1回心拍出量に一致します。

まず、左室流出路の面積(断層像から左室流出路径を計り、流出路を円と考えて円の面積を算出；A_1)を求めます。パルスドプラでサンプルマークを左室流出路におき、左室流出路ドプラ血流速波形からTVI_1を算出します。連続波ドプラから測定した大動脈弁のドプラ血流速波形からTVI_2を算出します。

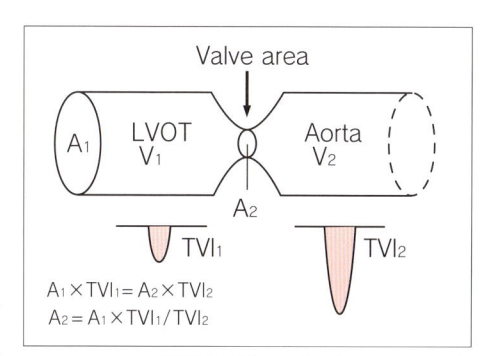

$$A_1 \times TVI_1 = A_2 \times TVI_2$$
$$A_2 = A_1 \times TVI_1 / TVI_2$$

連続の式(continuity equation)

管腔内を流入してきた流量と出ていく流量は同じなので、大動脈弁口面積は右の2つの式で算出されます。

左室流出路断面積(A_1)×左室流出路のTVI_1＝大動脈弁口面積(A_2)×大動脈弁のTVI_2

大動脈弁口面積(A_2)＝左室流出路断面積(A_1)×左室流出路のTVI_1／大動脈弁のTVI_2

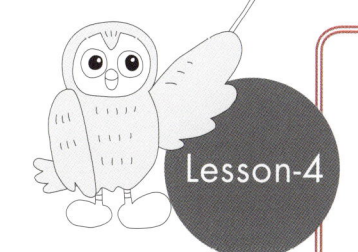

Lesson-4

■**心エコー図診断**：有意な大動脈弁狭窄症、求心性左室肥大、僧帽弁尖・腱索肥厚、僧帽弁逆流(II度)、中等度左房拡大

■**判読のポイント**：大動脈弁の輝度上昇・開閉制限、求心性左室肥大、大動脈弁前後の圧較差増大

Question 4　大動脈弁の性状は？ 大動脈弁最高血流速度はどのくらいでしょう？

Question 5

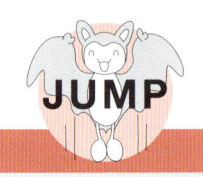

心エコー図をみて答えよう

大動脈弁・僧帽弁の性状は？
左房径・左室径はどのくらいでしょう？

左房径	A.40 mm	B.50 mm	C.60 mm
左室拡張末期径	A.52 mm	B.63 mm	C.70 mm
左室収縮末期径	A.35 mm	B.43 mm	C.51 mm

72歳の男性、身長170cm、体重60kg、血圧130/50mmHg。心雑音を精査するために来院されました。心電図は、心房細動で左室高電位を示しています。

JUMP

エコー図①の傍胸骨長軸断層像で、左房や左室腔の大きさはどうでしょうか？ 大動脈弁や僧帽弁の性状は、どうですか？ **大動脈弁が肥厚し、輝度が高く**なっていませんか？ 特に、背方にある無冠尖が肥厚していますね。僧帽弁尖もなんとなくポテッとして肥厚しています。

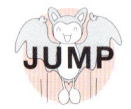

JUMP

エコー図②の大動脈弁レベルのMモードで、左房径を測ってみてください。50mmになりましたか？ そうです、クイズの答えはB。左房径の正常値は20〜40mmなので、中等度の拡大がみられます。大動脈の**右冠尖・無冠尖ともに肥厚し、多重エコー**を示していますが、弁はしっかり開いています。

エコー図③の左室レベルのMモードで、左室拡張末期径と収縮末期径を測定してみましょう。拡張末期径が70mm、収縮末期径が43mm。正常値は拡張末期径40〜56mm、収縮末期径20〜38mmですから、どちらも拡大していますが、左室の壁運動は良好です。左室駆出率も68％と良好で、左室は拡大していますが、Q3でみた拡張型心筋

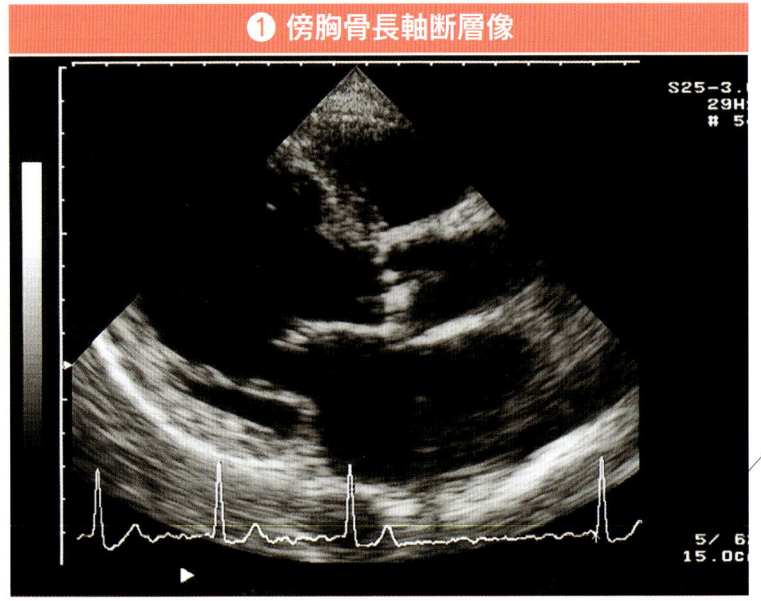

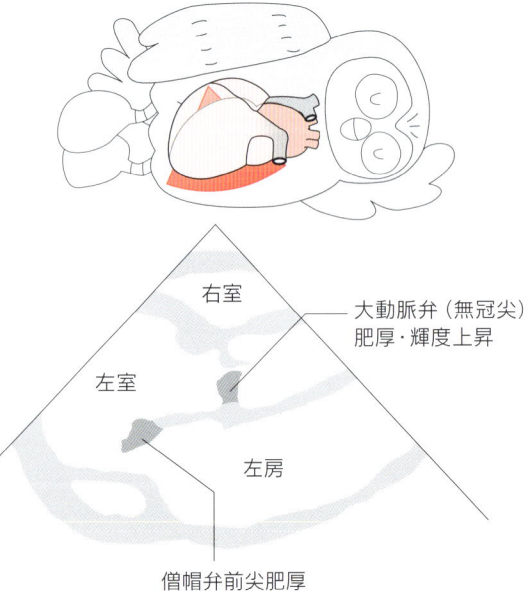

① 傍胸骨長軸断層像

右室 ─ 大動脈弁（無冠尖）肥厚・輝度上昇
左室
左房
僧帽弁前尖肥厚

❷ 傍胸骨長軸断層像 大動脈弁レベル：Mモード

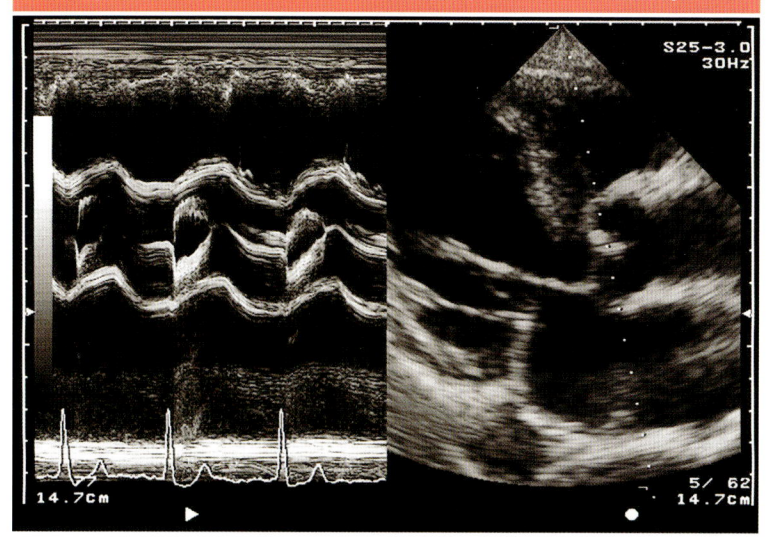

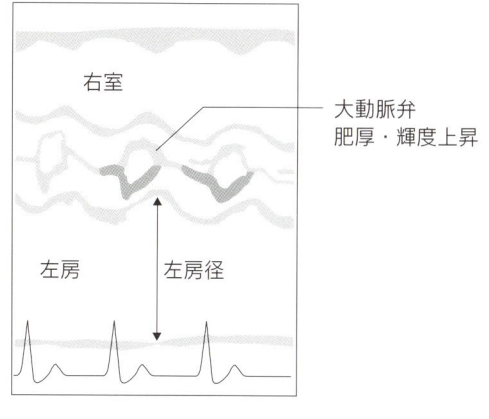

右室
大動脈弁
肥厚・輝度上昇
左房
左房径

❸ 傍胸骨長軸断層像 左室レベル：Mモード

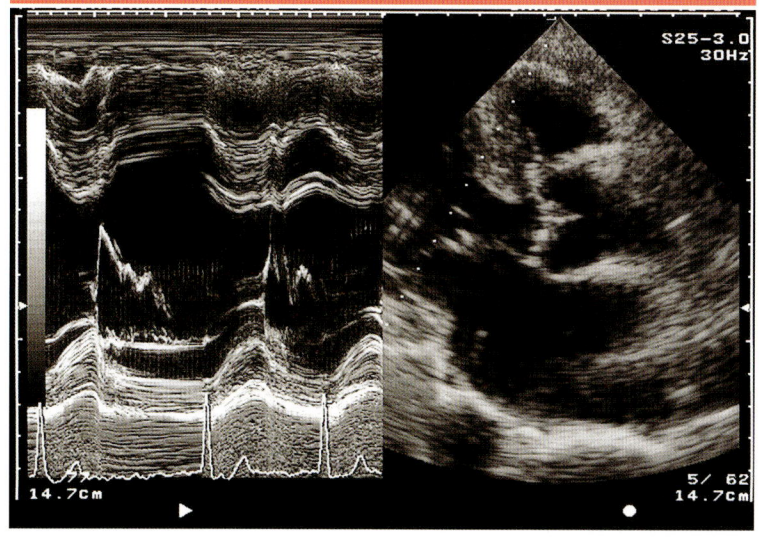

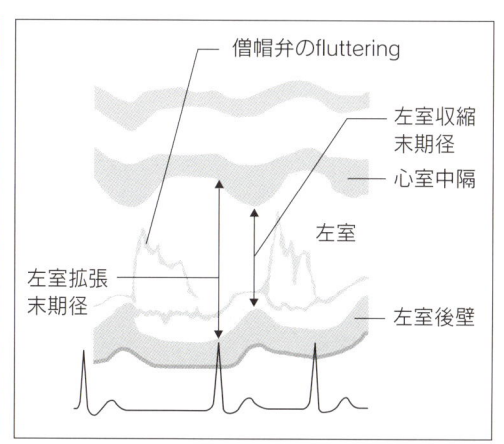

僧帽弁のfluttering
左室収縮末期径
心室中隔
左室
左室拡張末期径
左室後壁

左室心筋重量＝1.04×[(左室拡張末期径＋心室中隔厚＋左室後壁厚)^3－左室拡張末期径^3]－13.6g

症とは違う所見ですね。

心室中隔厚は10mm、左室後壁厚が11mmと計測できます。Q1でお話しした上の式で、**左室心筋重量**を計算してみてください。

1.04×[(7.0＋1.0＋1.1)^3－7.0^3]－13.6＝414g

左室心筋重量は414g、体表面積(1.71m^2)で補正して242g/m^{2}となります。男性では134g/m^{2}未満、女性では110g/m^{2}未満が正常ですから、**左室肥大**が存在します。

それでは、なぜ**左房や左室が拡大しており、左室壁運動は良好**なのでしょうか？ カラードプラモードにしてみてみましょう。

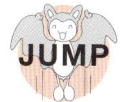

エコー図❹は、心尖部四腔断層像と心尖部左室長軸断層像の大動脈弁の血流を拡張期にみたカ

ラードプラ図です。

肥厚した大動脈弁を左室方向に**逆流するモザイク状のジェット血流**がみられ、そのジェット血流は僧帽弁前尖に当たっています。

大動脈弁逆流(aortic regurgitation；AR)が存在し、左室に逆流による**容量負荷(volume overload)**がかかり、左室が拡張しているのです。

JUMP

エコー図⑤は、収縮期の僧帽弁での傍胸骨長軸・短軸断層像および心尖部四腔・長軸断層像のカラードプラ図です。

僧帽弁を左室から左房に逆流するジェット血流がみられ、逆流血流は左房内を僧帽弁後尖から左房後壁に沿って逆流しているのがわかります。これは僧帽弁前尖が左房側に落ち込むために、前尖と後尖の間に隙間ができて収縮期に逆流が起こる所見です。

後尖が落ち込んだ場合は、逆流血流は左房内を僧帽弁前尖から大動脈後壁に沿って逆流します。左房が拡大しているのは、この**僧帽弁逆流**(mitral regurgitation；MR)があるためです。僧帽弁逆流があれば、左房だけでなく左室にも容量負荷がかかり、左室はますます大きくなります。

JUMP

④-a 心尖部四腔断層像：カラードプラ

④-b 心尖部左室長軸断層像：カラードプラ

❺-a 傍胸骨長軸断層像：カラードプラ

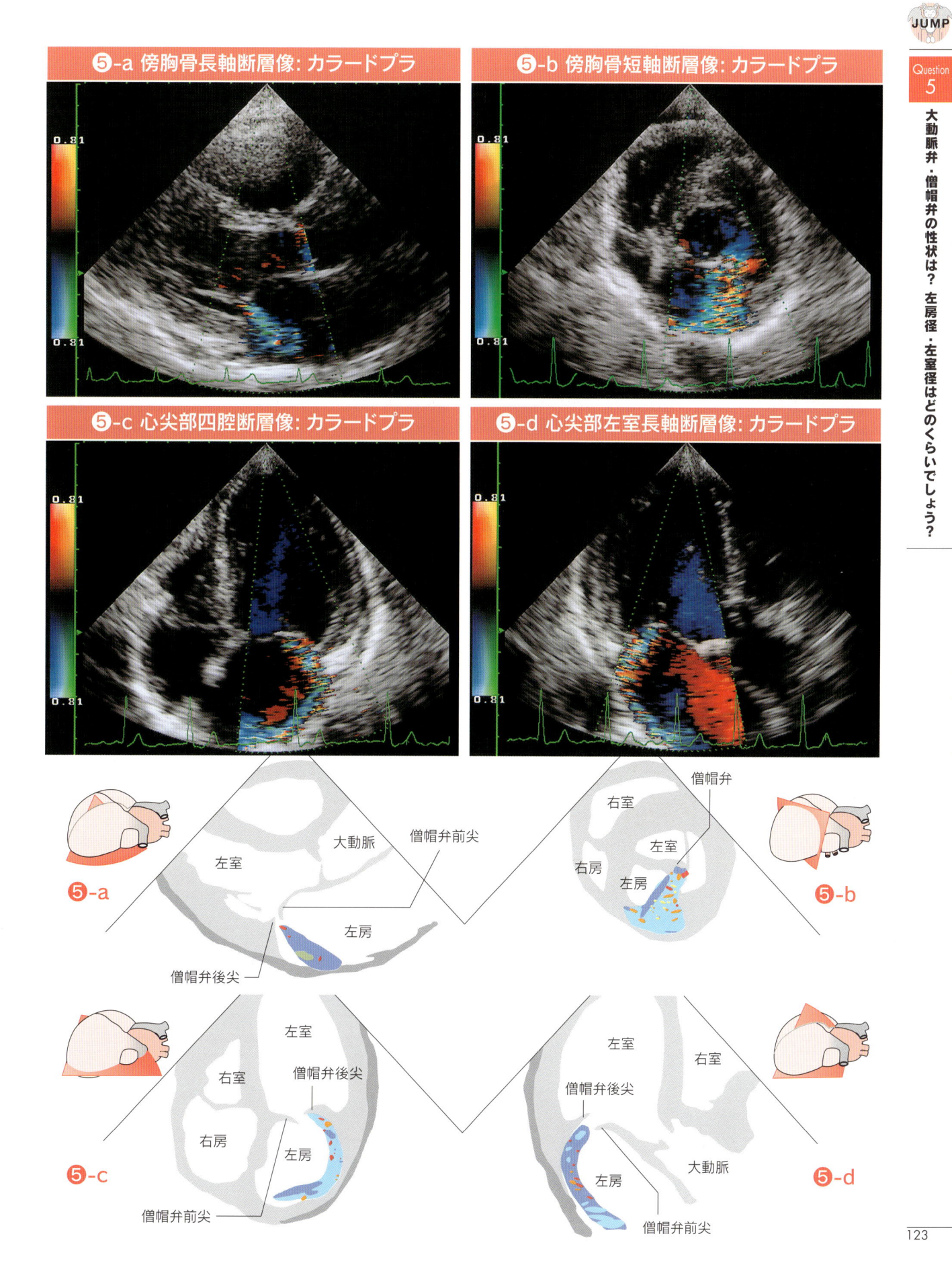

❺-b 傍胸骨短軸断層像：カラードプラ

❺-c 心尖部四腔断層像：カラードプラ

❺-d 心尖部左室長軸断層像：カラードプラ

Question 5 大動脈弁・僧帽弁の性状は？ 左房径・左室径はどのくらいでしょう？

❺-a
左室／大動脈／僧帽弁前尖／左房／僧帽弁後尖

❺-b
僧帽弁／右室／左室／右房／左房

❺-c
左室／僧帽弁後尖／右室／右房／左房／僧帽弁前尖

❺-d
左室／僧帽弁後尖／右室／左房／僧帽弁前尖／大動脈

❻ 傍胸骨短軸断層像 大動脈弁レベル

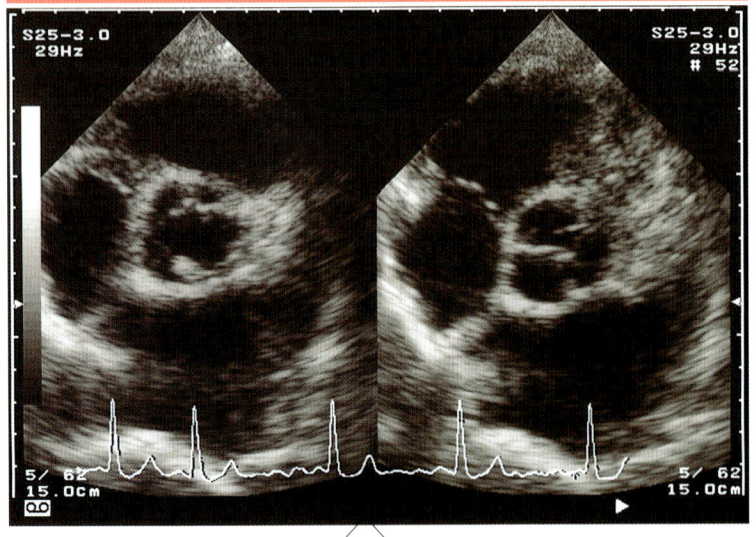

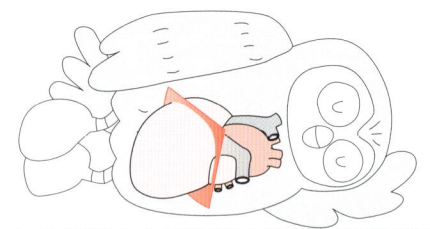

収縮期／拡張期

正常例

右室、右房、左房、大動脈弁右冠尖、大動脈弁無冠尖、大動脈弁左冠尖

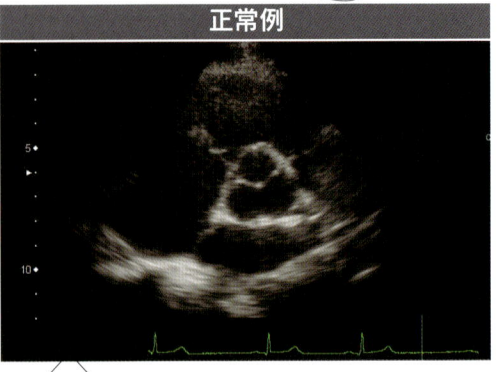

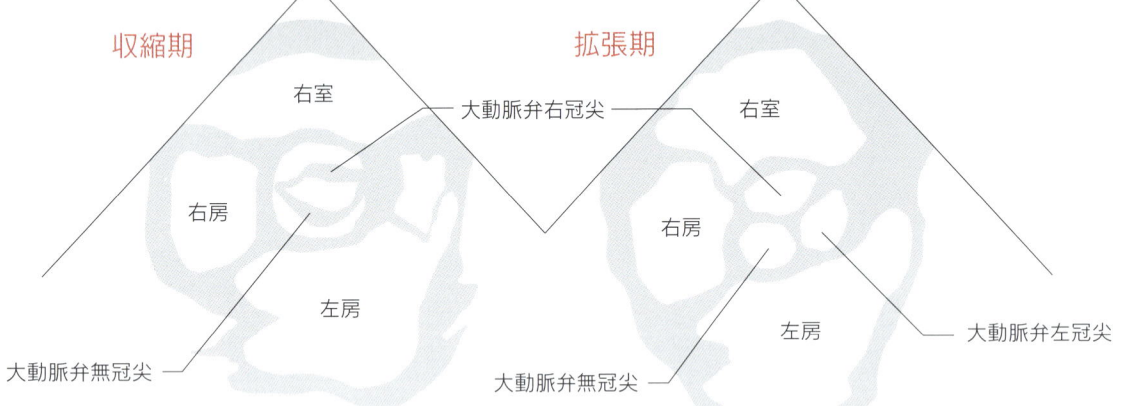

心房細動があるので、僧帽弁のMモードではA波がありませんが、エコー図③で一部みえている僧帽弁前尖が、大動脈弁逆流ジェットが当たることによって細かく震えています。これを**振戦(fluttering)**といいます。僧帽弁前尖がこの逆流ジェットに当たっていたみ(変性)、そのために弁尖のズレが起こってきたと思われます。

大動脈弁逆流をきたした原因は、72歳と高齢であるため、動脈硬化による弁尖の肥厚と考えられます(エコー図❻)。

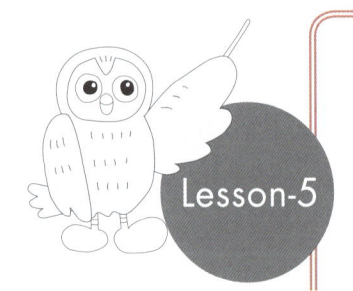

Lesson-5

■**心エコー図診断:** 大動脈弁(無冠尖・右冠尖)硬化による大動脈弁逆流(Ⅲ度)、僧帽弁(前尖)変性・逸脱による僧帽弁逆流(Ⅲ度)、高度左室拡大、中等度左房拡大

■**判読のポイント:** 左房・左室拡大、大動脈弁肥厚・輝度上昇、僧帽弁前尖肥厚・fluttering、カラードプラで大動脈弁・僧帽弁逆流ジェット

COLUMN

カラードプラ法による弁逆流の半定量的重症度評価

弁逆流の重症度は、カラードプラで半定量的に簡便に評価できます。
それは逆流ジェットの到達距離や面積から評価します。
心血管造影のSellers分類に即して、軽度のI度から高度のIV度に分類します。

僧帽弁逆流は次のように評価します。

■僧帽弁逆流の到達距離・面積による重症度評価(カラードプラ法)

「左房を四等分して評価」
- 左房を4等分して到達距離からI〜IV度に分類

「到達距離で評価」
- I度：1.5cmまで
- II度：1.5〜3.0cmまで
- III度：3.0〜4.5cmまで
- IV度：4.5cm以上

「面積で評価」
逆流面積から評価する場合は、逆流面積と左房面積をトラックボールでトレースして計測し、逆流面積の左房面積に対する割合から20%未満を軽症、20〜40%を中等症、40%以上を重症としていますが、逆流の到達距離・面積の両方を考慮してI〜IV度に分類しています。

大動脈弁逆流では、到達距離を次のように分類します。

- I度：僧帽弁前尖まで
- II度：乳頭筋手前まで
- III度：左室内腔の2/3まで
- IV度：心尖部まで

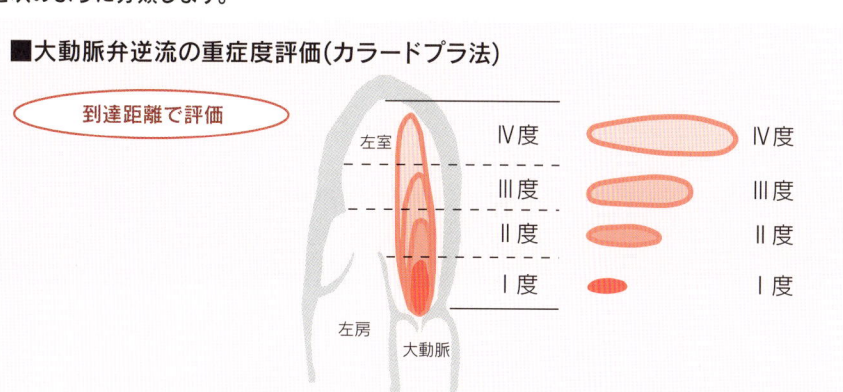

■大動脈弁逆流の重症度評価(カラードプラ法)

到達距離で評価

弁逆流の到達距離や面積から重症度を判定する場合、超音波装置の性能や設定条件、被検者の超音波透過性などによりジェットの大きさが変わるので、注意が必要です。
また、この症例のように僧帽弁逸脱などにより、逆流ジェットが偏位すると左房壁に当たって逆流面積が均等に広がらず過小評価することになり、これをCoanda effectといいます。
ほかに、PISA(proximal isovelocity surface area)法やパルスドプラ・連続波ドプラ法から計算で逆流率(regurgitant fraction)を算出する方法もありますが、実際の臨床現場では煩雑であまり行われていません。

Question 5: 大動脈弁・僧帽弁の性状は？ 左房径・左室径はどのくらいでしょう？

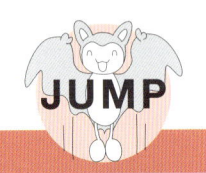

心エコー図をみて答えよう

Question 6

**大動脈径、左室径はどのくらいでしょうか?
大動脈弁輪部の形態をどう思いますか?**

大動脈径	A. 35 mm	B. 50 mm	C. 68 mm
左室拡張末期径	A. 55 mm	B. 65 mm	C. 75 mm
左室収縮末期径	A. 38 mm	B. 48 mm	C. 58 mm

68歳の男性、身長170cm、体重65kg。手足が長く、手の指はクモの足のように長くなっており、漏斗胸もみられます。マルファン症候群と診断されており、血縁者も同様の体形の人が多いとのことです。拡張期の心雑音の精査を目的に、心エコー検査を受けることになりました。

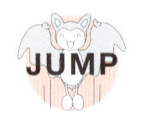

JUMP

エコー図①の傍胸骨長軸断層像の大動脈弁レベル:Mモードで、大動脈径はどのくらいでしょうか? 測定してみましょう。さて、68mmになりましたか? 大動脈径の正常値は22～37mmなので、かなり拡

① 傍胸骨長軸断層像 大動脈弁レベル:Mモード

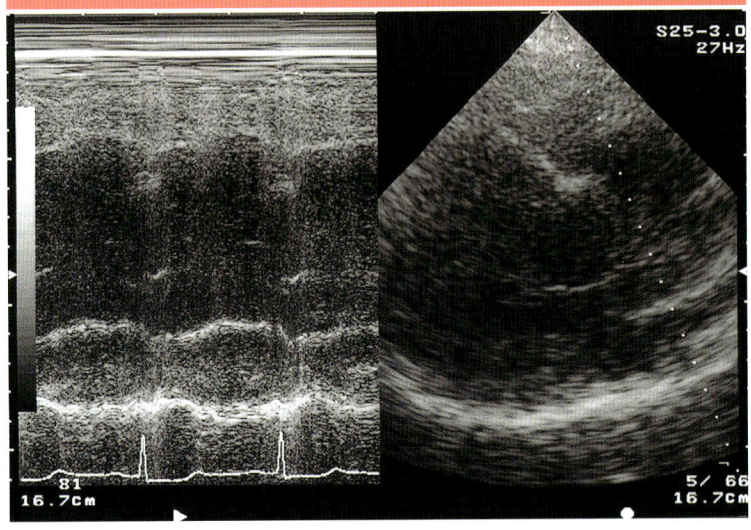

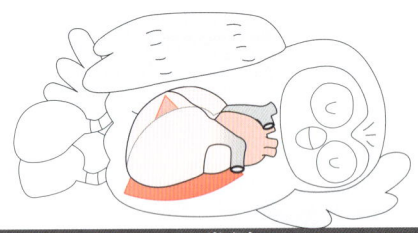

正常例

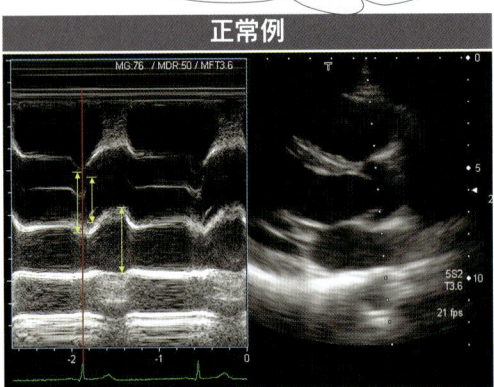

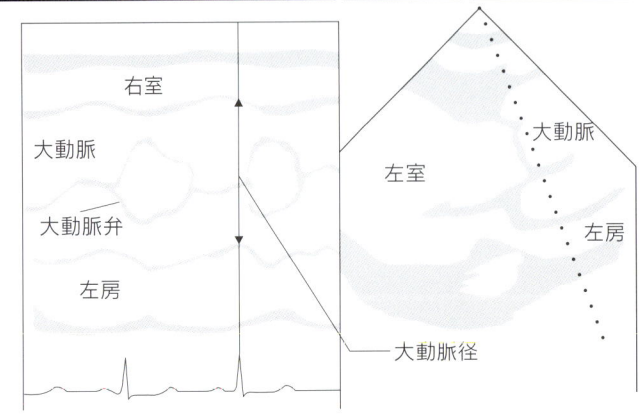

大動脈径の正常値は22～37mm。この方の場合は?

右室 / 大動脈 / 大動脈弁 / 左房 / 大動脈径

大動脈 / 左室 / 左房

❷ 傍胸骨長軸断層像 左室レベル：Mモード

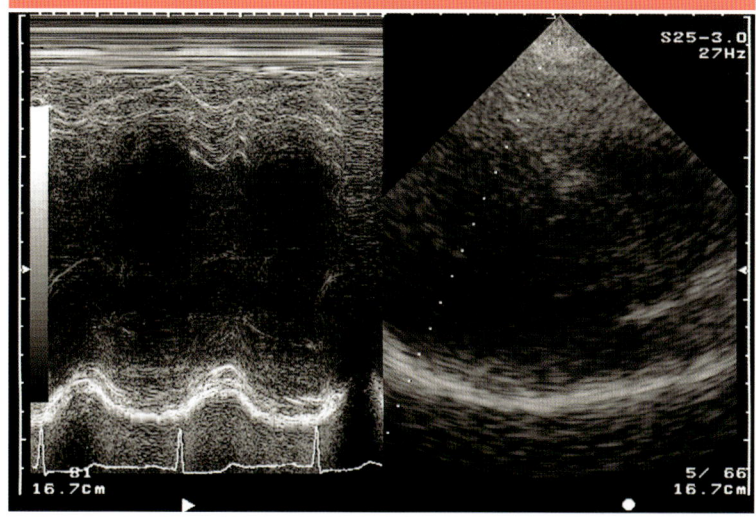

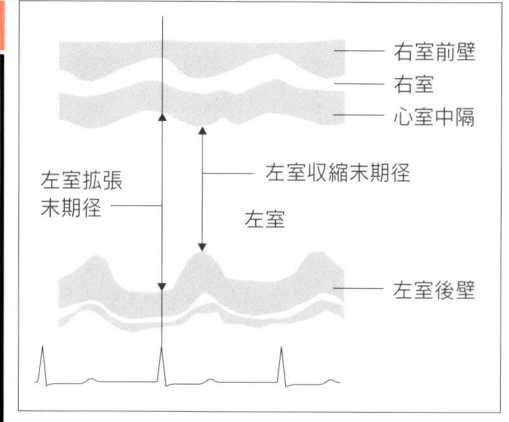

- 右室前壁
- 右室
- 心室中隔
- 左室拡張末期径
- 左室収縮末期径
- 左室
- 左室後壁

❸ 心尖部四腔断層像　❹ 心尖部四腔断層像：カラードプラ

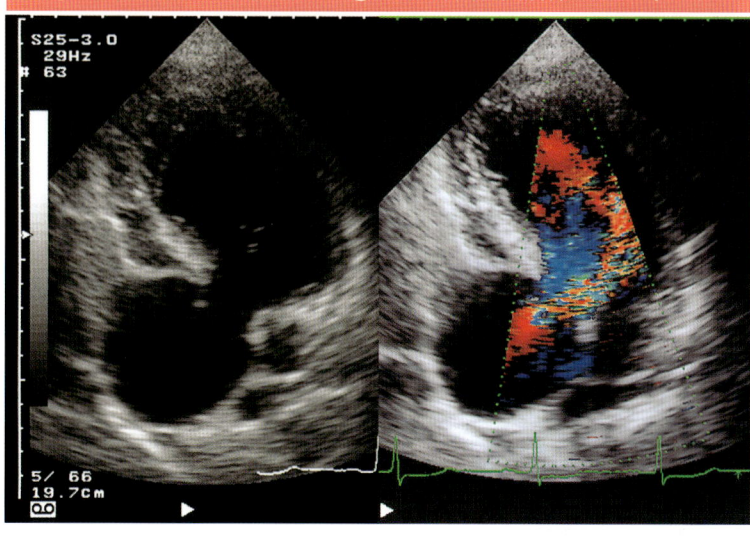

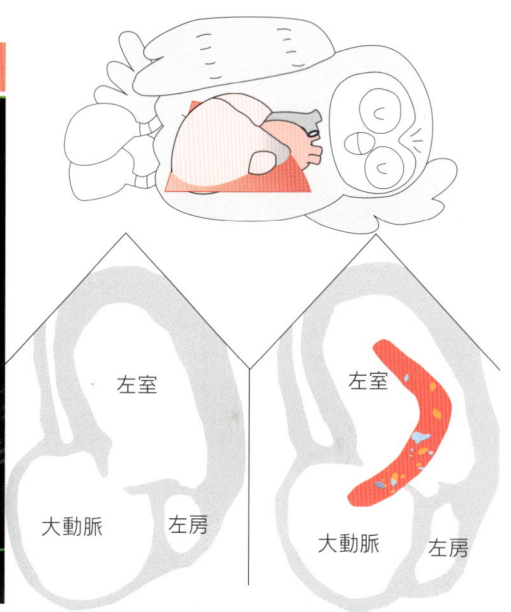

左室　大動脈　左房

Question 6
大動脈径、左室径はどのくらいでしょうか？　大動脈弁輪部の形態をどう思いますか？

張しています。

そうです、クイズの答えはCですね。

エコー図❷の傍胸骨長軸断層像の左室レベル：Mモードで、左室拡張末期径・収縮末期径はどうでしょう？　拡張末期径が75mm、収縮末期径が58mmと計測できます。つまり、クイズの答えはいずれもCです。

正常値は左室拡張末期径40〜56mm、収縮末期径20〜38mmですから、左室径も拡張しています。

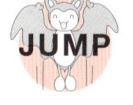

ではなぜ、大動脈径や左室径が拡張しているのでしょうか？　その答えをみつけるため、次に心尖部像をみていきましょう。心尖部四腔断層像（**エコー図❸**）でも**大動脈基部が瘤状に拡大**しています。さらに、カラードプラモード（**エコー図❹**）にすると**大動脈弁逆流Ⅲ度**がみられます。

この大動脈弁逆流は、なぜ起こっているのでしょうか？　これは、大動脈弁輪が拡張することによって**大動脈弁の接合が解離**し、隙間ができてそこから逆流しているためです。傍胸骨短軸断層像：カラードプラ（**エコー図❺**）でそのことがよくわかります。

❺ 傍胸骨短軸断層像：カラードプラ

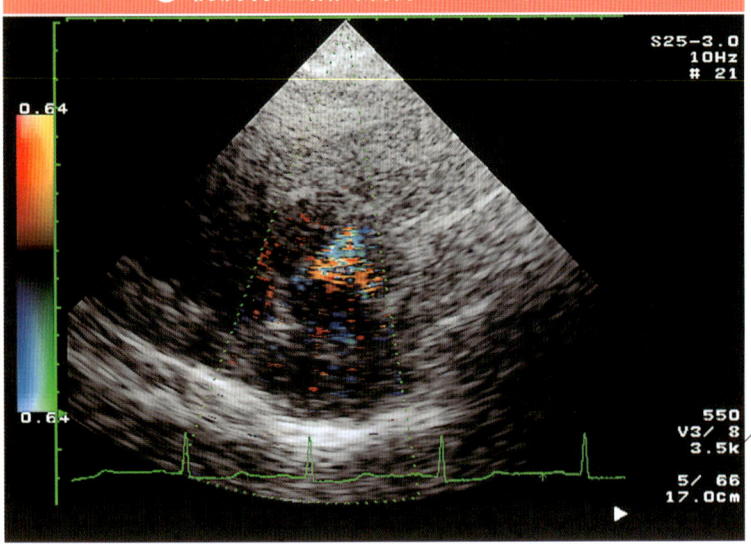

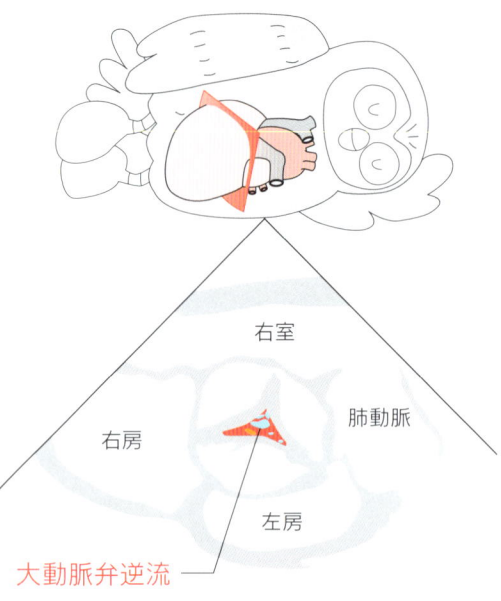

❻ 心尖部左室長軸断層像　❼ 心尖部左室長軸断層像：カラードプラ

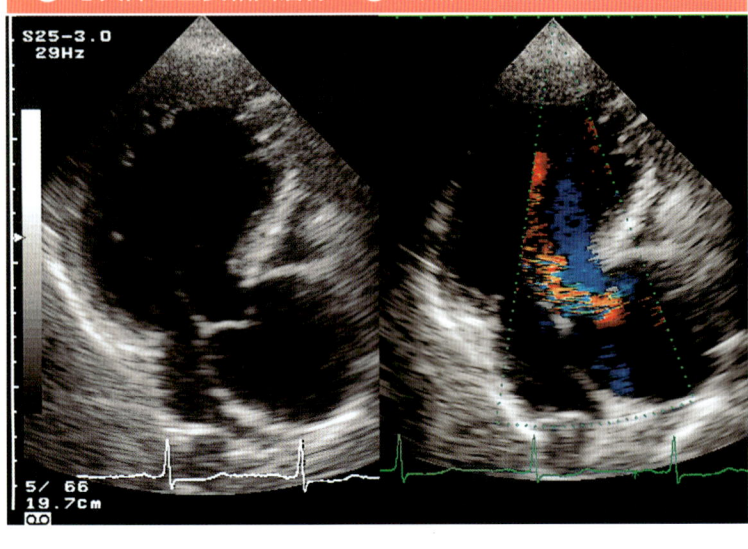

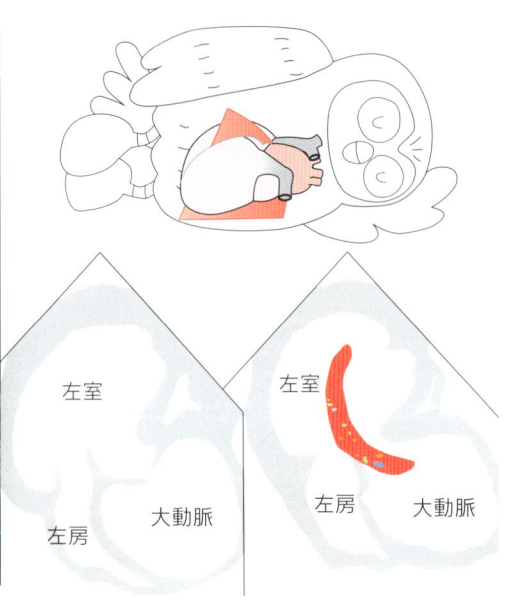

大動脈弁逆流

右室　肺動脈
右房　　左房

左室　　　　左室
左房　大動脈　左房　大動脈

心尖部左室長軸断層像(**エコー図❻❼**)でも同様の所見がみられます。
このような病態を**大動脈弁輪拡張症**(annulo-aortic ectasia；AAE)といって、**マルファン症候群**の時にしばしばみられる病態です。マルファン症候群は、身体の間質系の異常をきたす疾患で、**大動脈壁の脆弱化**をきたし、大動脈弁輪部が拡張したり、大動脈解離を起こしたりします。

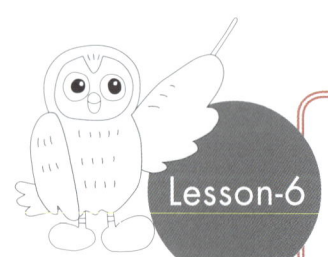

Lesson-6

■ **心エコー図診断**：大動脈弁輪拡張症、大動脈弁逆流(III度)、高度左室拡大
■ **判読のポイント**：大動脈弁輪部の瘤状拡大、大動脈弁逆流、左室拡大

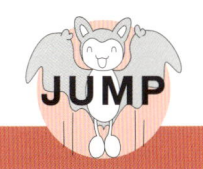

Question 7 心エコー図をみて答えよう
この大動脈弁には、いくつ弁がありますか？

大動脈弁の弁数　　A.1弁　B.2弁　C.3弁

エコー図①の傍胸骨長軸断層像の大動脈弁に、何かおかしなところはありませんか？ そうです、弁接合部が軽度肥厚しており、無冠尖と思われる弁が左室側に反転し、逸脱しています。

ここでカラードプラモード(エコー図②)にすると、大動脈弁から左室内の僧帽弁前尖に向かって逆流するジェット血流(Ⅲ度)がみられます。

僧帽弁レベルのMモード(エコー図③)では、逆流ジェットが僧帽弁前尖に当たり、**振戦(fluttering)** がみられます。

JUMP

それでは、なぜ、大動脈弁にこのような変化がみられるのでしょうか？

その答えを探るため、傍胸骨短軸断層像で大動脈弁をみてみましょう(エコー図④)。収縮期の像ですが、大動脈弁はい

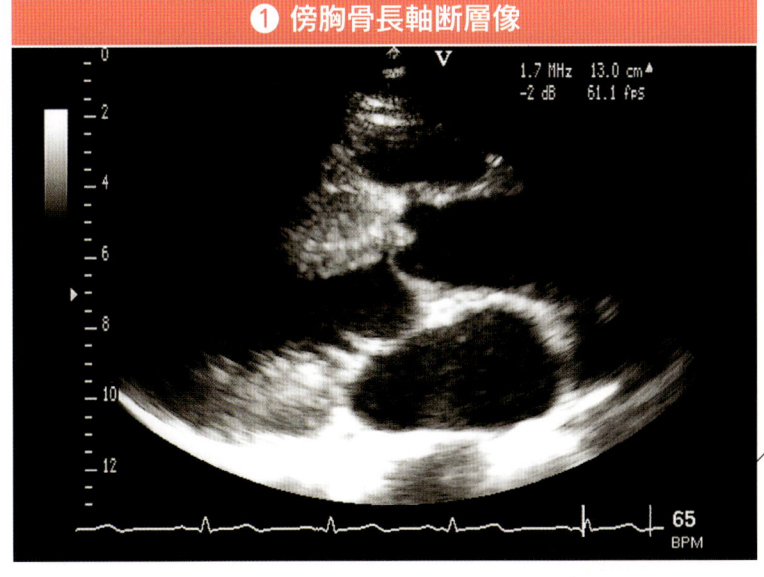

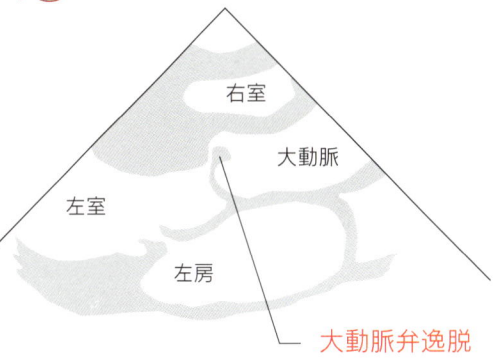

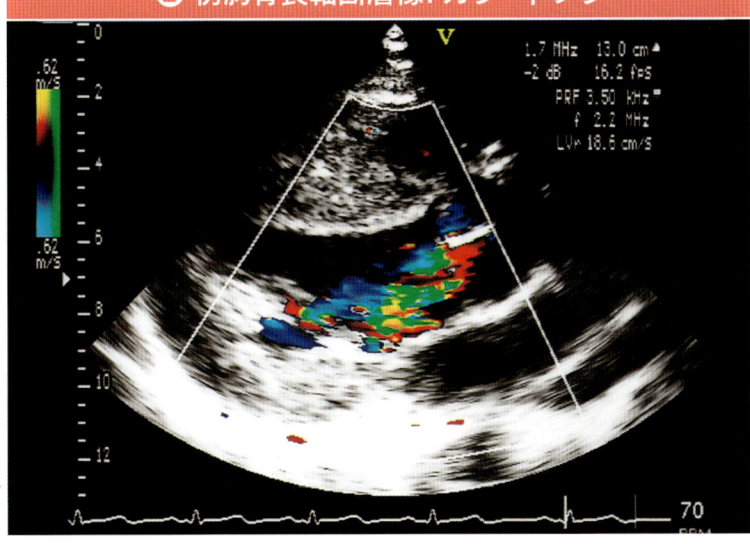

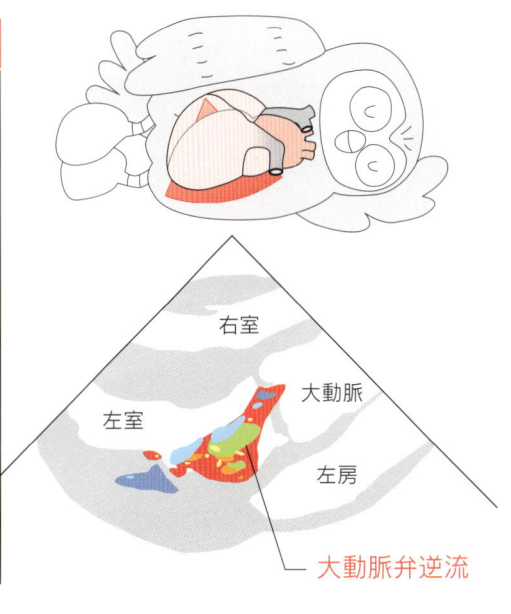

① 傍胸骨長軸断層像

② 傍胸骨長軸断層像：カラードプラ

大動脈弁逸脱

大動脈弁逆流

くつありますか？
なんと上下の2弁しかありません。これは**大動脈二尖弁**(bicuspid aortic valve)といって、先天的な異常です。**一般人の1～2％にみられ**、単独の心奇形としては最もよくみられるものです。
というわけで、クイズの答えは、もちろんBです。
収縮期の大動脈弁短軸断層像で二尖であることがわかりますが、拡張期ではrapheという弁のつなぎ目のような線がみえて、三尖と間違うことがあるので注意してください。

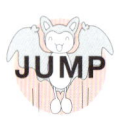

JUMP

大動脈二尖弁では、大動脈弁が拡張期に左室側に逸脱したり、収縮期にはドーム状(doming)になったりして、**大動脈弁逆流や狭窄の原因**になります。また、**感染性心内膜炎**(infective endocarditis；IE)を合併しやすくなります。

❸ 傍胸骨長軸断層像 僧帽弁レベル：M モード

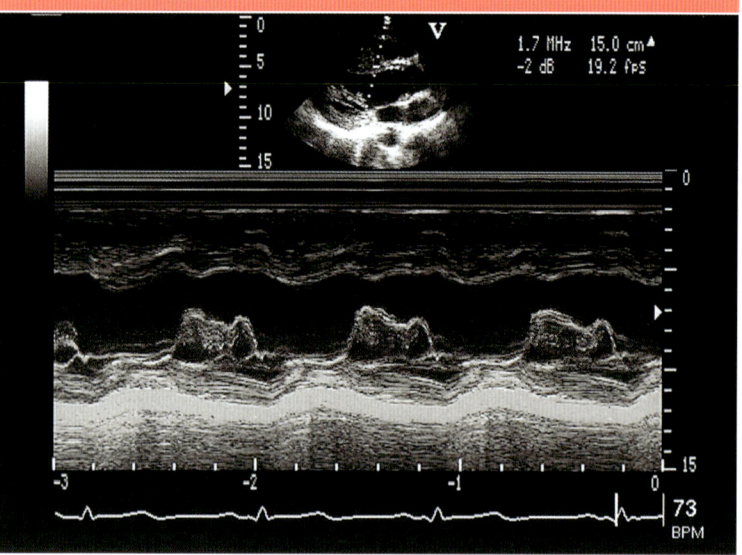

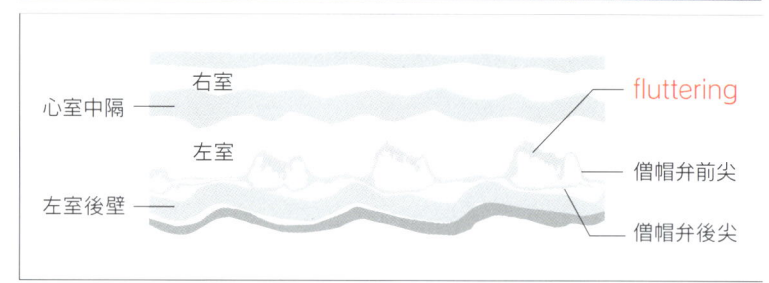

心室中隔 / 右室 / 左室 / 左室後壁 / fluttering / 僧帽弁前尖 / 僧帽弁後尖

特に、若年者で大動脈弁に逆流や狭窄、疣贅(vegetation)がみられた時は、二尖弁がないか注意して調べる必要があります。

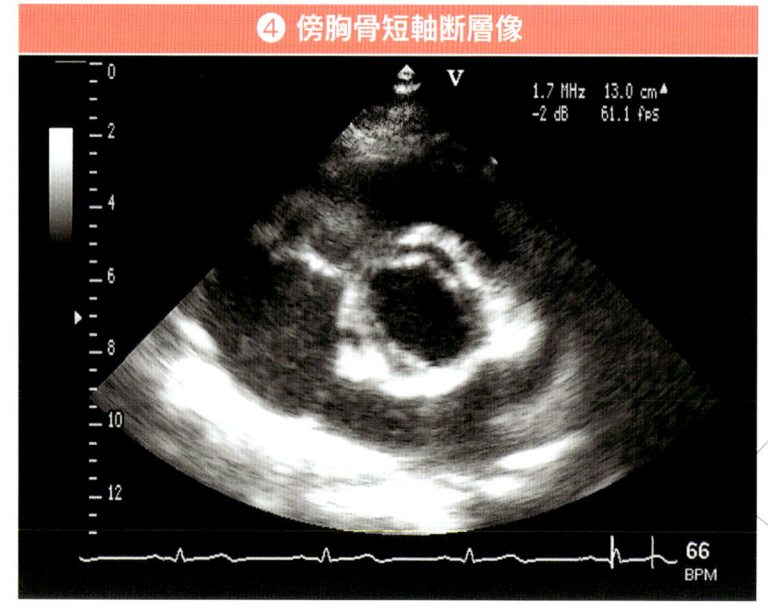

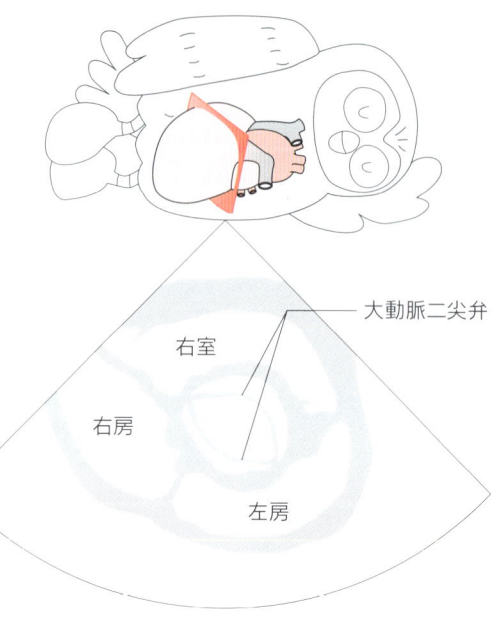

❹ 傍胸骨短軸断層像

右室 / 右房 / 左房 / 大動脈二尖弁

傍胸骨短軸断層像における大動脈二尖弁のパターン

大動脈二尖弁は、上下の2弁しかない先天的な異常であり、一般人の1～2%にみられる。

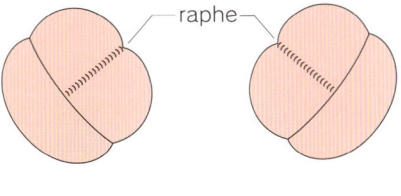

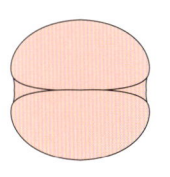

拡張期 / 収縮期

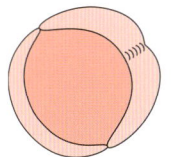

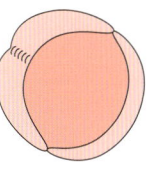

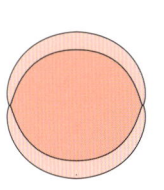

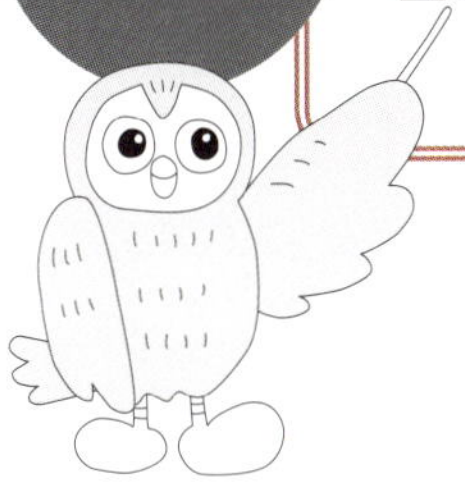

Lesson-7

■**心エコー図診断**：大動脈二尖弁、大動脈弁逆流(III度)

■**判読のポイント**：大動脈弁が二尖、大動脈弁の逸脱、逆流、Mモード僧帽弁 fluttering

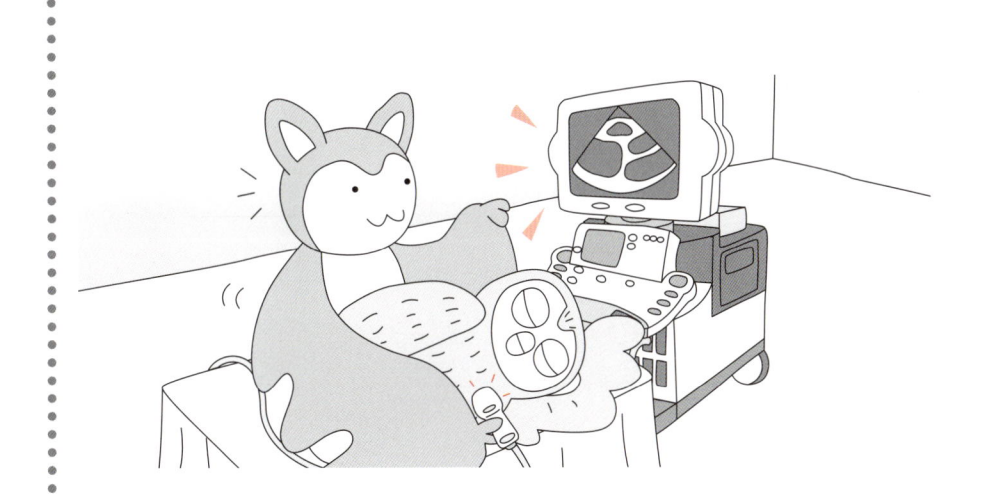

Question 8

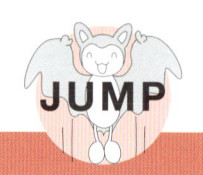

心エコー図をみて答えよう

左房径はどのくらいでしょうか？
僧帽弁の動きや性状、弁口面積はどうですか？
pressure half time (PHT)はいくらになりますか？

左房径	A. 40 mm	B. 60 mm	C. 85 mm
僧帽弁口面積	A. 0.5 cm²	B. 1.2 cm²	C. 2.4 cm²
PHT	A. 120 msec	B. 176 msec	C. 254 msec

エコー図①の傍胸骨長軸断層像で、左房の大きさはどうでしょう？ 著明に拡大しているのがわかりますね。

では、僧帽弁の性状はどうですか？ 僧帽弁は肥厚し、拡張期に左室側に向かって凸状になるドーミング(doming)を示しています。また、僧帽弁口の開放が制限され、弁口が狭くなっています。これは僧帽弁狭窄症(mitral stenosis；MS)の所見で、腱索も一部肥厚しています。

次に、大動脈弁レベルMモード(エコー図②)で、左房径を測ってみてください。なんと、85 mmにも拡大しています。クイズの答えはCですね。

これは、僧帽弁狭窄症による左房圧上昇のためです。大動脈弁も軽度肥厚しています。

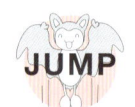

JUMP

僧帽弁レベルのMモード(エコー図③)では、どうでしょう。僧帽弁が肥厚し、前

① 傍胸骨長軸断層像

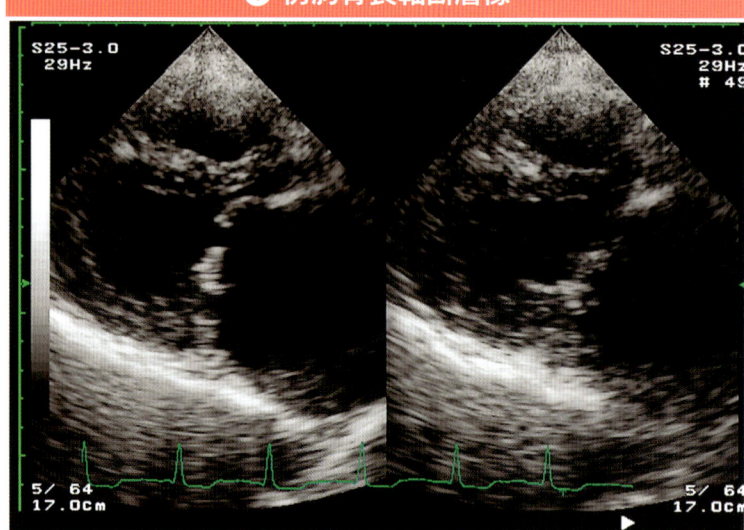

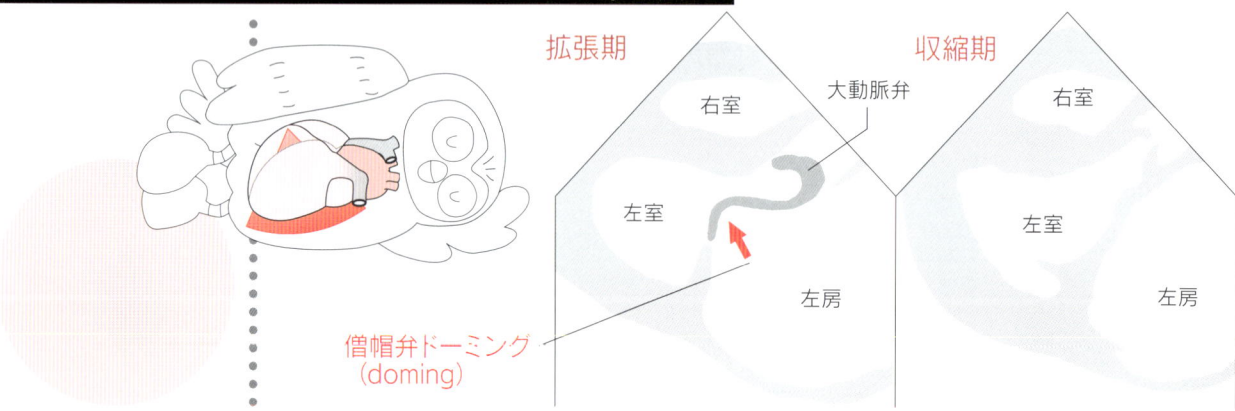

拡張期　　　収縮期

右室　大動脈弁　　右室
左室　　　　　　　左室
　　　　　　　　　左房

僧帽弁ドーミング (doming)

❷ 傍胸骨長軸断層像 大動脈弁レベル：M モード

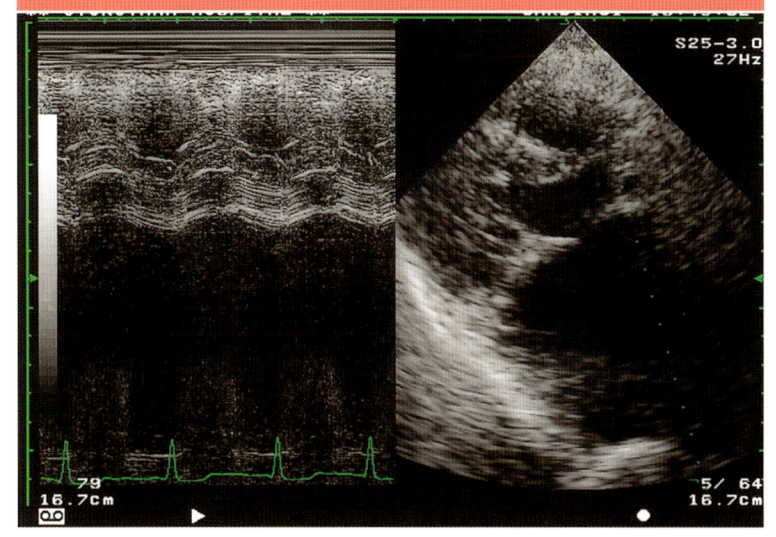

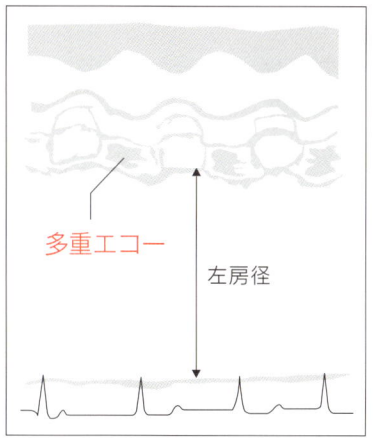

多重エコー
左房径

❸ 傍胸骨長軸断層像 僧帽弁レベル：M モード

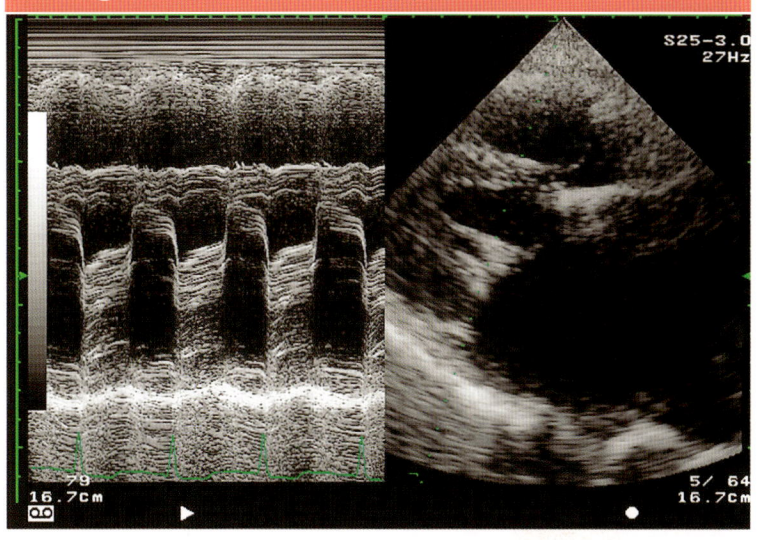

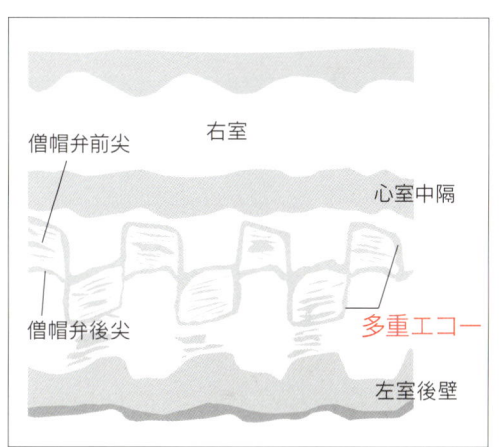

右室
心室中隔
僧帽弁前尖
僧帽弁後尖
多重エコー
左室後壁

❹ 傍胸骨長軸断層像 左室レベル：M モード

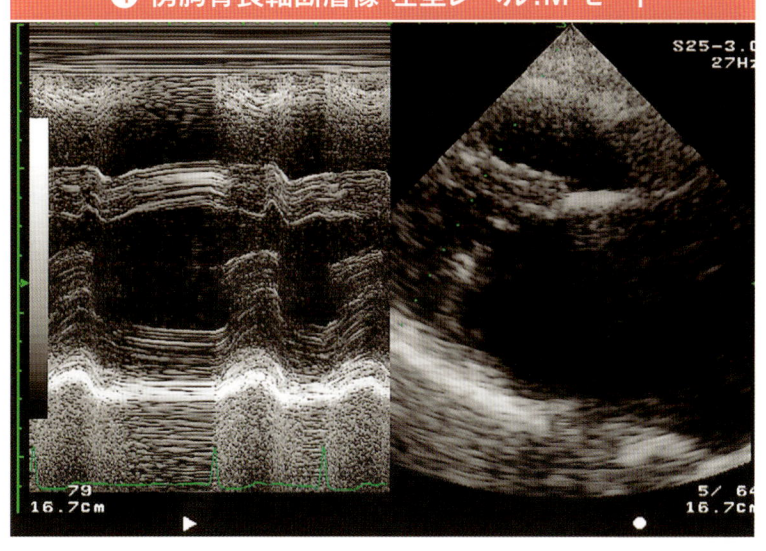

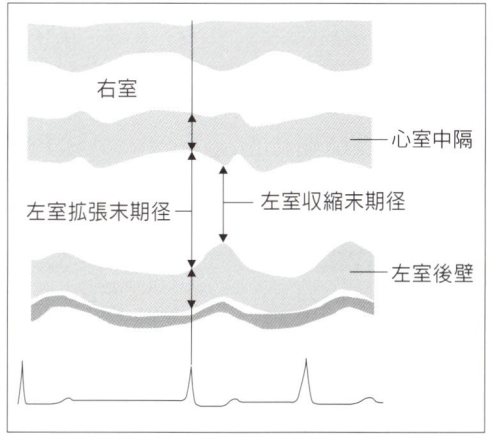

右室
心室中隔
左室拡張末期径
左室収縮末期径
左室後壁

Question 8

左房径は？僧帽弁の動きや性状、弁口面積は？ PHTはいくらになりますか？

❺ 傍胸骨短軸断層像 僧帽弁レベル

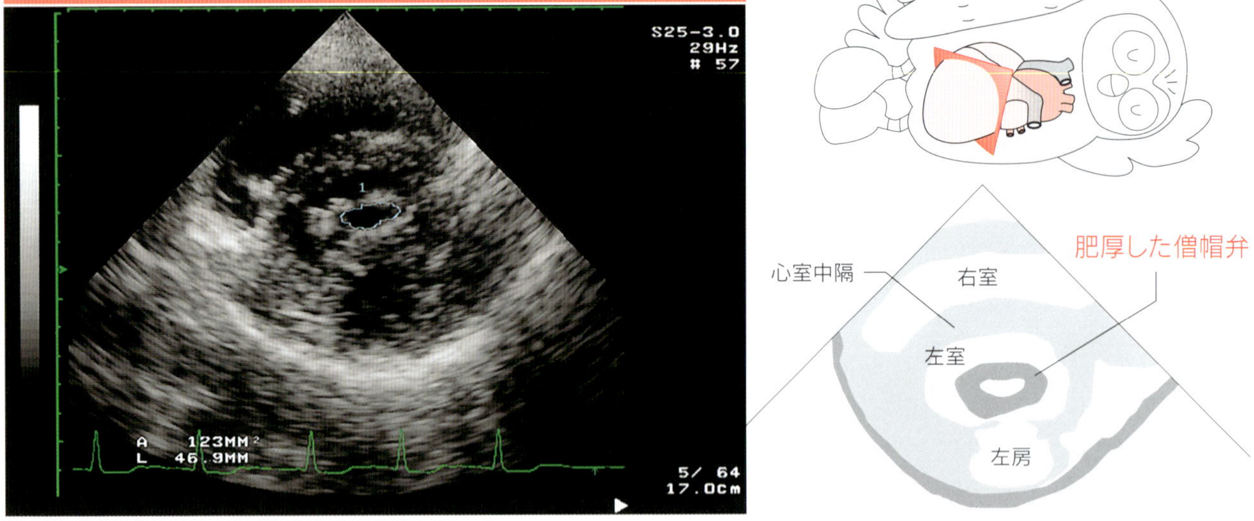

肥厚した僧帽弁
心室中隔
右室
左室
左房

❻ 心尖部四腔断層像

肥厚した僧帽弁（doming）
左室
右室
左室
右室
左房
左房
拡張期　　　収縮期

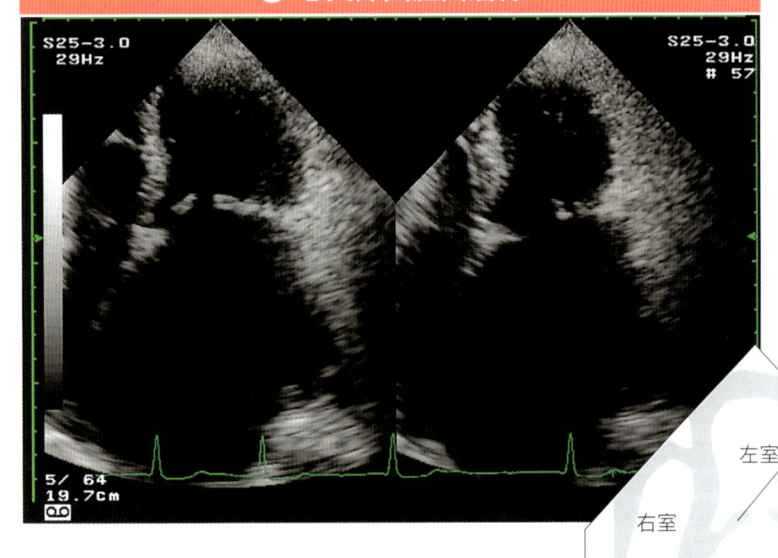

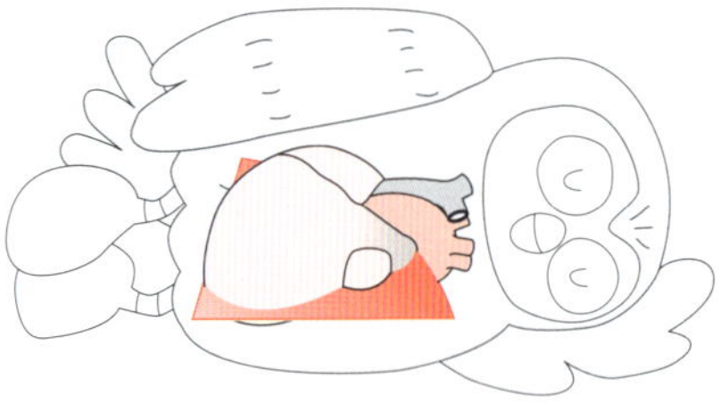

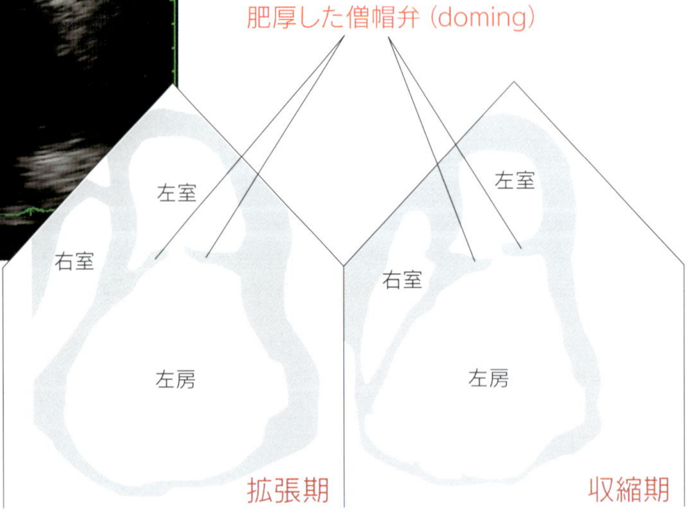

尖が**多重エコー**を示しています。後尖は、拡張期に前尖と一緒に前方に動いています。また、拡張早期に前尖が元に戻らず開放したままで、弁の**拡張期後退速度(diastolic descent rate；DDR)の低下**がみられます。
左室レベルのMモード(エコー図④)では、左室拡張末期径が49mm、収縮末期径は31mmと正常ですが、心室中隔厚は14mm、左室後壁厚15mmと求心性左室肥大がみられます。
これは、合併する軽〜中等度の大動脈弁狭窄と逆流のためです。僧帽弁狭窄による左室流入の減少があるので、大動脈弁逆流による左室容量負荷が軽減され、大動脈弁狭窄による圧負荷のみが有意にかかっているためと思われます。
エコー図⑤の僧帽弁レベル傍胸骨短軸断層像で、僧帽弁の性状はどうなっていますか？　**僧帽弁前尖・後尖は前交連・後交連で癒着・肥厚**し、弁口

面積が狭くなって楕円形をしています。
トラックボールで弁口をトレースし、弁口面積を測ってみてください。そうです、1.23cm²と計測され、クイズの答えはB。僧帽弁の**弁口面積の正常値は4.0〜6.0cm²**で**中等度の僧帽弁狭窄症**であることがわかります。

JUMP

心尖部四腔断層像(エコー図⑥)でも僧帽弁は肥厚し、拡張期にdomingを示しています。
ここで、カラードプラモードにすると、狭窄した僧帽弁口を通過する速いジェット血流がみられます(エコー図⑦)。
この血流を連続波ドプラでみると、拡張期のE波の後退に時間がかかり、連続波ドプラの速度から測定される圧較差($\Delta P = 4V^2$)が半分になるまでの時間(最高血流に$1/\sqrt{2}≒0.7$をかけた速度になるまでの時間)、**プレッシャーハーフタイム(pressure half time ; PHT)**からも、僧帽弁口面積は次の式で算出されます。

$$僧帽弁口面積 = 220/PHT (cm^2)$$

すなわち、PHTが長いほど弁口面積は小さくなります。この式の**220**という値は、**Hatleの定数(Hatle's constant)**といって、L.Hatleという女性の超音波検査技師さんが経験的に算出した値です。この症例ではPHT=176msecとなり、弁口面積は1.25cm²と算出されます。

このほか、PISA法などで弁口面積を算出することができます。

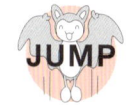

JUMP

僧帽弁狭窄症がある場合、弁の変形があって収縮期の弁接合もうまく行われないことが多く、エコー図⑧のように僧帽弁逆流を合併するようになります。
また、肺静脈圧上昇から二次性の肺動脈高血圧症をきたし、三尖弁逆流から推定した右室収縮期圧は45mmHgと軽度の

⑦ **心尖部四腔断層像:左室流入路血流の連続波ドプラ**

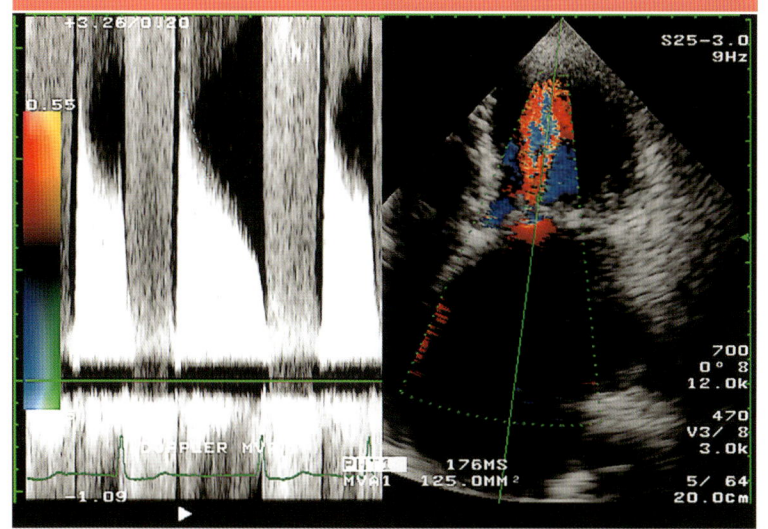

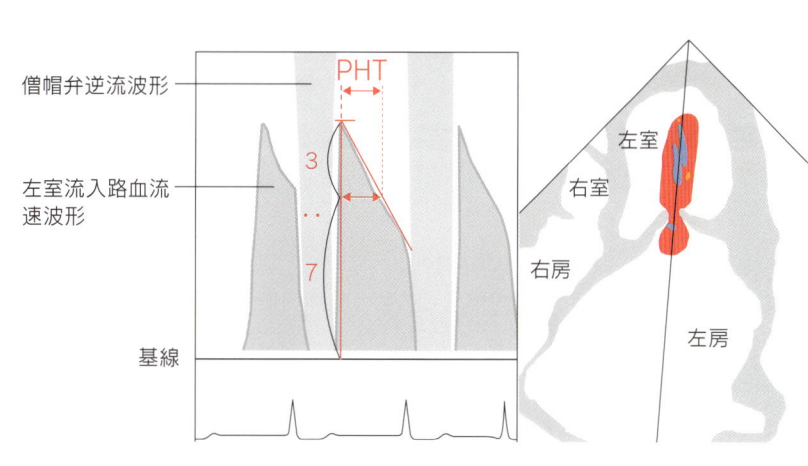

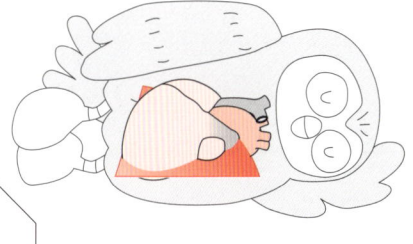

僧帽弁逆流波形
左室流入路血流速波形
基線
PHT

pressure half time (PHT) は
最高速度が$1/\sqrt{2}≒0.7$になるまでの時間

肺高血圧を認めました。

ちなみに、右室圧(肺動脈圧)は右のように推定することができます。

> 圧較差(ΔP)＝4×血流速度^2($4V^2$)。
> 右室(肺動脈)圧＝右室・右房の圧較差(ΔP)＋右房圧(10mmHgとされる)(収縮期)
>
> ＊三尖弁逆流が認められる場合、連続波ドプラから右室と右房の圧較差が推定される

⑧ 心尖部左室長軸断層像：カラードプラ

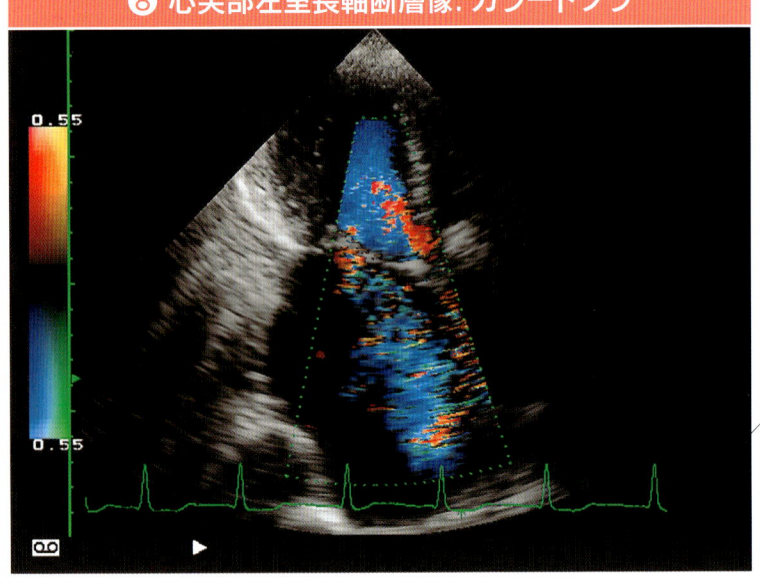

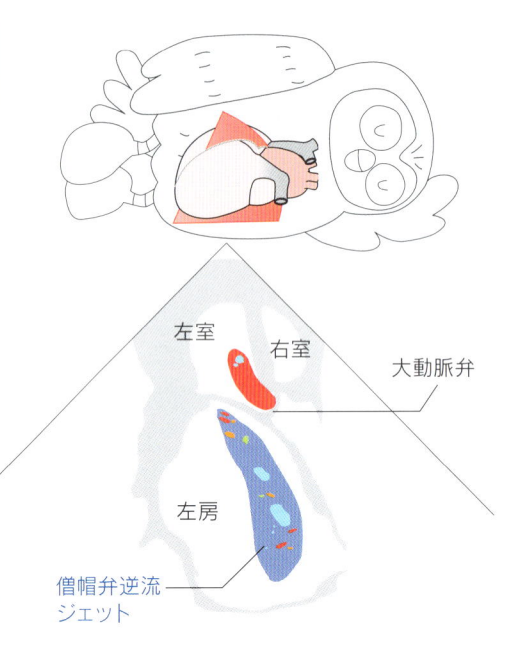

左室　右室　大動脈弁

左房

僧帽弁逆流ジェット

僧帽弁狭窄の重症度（Sellorsの分類）

弁の可動性 (mobility) と僧帽弁複合体 (mitral complex) の変形 (deformity) を考慮し、僧帽弁狭窄の重症度評価は次のように分類されています。

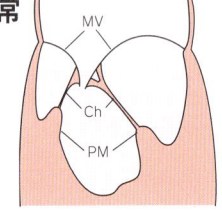

正常
MV：僧帽弁
Ch：腱索
PM：乳頭筋

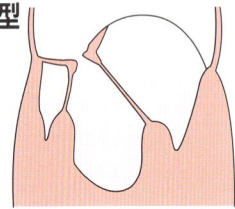

I型
弁尖の可動性は良好で、弁口が軽度リウマチ性変化を示しているが、腱索などの短縮を認めない。弁口面積2.0～4.0cm²

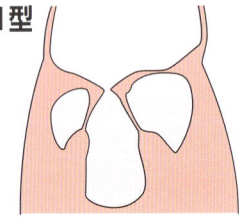

II型
弁尖の可動性は比較的保たれているが、弁の肥厚および硬化、腱索の短縮がかなり進んでいる。弁口面積0.8～2.0cm²

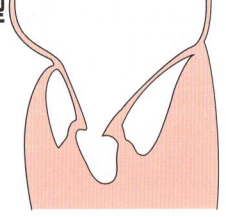

III型
弁尖の可動性が悪く、弁尖、腱索、乳頭筋が癒着、硬化し、典型的な漏斗状狭窄を示す。弁口面積0.8cm²以下

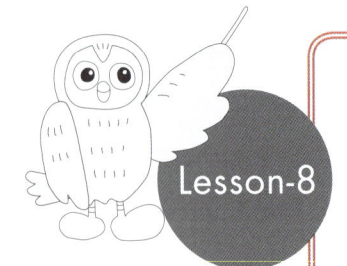

Lesson-8

■**心エコー図診断**：僧帽弁狭窄(中等度)兼逆流(III度)、大動脈弁狭窄兼逆流(II度)、高度左房拡大、求心性左室肥大、軽度肺高血圧症

■**判読のポイント**：左房拡大、僧帽弁肥厚・ドーミング・MモードDDR低下・多重エコー・弁口面積減少、僧帽弁逆流、大動脈弁肥厚・血流速度増加・逆流、三尖弁逆流からの右室収縮期圧上昇

Question 9 どの弁に、異常があるでしょうか？

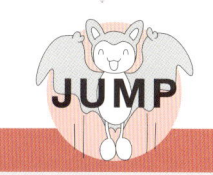

心エコー図をみて答えよう

異常のある弁は　A. 大動脈弁　B. 僧帽弁前尖　C. 僧帽弁後尖

34歳の女性、身長160cm、体重50kg、血圧110/60mmHg。健康診断で収縮期クリック音に続く収縮期心雑音を指摘され、心エコー図検査を行うことになりました。

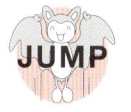

① 傍胸骨長軸断層像

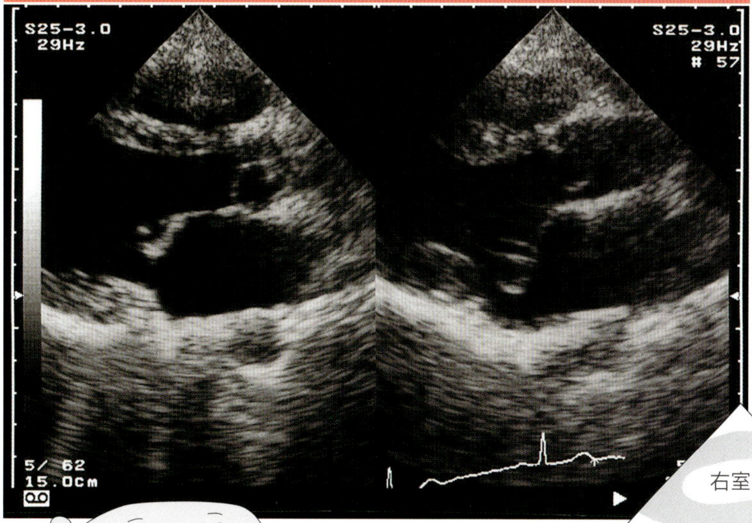

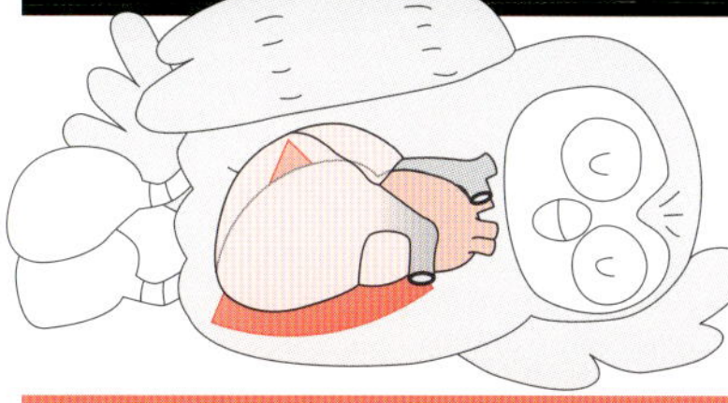

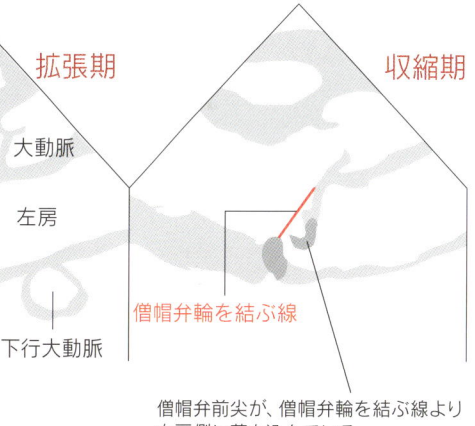

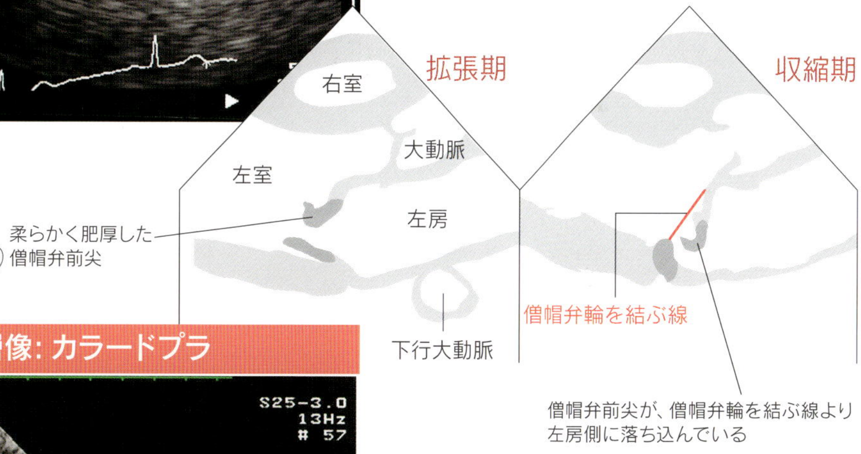

まず、**エコー図①**の傍胸骨長軸断層像をみてください。僧帽弁の性状はどうでしょうか？ 左の拡張期には僧帽弁前尖が柔らかく肥厚しており、右の収縮期には前尖が僧帽弁輪を結ぶ線より左房側に落ち込んでいます。

これを**逸脱(prolapse)**といいます。

カラードプラ(**エコー図②**)では、僧帽弁前尖の逸脱により、後尖との間に生じた

拡張期
- 右室
- 左室
- 大動脈
- 左房
- 柔らかく肥厚した僧帽弁前尖
- 下行大動脈

収縮期
- 僧帽弁輪を結ぶ線
- 僧帽弁前尖が、僧帽弁輪を結ぶ線より左房側に落ち込んでいる

② 傍胸骨長軸断層像：カラードプラ

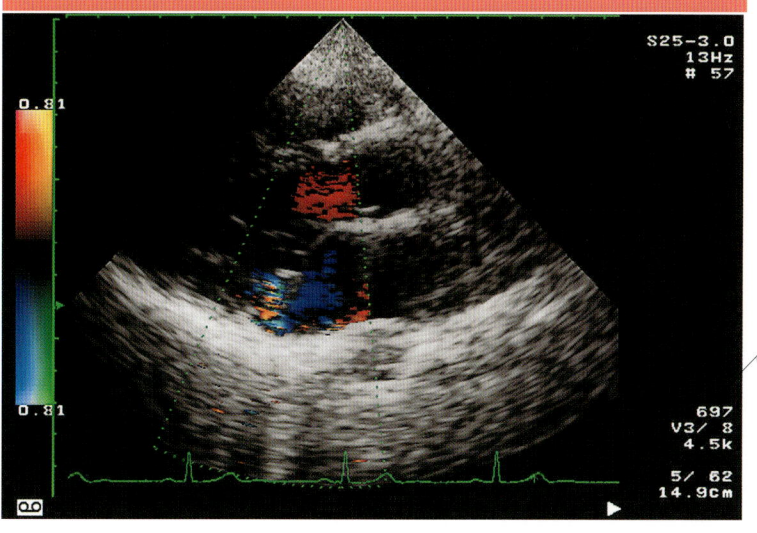

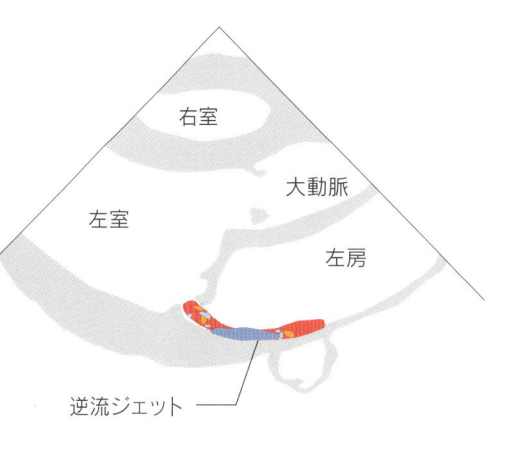

- 右室
- 左室
- 大動脈
- 左房
- 逆流ジェット

❸ 傍胸骨長軸断層像 僧帽弁レベル：M モード

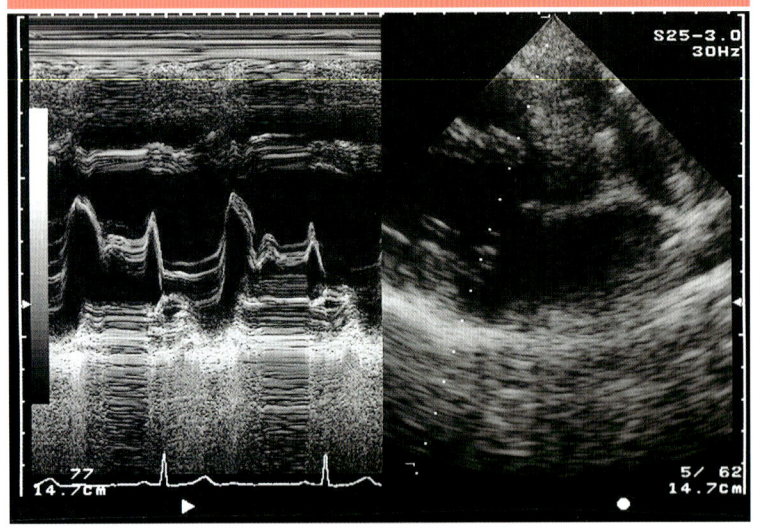

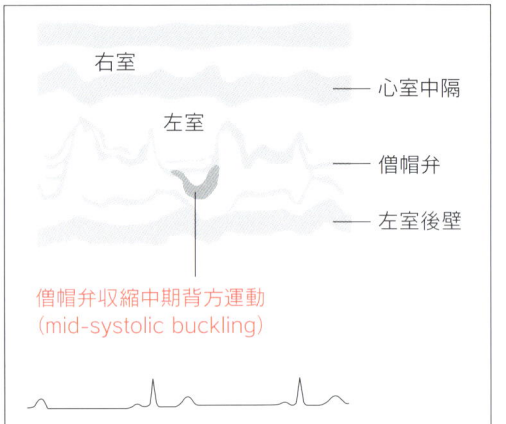

❹ 傍胸骨長軸断層像 大動脈弁レベル：M モード

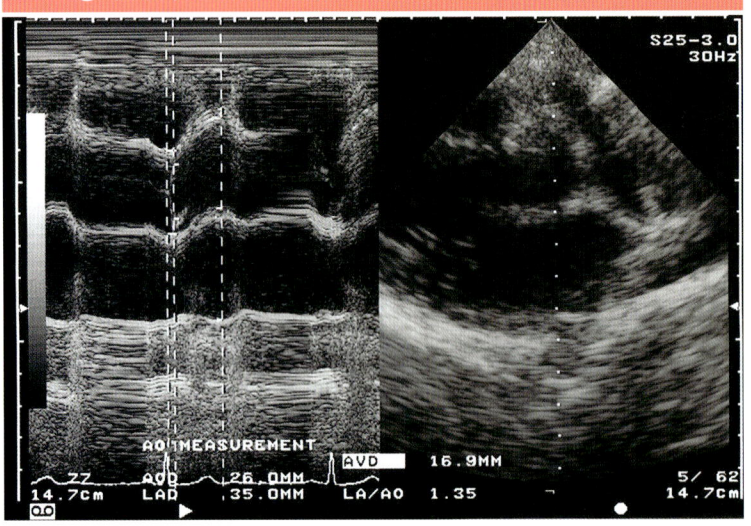

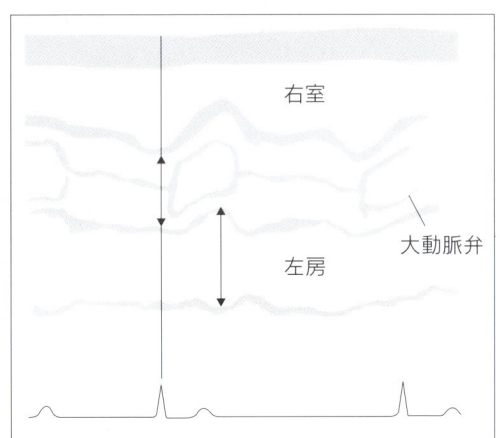

❺ 傍胸骨長軸断層像 左室レベル：M モード

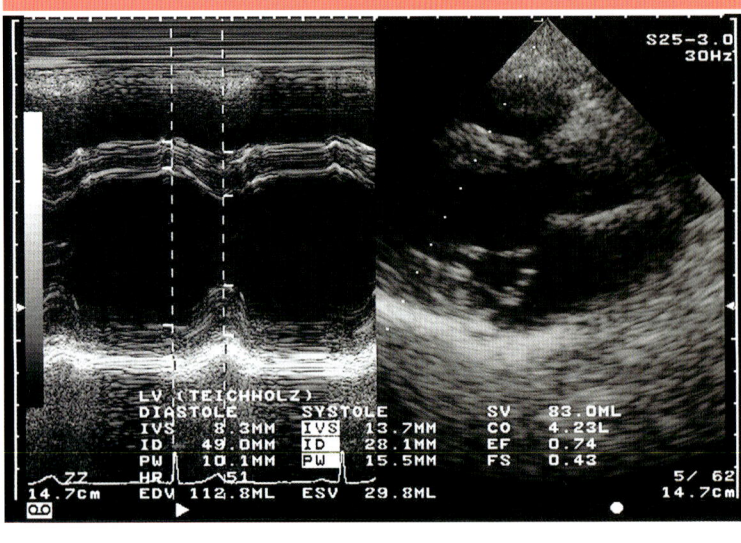

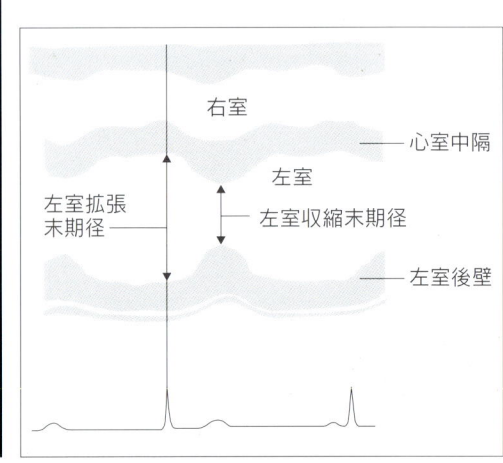

隙間から逆流ジェットがみられます。
そうです、クイズの答えはBです。
前にもお話ししましたが、**前尖が逸脱**すると**逆流ジェットは左房内を後尖から**

右室
心室中隔
左室
僧帽弁
左室後壁

僧帽弁収縮中期背方運動
(mid-systolic buckling)

右室
左房　大動脈弁

右室
心室中隔
左室
左室拡張　　左室収縮末期径
末期径
左室後壁

後壁に沿って逆流し、**後尖の逸脱**では**前尖から左房前壁に沿って逆流**します。前尖か後尖かどちらの弁の逸脱かがわかりにくい場合は、この逆流ジェットの方向で判定できます。

それでは、なぜ、僧帽弁前尖が左房内に逸脱したのでしょうか？

それは、僧帽弁前尖が柔らかく肥厚している所見でわかります。このような僧帽弁の変化を**粘液様変性(myxomatous change)**といい、若い女性にしばしばみられます。

僧帽弁逸脱(mitral valve prolapse；MVP)の原因は、ほかにもいろいろあります。僧帽弁の性状変化の程度や逸脱による逆流量により、経過観察だけでよい軽症から、僧帽弁形成術が必要となるものまで幅広い病態が存在します。

エコー図③の僧帽弁レベルのMモードで、僧帽弁逸脱に特徴的な所見がみられます。収縮期の僧帽弁エコーに注目してください。

収縮中期から、僧帽弁エコーがぺろっと舌を出したように**背方運動(mid-systolic buckling)**しているのがわかりますか？

左房径、左室径も計測しておきましょう(エコー図④⑤)。左房径35㎜、左室拡張末期径49㎜、収縮末期径28㎜と左房や左室の拡大はみられません。

僧帽弁レベルの傍胸骨短軸断層像(エコー図⑥)でも僧帽弁前尖がポテッと柔らかく肥厚しています。また、カラードプラで、僧帽弁のほぼ中央から逆流しているのがわかります(エコー図⑦)。

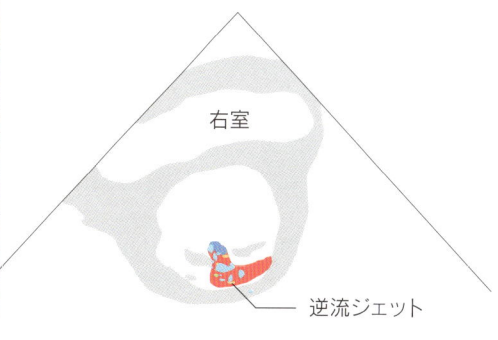

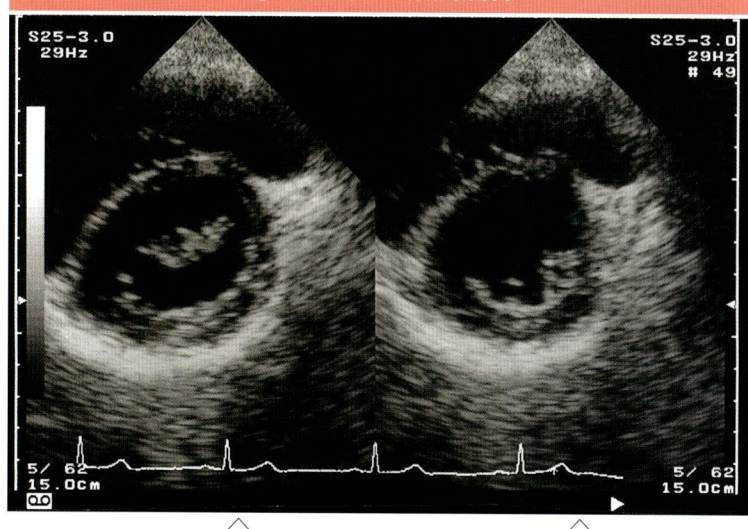

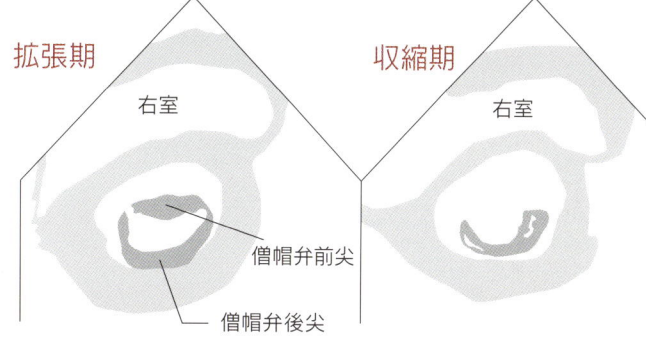

❻ 傍胸骨短軸断層像

拡張期 / 収縮期
右室
僧帽弁前尖
僧帽弁後尖

❼ 傍胸骨短軸断層像：カラードプラ

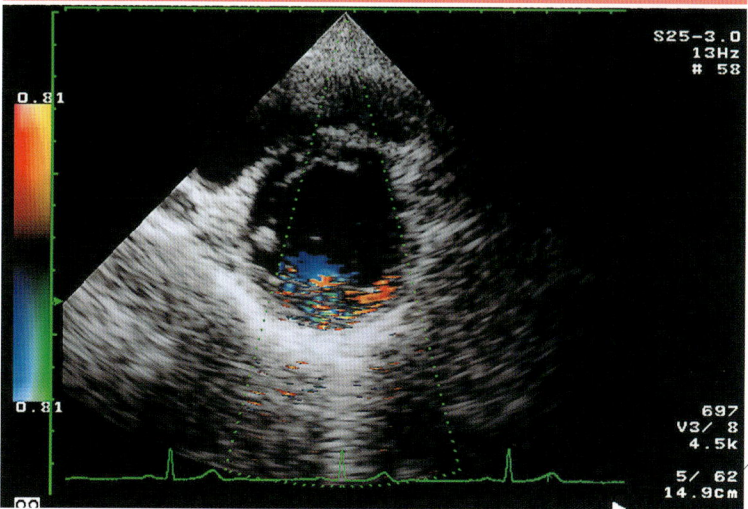

右室
逆流ジェット

Question 9 どの弁に、異常があるでしょうか？

⑧ 心尖部四腔断層像

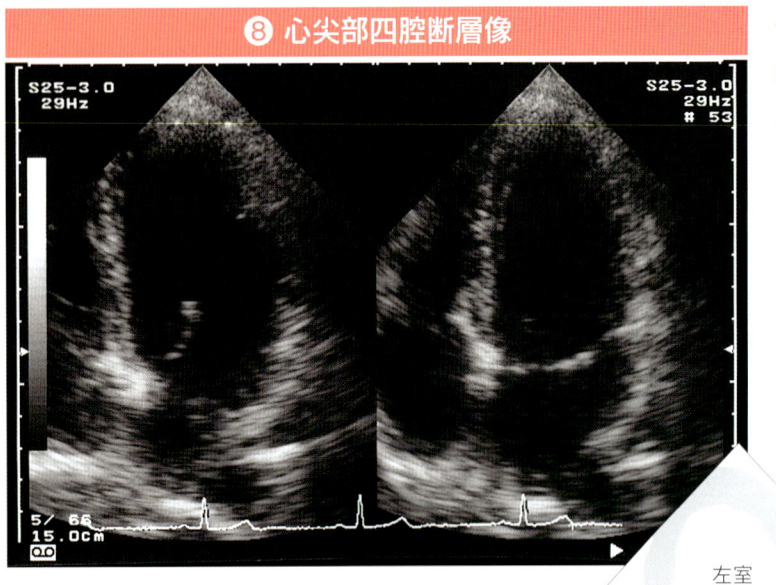

心尖部四腔断層像(エコー図⑧)でも、収縮期に僧帽弁前尖が僧帽弁輪より左房側に逸脱しています。

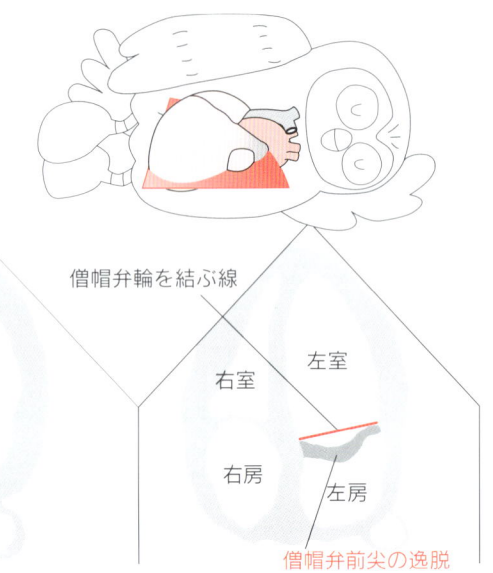

僧帽弁輪を結ぶ線

左室
左房

右室 左室
右房 左房

僧帽弁前尖の逸脱

僧帽弁逸脱をきたす疾患	
1. 特発性僧帽弁逸脱症候群(原因不明のもの)	
2. 僧帽弁輪異常によるもの	拡大：結合織異常(Marfan症候群)、拡張型心筋症、左房粘液腫 破壊：リウマチ性変化
3. 僧帽弁異常によるもの	器質的異常：リウマチ性変化、感染性心内膜炎、SLE、僧帽弁瘤 過剰伸展：結合織異常(Marfan症候群、Ehlers-Danlos症候群)
4. 腱索異常によるもの	断裂：リウマチ性変化、感染性心内膜炎、外傷、心筋梗塞後 過剰伸展：結合織異常(Ehlers-Danlos症候群) 起始部異常：修正大血管転位
5. 乳頭筋異常によるもの	断裂：感染性心内膜炎、外傷、心筋梗塞後 機能不全：心筋虚血 位置異常：肥大型心筋症、左室瘤、左室拡大
6. その他	不整脈：心室性期外収縮 僧帽弁手術後 右室負荷疾患：心房中隔欠損症、Ebstein奇形、肺高血圧症、肺性心 胸郭変形：漏斗胸、straight back syndrome、脊柱側彎症 心膜異常：左心膜完全欠損

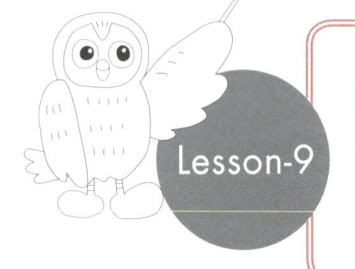

Lesson-9

■**心エコー図診断**：僧帽弁粘液様変性、僧帽弁逸脱(前尖)、僧帽弁逆流(II度)

■**判読のポイント**：柔らかい僧帽弁の肥厚、僧帽弁の僧帽弁輪部より左房側への落ち込み、偏位した僧帽弁逆流ジェット、Mモード僧帽弁エコーの収縮期背方運動

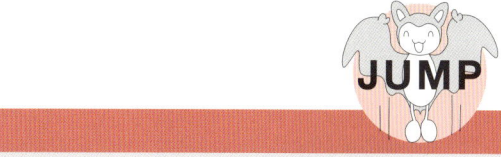

Question 10 心エコー図をみて答えよう
どの弁に、異常があるでしょうか？

異常のある弁は　A. 大動脈弁　B. 僧帽弁前尖　C. 僧帽弁後尖

30歳の男性。身長175cm、体重65kg、血圧124/76mmHg。虫歯の治療をした後、原因不明の発熱が続いて近医を受診。今まで指摘されたことのない収縮期の心雑音が聴取され、心エコー図検査をすることになりました。

JUMP

エコー図①の傍胸骨長軸断層像で、弁をよくみてください。おかしなところはありませんか？　左が拡張期、右が収縮期です。

大動脈弁には異常がなさそうですが、僧帽弁はどうでしょう。拡張期の**僧帽弁前尖の弁尖に、何かいびつな形をしたものが付着**しています。収縮期には、それは左房内に落ち込んでいるのがわかります。

僧帽弁前尖に異常があり、クイズの答えはBです。カラードプラモードにしてみましょう（エコー図②）。

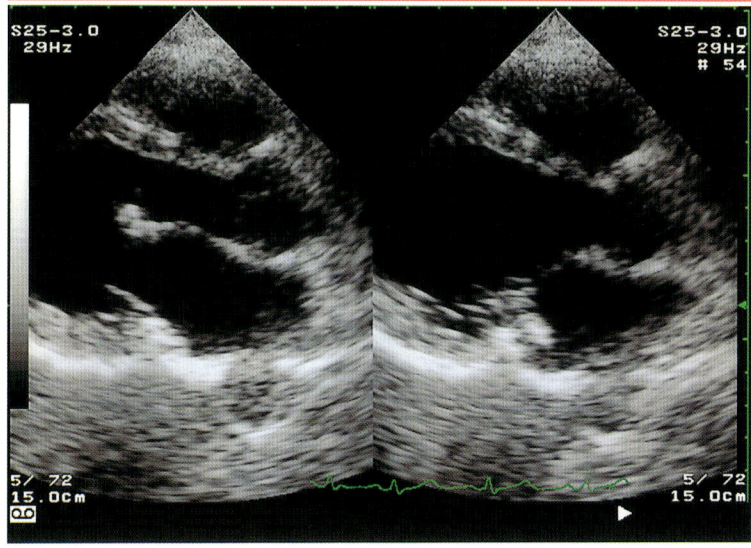

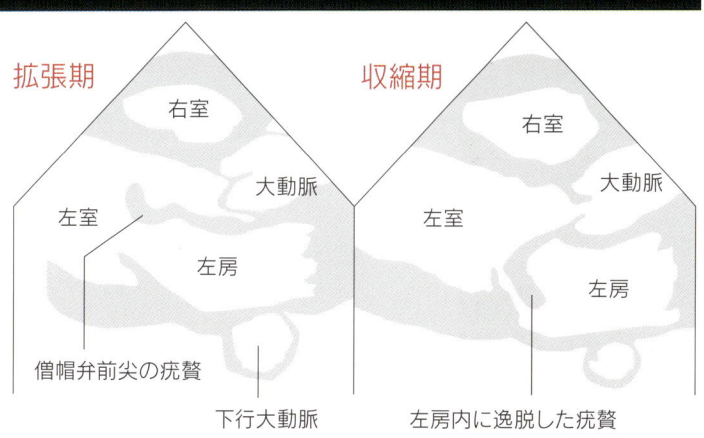

左室から左房へ、**僧帽弁後尖から左房後壁に沿って逆流**するジェット血流がみられます。僧帽弁が、異物によりしっかり閉鎖できなくなっているのです。

また、左房径は40mmとごく軽度の拡大で、僧帽弁逆流が起こってあまり時間がたっていないことが推察されます。

JUMP

血液培養を行ったところ、後に**緑色連鎖球菌(Streptococcus viridans)** が検出されました。

この僧帽弁に付着した構造物は、虫歯の治療の時に口内の細菌が血中に入り、傷んだ僧帽弁に付着・増殖し、血小板やフィブリンなどが付着して大きくなったもので、**疣贅**(ゆうぜい;vegetation)といいます。

このような病態を**感染性心内膜炎(infective endocarditis；IE)** といい、正しく診断され、適切な抗菌薬を長期間

① 傍胸骨長軸断層像

拡張期 / 収縮期

拡張期：右室、大動脈、左室、左房、僧帽弁前尖の疣贅、下行大動脈

収縮期：右室、大動脈、左室、左房、左房内に逸脱した疣贅

❷ 傍胸骨長軸断層像：カラードプラ

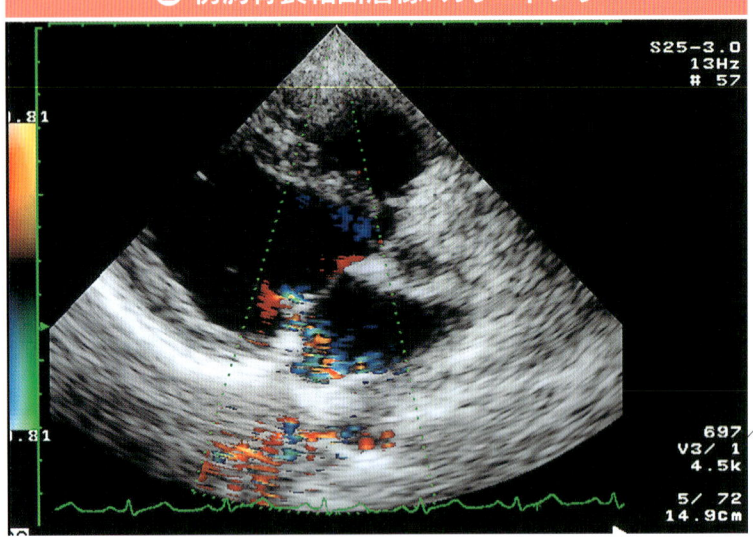

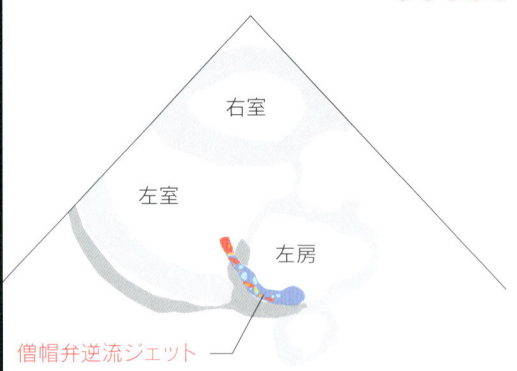

❸ 傍胸骨短軸断層像 僧帽弁レベル

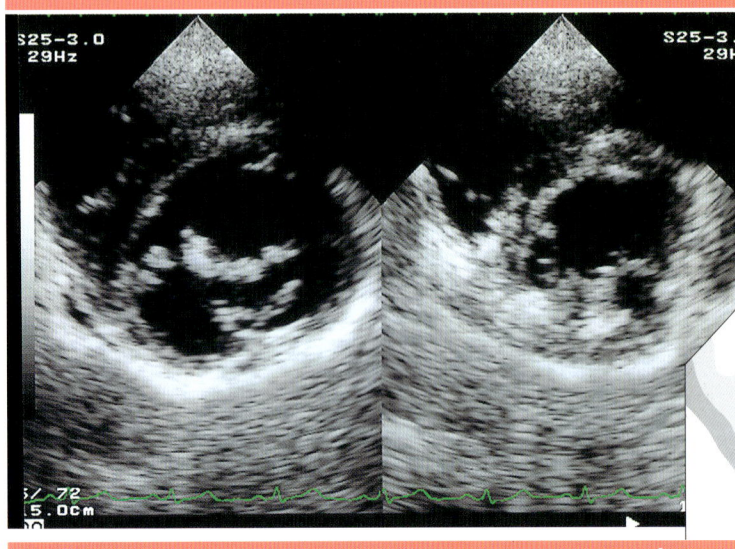

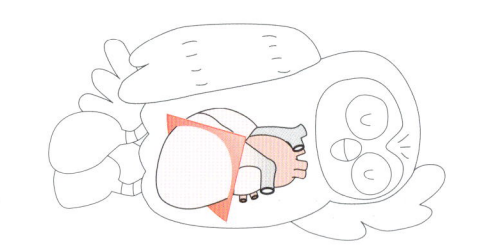

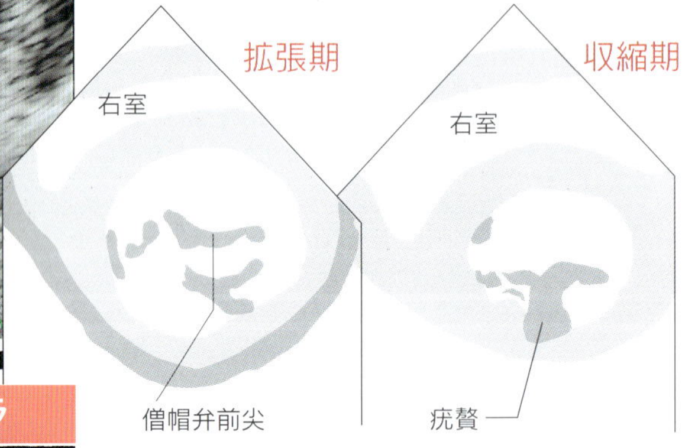

❹ 傍胸骨短軸断層像 僧帽弁レベル：カラードプラ

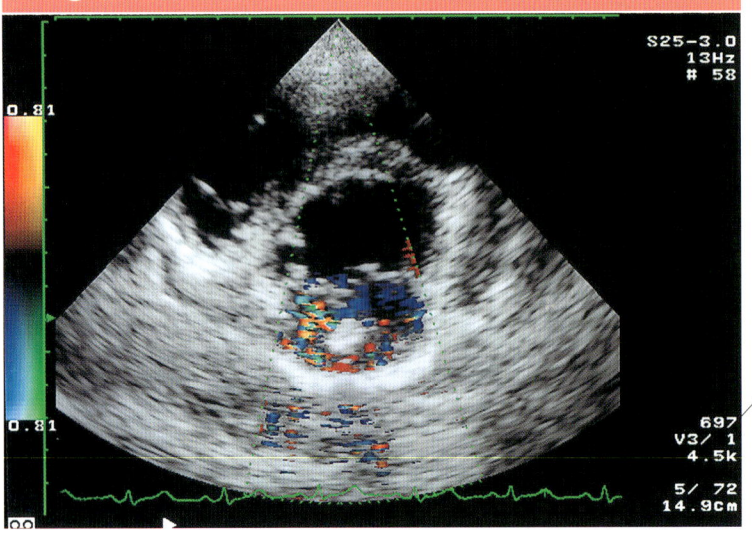

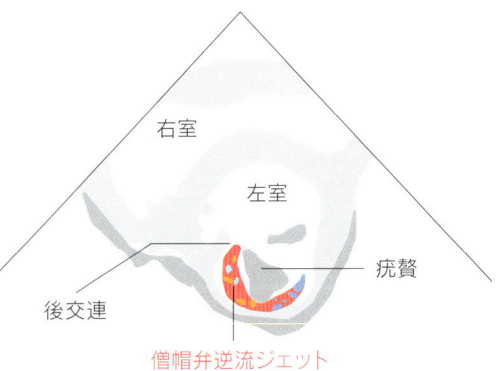

使用しないと弁の破壊が進行し、塞栓症状などの合併症をきたし重篤な状態になっていきます。

それでは、傍胸骨短軸断層像(エコー図

右室
左室
左房
僧帽弁逆流ジェット

拡張期
右室
僧帽弁前尖

収縮期
右室
疣贅

右室
左室
後交連
疣贅
僧帽弁逆流ジェット

③)をみてみましょう。

僧帽弁前尖の疣贅が**ピラピラとゆらめき**(fluttering)、収縮期には左房内に突出しています。カラードプラ(エコー図④)で、**僧帽弁前尖の後交連側から逆流**するジェットがみられ、左房の内側から外側に後壁に沿って回り込んでいます。傍胸骨長軸断層像でみるより逆流量が多いことがわかります。

心尖部四腔断層像(エコー図⑤)、長軸断層像でも同様の所見がみられます。いろいろな方向から観察し、全体像を把握することが重要です。

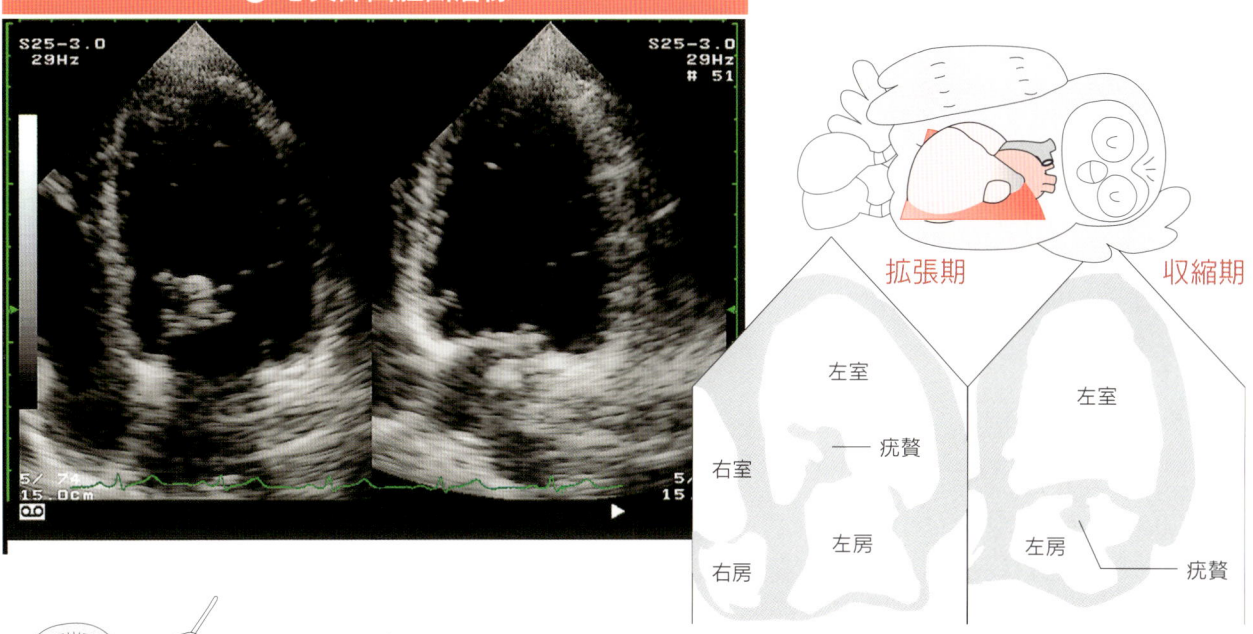

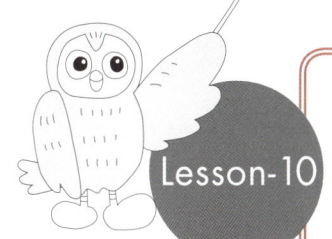

❺ 心尖部四腔断層像

拡張期　収縮期

左室　疣贅　右室　左房　右房　左室　左房　疣贅

Lesson-10

■**心エコー図診断**：僧帽弁前尖の疣贅(感染性心内膜炎)、僧帽弁逆流(III度)、軽度左房拡大
■**判読のポイント**：疣贅、僧帽弁逆流

感染性心内膜炎で、手術が必要となる心エコー図所見は？

感染性心内膜炎では、しばしば抗菌薬などの内科的治療だけではコントロールできず、外科的手術が必要になります。手術が必要か否かを判断する心エコー図所見としては、以下のものがあります。

疣贅 全身性塞栓症後に持続してみられる疣贅	●僧帽弁前尖の疣贅、特に大きさが10mm以上のもの。 ●抗生物質治療後2週間以内に1回以上塞栓症状がみられるもの。 ●抗生物質治療後2回以上塞栓症状がみられるもの。
弁機能不全	●心不全徴候を伴う急性大動脈弁または僧帽弁閉鎖不全症。 ●薬物治療に反応しない心不全。 ●弁穿孔または破壊。
弁周囲への病変の進展	●弁輪の離開、弁破壊もしくは瘻形成。 ●新たに起こった心ブロック。 ●大きな膿瘍、もしくは適切な抗生物質使用にもかかわらず増大する膿瘍。

Question 10 どの弁に、異常があるでしょうか？

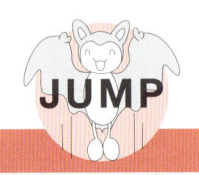

Question 11 心エコー図をみて答えよう

右室前壁の前、左室後壁の後ろにあるものは？

左室後壁の後ろは　A. 腫瘍　B. 心嚢液　C. 脂肪

28歳の男性、身長172cm、体重62kg、血圧100/60mmHg。感冒症状の後、発熱と吸気や体位によって起こる胸痛を主訴に来院しました。心電図は広範囲の誘導でST上昇を認め、PQセグメントの低下がみられました。

JUMP

エコー図①の傍胸骨長軸断層像で、何かおかしなところはないでしょうか？

左室後壁の後ろに注目してください。**心嚢膜との間に、エコーフリーな心内腔と同じ性状のスペース(echo-free space)**がみられます。

左室壁も全体にエコー輝度が上昇し、肥厚しています。腱索もやや目立ちます。

エコー図②の左室レベルMモードで心室中隔厚13mm、左室後壁厚13mm、左室拡張末期径50mm、左室収縮末期径28mmで、軽度求心性左室肥大を示しています。また、心室中隔と左室後壁の動きが平行に近くなっています。

Mモードでも、**左室後壁の後ろにエコーフリースペース**がみられます。

全心周期でみられ、収縮期に心嚢膜と左室後壁の距離が大きくなっているのがわかります。右室前壁の前方にも、少量のエコーフリースペースが収縮期にみられます。

JUMP

エコーフリースペースは、**心膜腔に液体が貯留した場合**にみられますが、心外膜下に**脂肪が沈着した時**にもみられ、液体か脂肪かの判別が必要となります。心外膜下脂肪沈着は右室前面に多く、肥満した人や高齢の女性に多くみられます。

左室後壁の後ろにもみられる場合は、液体の心嚢液であることが多いです。また、液体の場合は、

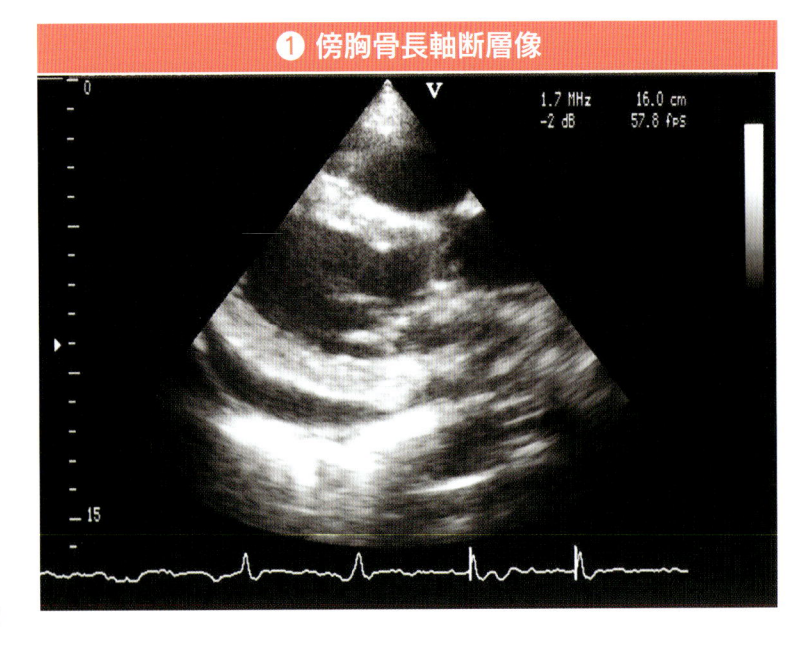

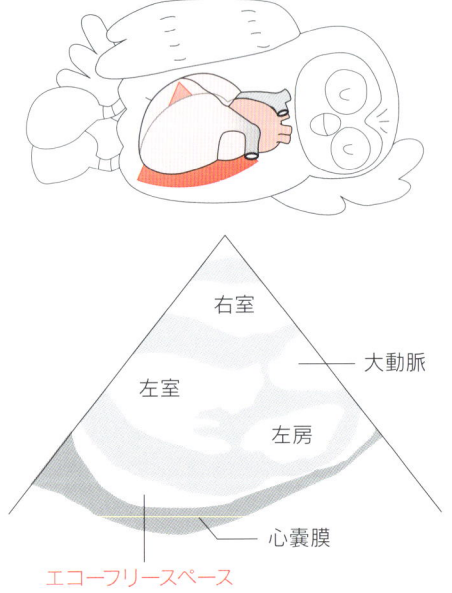

① 傍胸骨長軸断層像

❷ 傍胸骨長軸断層像 左室レベル:Mモード

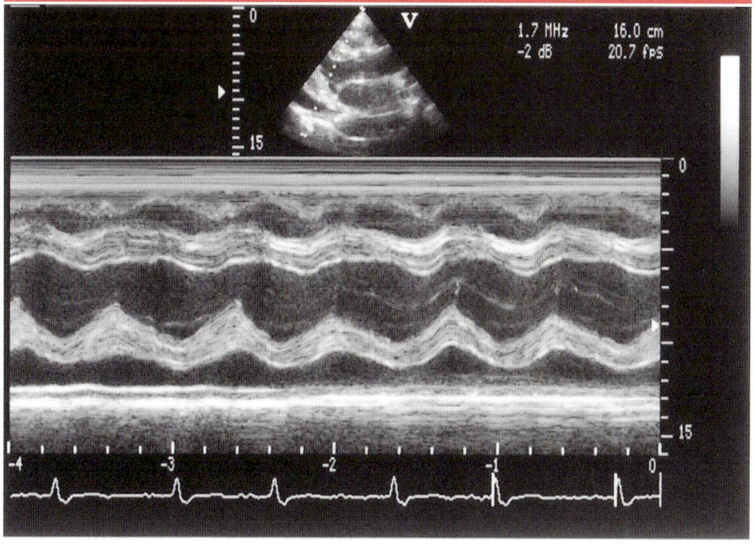

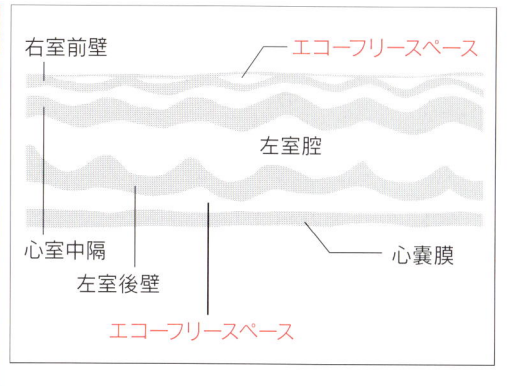

収縮期・拡張期でMモードのエコーフリースペースの幅が変化しますが、脂肪ではほとんど変化しません。

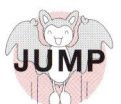

JUMP

エコー図❸の心尖部四腔断層像はどうでしょう？心臓の周囲にエコーフリースペースがあり、右房壁が内腔側に反転しています。
これは、**心タンポナーデ**の時にみられる**右房の陥凹(collapse sign)**で、右室の反転がみられることもあります。収縮早期や拡張期に、右房・右室内圧が心膜腔内の圧より低下するために起こる現象です。

心囊液が多くなると、心臓が心囊液の中で浮いた状態となり、心周期を通じて前後方向に**振り子状の運動**(pendular motion)をするので、Mモードで**心室中隔と左室後壁の動きが平行**に近くみえるようになります。

左室内の腱索も浮腫状に肥厚しています。
以上より、若い男性が感冒症状の後に胸痛をきたしており、心電図・心エコー図所見から**急性心膜心筋炎**を起こしたと考えられます。

心筋や腱索は炎症によりややエコー輝度が上昇し、浮腫状に肥厚しています。また、心膜炎によ

❸ 心尖部四腔断層像

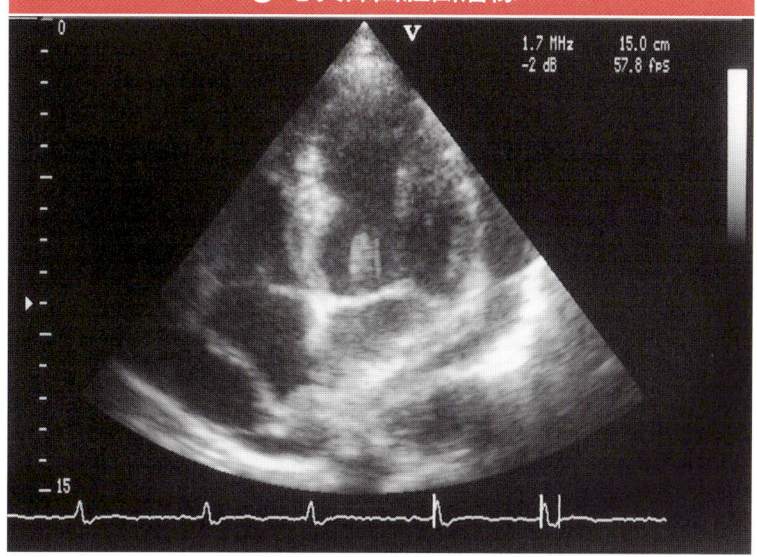

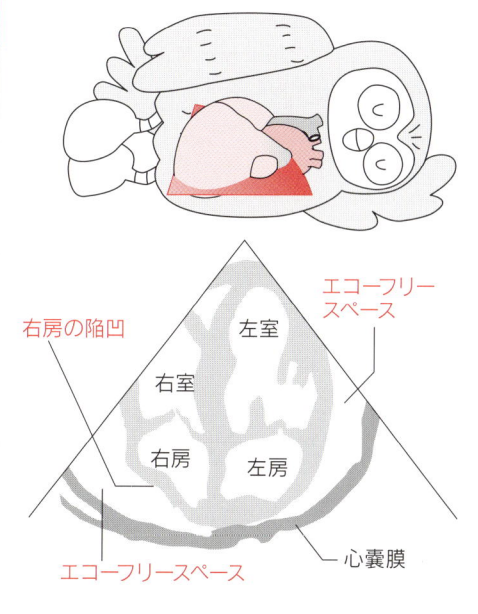

る炎症で心嚢液が貯留してエコーフリースペースがみられ、心タンポナーデの病態となっているのです。

というわけで、もちろんクイズの答えはBの心嚢液ということになります。

JUMP

それでは、心嚢液の量はどのように評価するのでしょうか？

左室後壁の心外膜(臓側心膜)と心嚢膜(壁側心膜)の間のエコーフリースペースから、次のように推定できます。

- **ごく少量**：収縮期のみに、エコーフリースペースがみられる。
- **少量**：心周期を通じて、エコーフリースペースがみられる。
- **中等量**：左室後壁の後方だけでなく、右室前壁の前方にもエコーフリースペースがみられる。
- **大量**：心臓全体が振り子様運動を呈し、断層像では反時計方向の旋回運動、Mモードでは心臓が収縮期には背方、拡張期には前方運動を示し、心室中隔と左室後壁が平行運動をする。

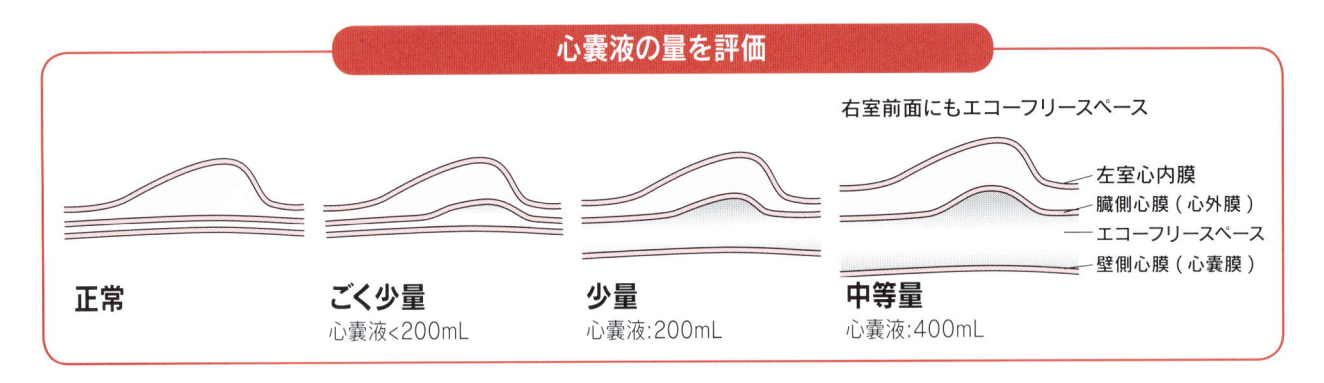

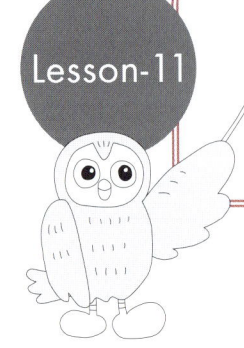

心嚢液の量を評価

正常 ／ ごく少量 心嚢液<200mL ／ 少量 心嚢液:200mL ／ 中等量 心嚢液:400mL

右室前面にもエコーフリースペース
左室心内膜
臓側心膜（心外膜）
エコーフリースペース
壁側心膜（心嚢膜）

Lesson-11

■**心エコー図診断**：急性心膜心筋炎、心嚢液貯留、心タンポナーデ
■**判読のポイント**：収縮期と拡張期で異なるエコーフリースペース、心室中隔と左室後壁の平行運動、収縮早期の右房陥凹、浮腫状の心筋・腱索肥厚

COLUMN

心タンポナーデの心エコー図所見

心タンポナーデとは、心嚢液貯留による心膜腔圧上昇の結果起こる病態です。心内圧の上昇、心室拡張障害、1回心拍出量および分時心拍出量の低下をきたし、次のような特徴がみられます。

1. 右房が収縮早期や拡張期に陥凹するcollapse所見。右室より早期にみられます。
2. 右室前壁が拡張期に陥凹するcollapse所見。
3. 吸気時に右室拡大、心室中隔の左室側偏位と左室狭小化。

ただし、心嚢液の貯留量と心タンポナーデとは、必ずしも関係があるわけではないのでご注意を。

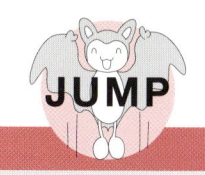

Question 12 心エコー図をみて答えよう
心室レベルMモードの心室中隔の動きはどうですか？

心室中隔の動きは　A. 正常　B. 奇異性運動　C. 拡張早期のdip(notch)

肺結核の既往がある40歳の男性が腹部膨満感、全身倦怠感、浮腫で来院しました。身長160cm、体重50kg、血圧100/70mmHg。頸静脈怒張、肝脾腫、腹水がみられ、拡張早期に過剰心音が聴取されます。胸部レントゲン写真(図①)では、心膜の石灰化がみられます。

JUMP

エコー図②の傍胸骨長軸断層像で、左房・左室の大きさははどうでしょうか？ 左房は拡大していますが、左室は狭小化しているのがわかりますか？では、心膜はどうでしょう？ 臓側心膜(心外膜：epicardium)、壁側心膜(心囊膜：pericardium)ともに輝度が上昇し肥厚しています。
心基部側には一部心嚢液も貯留しているのがわかります。
これらの所見や、胸部レントゲン写真の**心**

① 胸部レントゲン写真

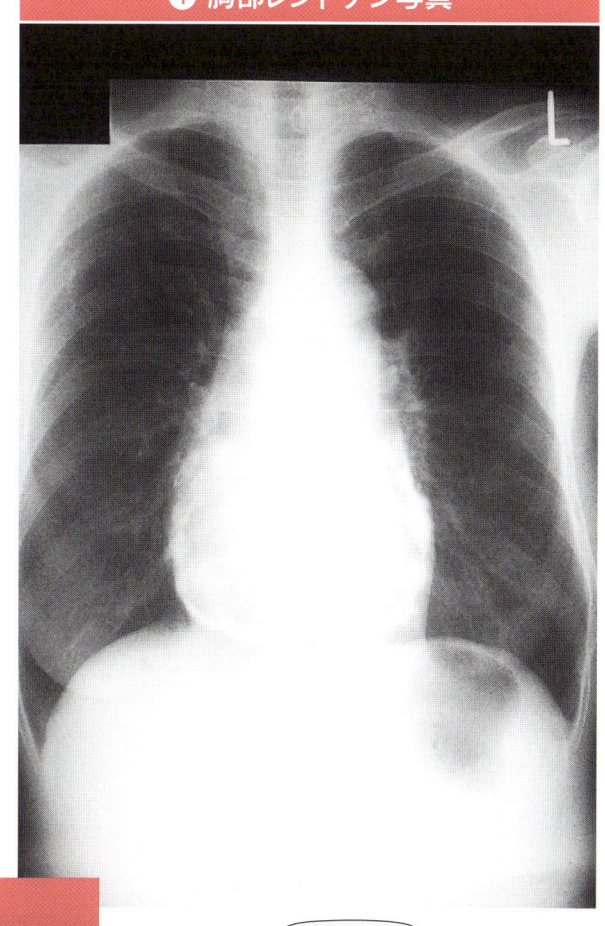

② 傍胸骨長軸断層像

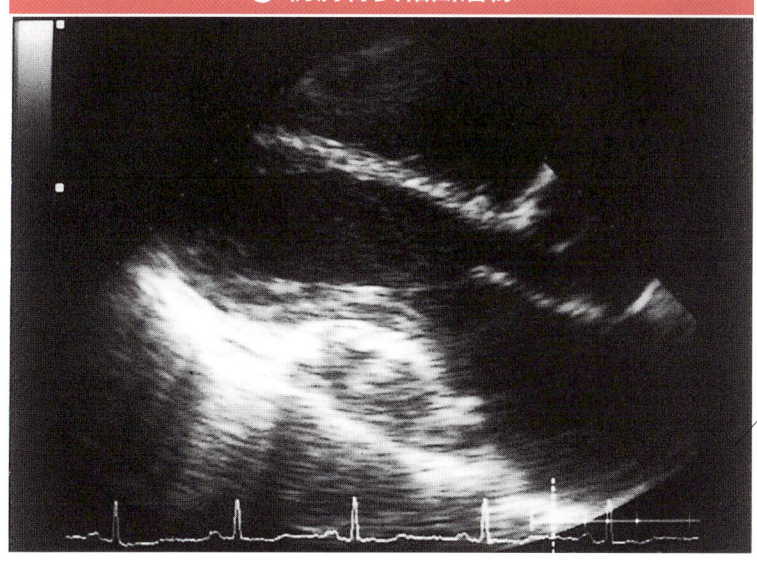

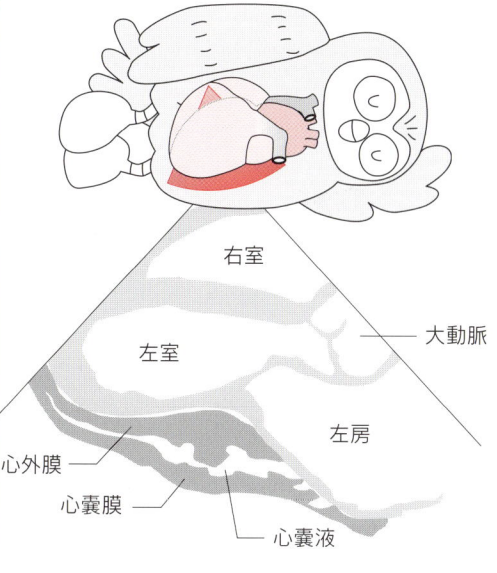

右室 / 大動脈 / 左室 / 左房 / 心外膜 / 心囊膜 / 心囊液

❸ 傍胸骨長軸断層像 心室レベル：M モード

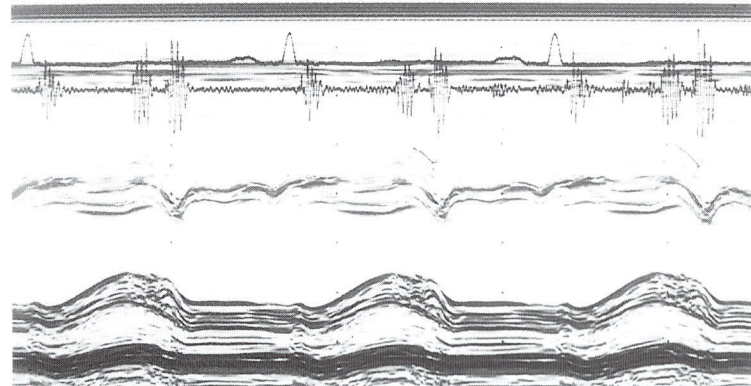

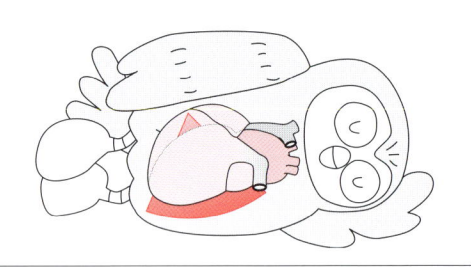

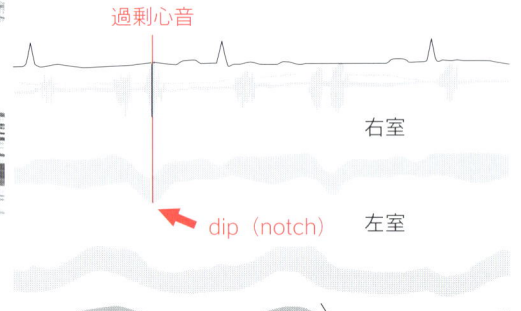

S.K. 40y M Constrictive pericarditis

過剰心音

右室

dip (notch)

左室

心囊膜肥厚輝度上昇　心囊液

膜石灰化から、<u>収縮性心膜炎</u>(constrictive pericarditis)と診断できます。収縮性心膜炎では、心臓は石灰化心膜で覆われ、別名<u>鎧心</u>(Panzer Herz)と呼ばれます。

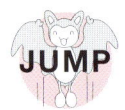

JUMP

エコー図❸の傍胸骨長軸断層像の心室レベル：Mモードをみてください。

心室中隔の動きはどうでしょう？ 拡張早期にいったん右室側に向かった中隔が、再び左室側(背方)に戻り、dip(notch)を形成しています。

クイズの答えは、C.拡張早期のdip(notch)ですね。

拡張中期以降の心室中隔および左室後壁の動きは平坦で、内腔の拡大はみられません。心内圧所見で **dip and plateau** としてみられるものです。これは、<u>石灰化した心膜のために心室の拡張が</u>

❹ 傍胸骨短軸断層像

右室　心外膜

左室

心囊液

心囊膜

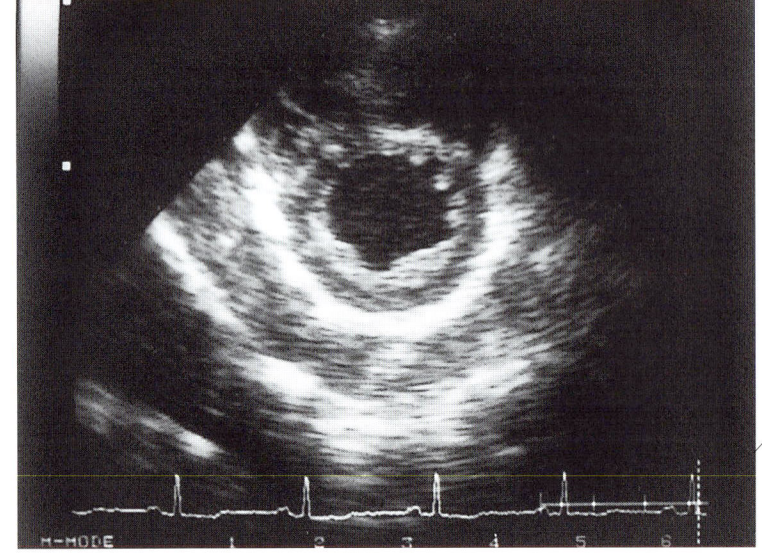

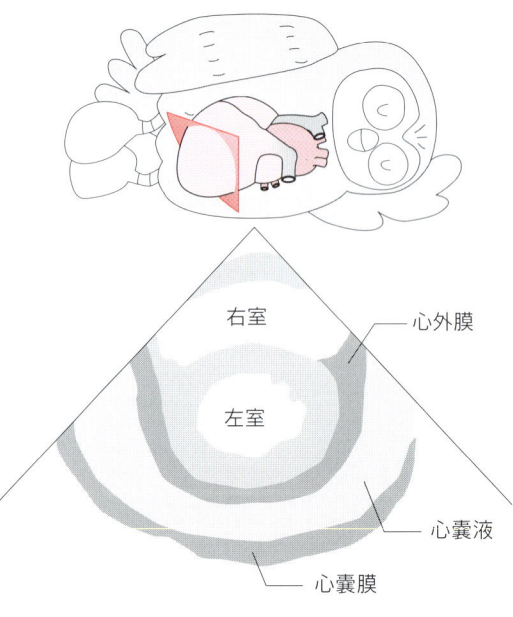

制限されており、拡張期流入血流が拡張早期に阻止され、その後有効な血液流入がみられないことを示しています。

心室中隔dip(notch)の時相に一致して、心音図では**過剰心音**がみられます。

ちょうど、III音の聴こえる時相です。拡張していく心臓が石灰化心膜に当たり、急激に拡張が阻止される時の音**(心膜ノック音)**です。

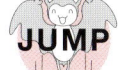

JUMP

収縮性心膜炎は、女性が非常に窮屈できついコルセットをした時のことを思い浮かべてください。
呼吸をするのも大変ですが、そこに水を飲んだとしてください。胃も締め付けられているので、最初は少し飲めますがすぐに胃はいっぱいになり(dip)、それ以上飲めなく(plateau)なりますね。

これと同じように、石灰化した心膜に左室は締め付けられ、十分に拡張することができない状態になっているのです。

エコー図④の傍胸骨短軸断層像でも、左室は狭小化しており、心外膜・心嚢膜ともに肥厚し心嚢液もみられます。

ちなみに、心室流入血流の途絶は、ドプラ血流波形では**拡張早期流入波(E波)の減衰期時間(deceleration time；DT)の短縮(DT≦160msec)**として表現されます。

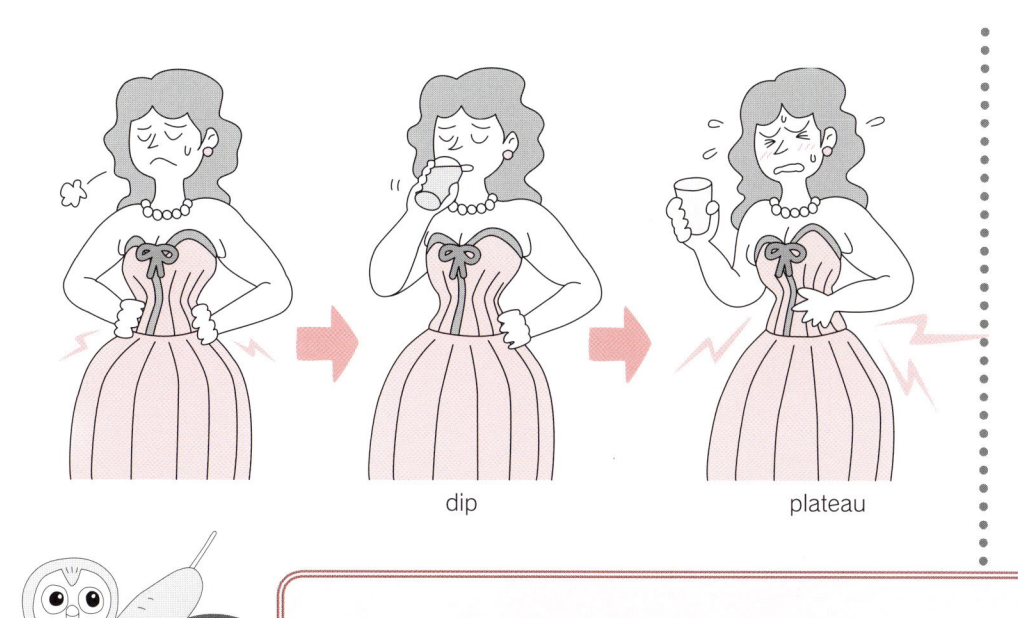

dip　　plateau

Lesson-12

■**心エコー図診断:** 収縮性心膜炎、心嚢液貯留
■**判読のポイント:** 左室狭小化、左房拡大、心膜肥厚・輝度上昇、心室中隔拡張早期dip(notch)と拡張中期以降の平坦化、E波のDT短縮

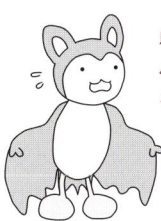

収縮性心膜炎は心臓がきついコルセットをしたような状態。

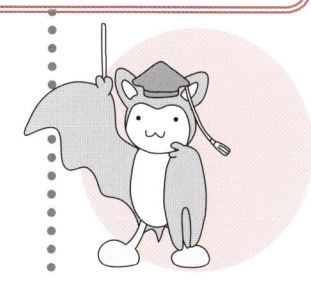

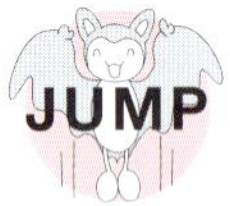

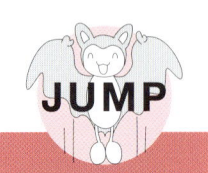

心エコー図をみて答えよう

Question 13: 左室壁運動に異常がみられるのは、どの部位？

異常がみられる部位は A. 下壁　B. 前壁　C. 後壁

55歳の男性、身長165cm、体重75kg、血圧120/70mmHg。2年前、急性心筋梗塞を発症し、定期検査で心エコー検査を受けました。心電図では、胸部誘導のV1-5で異常Q波がみられます。

JUMP

エコー図①の傍胸骨長軸断層像で、心室中隔の輝度はどうでしょう？　心室中隔の輝度が上昇し、壁厚が少し薄くなっていませんか？

左室の壁運動はどうでしょうか？　左が拡張末期像、右が収縮末期像です。この2つの像を見比べることによって、壁運動の評価が可能となります。リアルタイムの動画像でみると、もっとよくわかります。

心室中隔の菲薄化した輝度の高い部分の動きが低下しているのがわかりますね。

また、エコー図②の左室レベルMモードでも、心室中隔壁厚は8mmと薄く、壁運動が低下し、輝度の高い部分の収縮期における壁厚増加が減少しています。左室拡張末期径は60mm、収縮末期径は40mmと左室は中等度拡大しています。カラードプラでII度の僧帽弁逆流がみられ、左房径は43mmと軽度拡大していました。

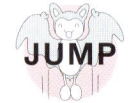

JUMP

心筋梗塞後では、リモデリング(再構築)による左室拡大により乳頭筋が外側

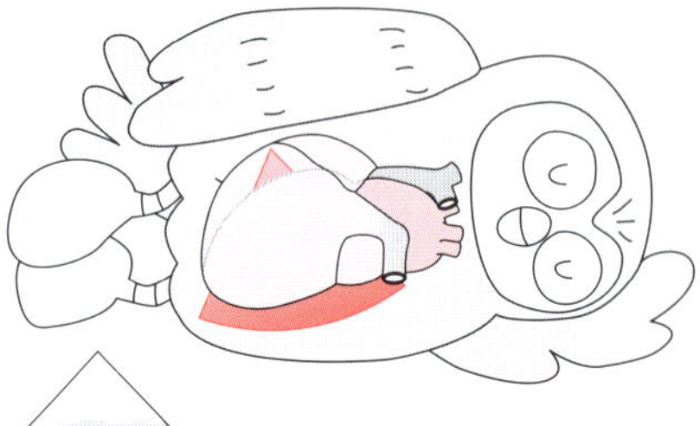

① 傍胸骨長軸断層像

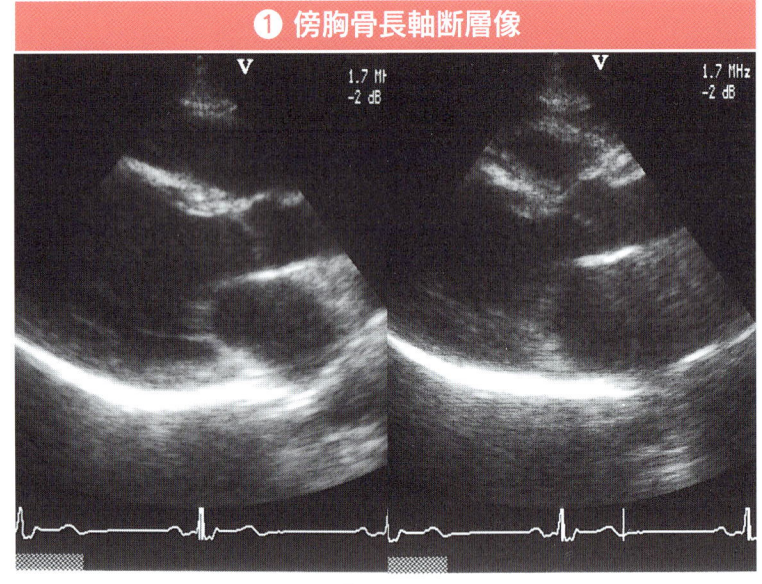

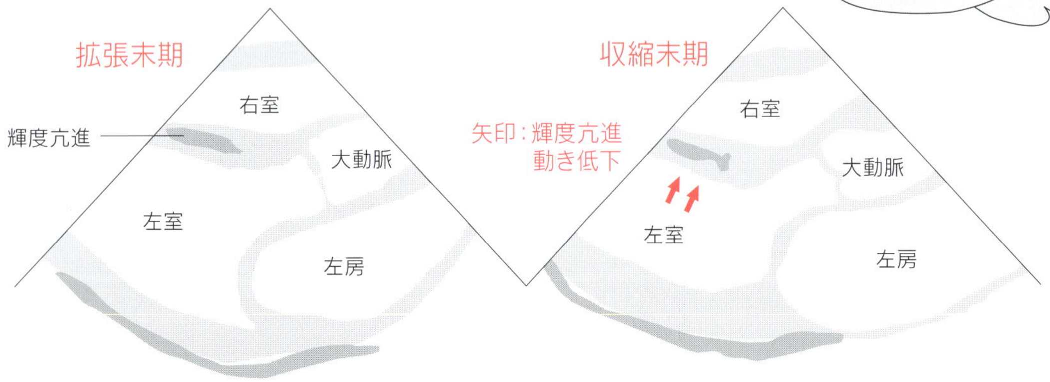

拡張末期 / 収縮末期

輝度亢進　右室　大動脈　左室　左房

矢印：輝度亢進　動き低下

❷ 傍胸骨長軸断層像 左室レベル：M モード

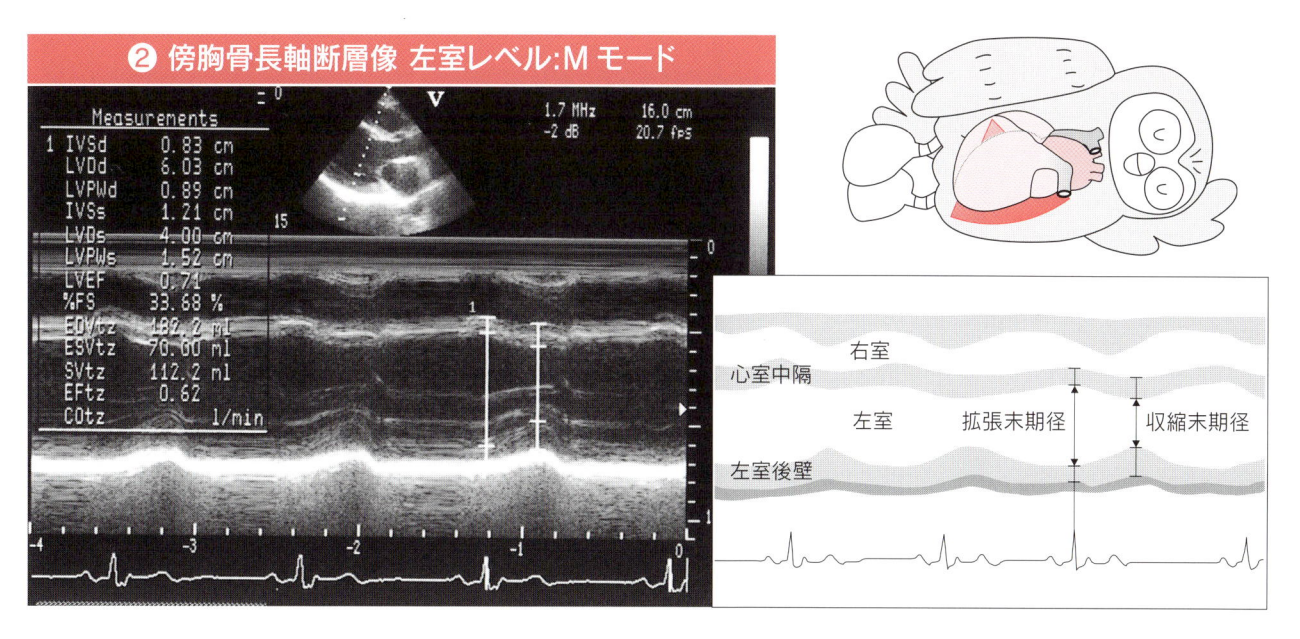

に偏位し、僧帽弁尖を強く牽引しその可動性を低下させ、閉鎖を妨げて僧帽弁逆流を合併しやすくなります。これを tethering（鎖につながれたという意味）といいます。

急性期の梗塞では、乳頭筋や腱索の断裂により、急激に高度の僧帽弁逆流をきたすこともあります。この時は、心不全が急激に悪化し、緊急手術をしないと救命できないこともあります。

拡張型心筋症や虚血性心疾患で、弁尖の器質的病変や乳頭筋・腱索の断裂がないのに僧帽弁逆流が出現するものを虚血性・機能性僧帽弁逆流といいます。

虚血性・機能性僧帽弁逆流と tethering

■正常例　　■虚血性僧帽弁逆流例

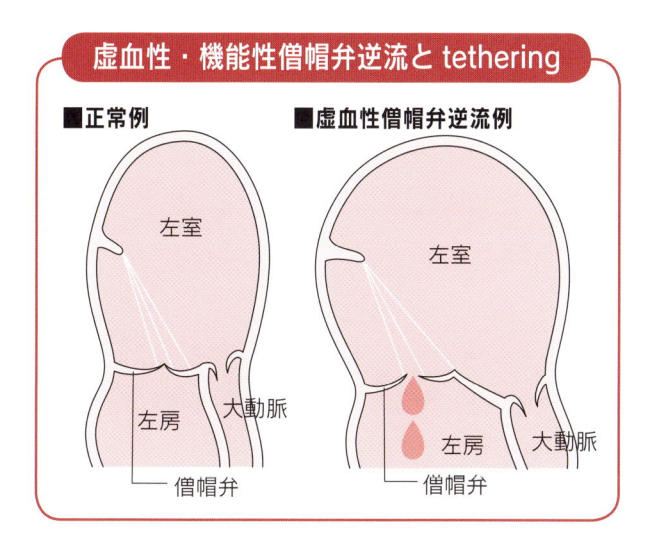

以前は、虚血性僧帽弁逆流の成因として乳頭筋機能低下や僧帽弁輪拡大によるものが考えられていましたが、現在では左室リモデリングにより乳頭筋が外側に偏位し、僧帽弁尖を牽引するため、弁閉鎖が妨げられると考えられています(tethering)。

虚血性・機能性僧帽弁逆流は、

1. 虚血性心疾患あるいは拡張型心筋症などの心機能低下があり、
2. 僧帽弁逆流があり、
3. 弁尖・弁複合体に器質的異常(リウマチ性変化、弁尖の肥厚、疣贅の付着、腱索断裂、乳頭筋断裂など)がなく、
4. 弁尖の閉鎖位置が心尖部方向に偏位している

という所見がみられます。

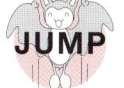

JUMP

さて、傍胸骨短軸断層像はどうでしょう？ 乳頭筋レベル(エコー図③)では、前壁中隔から側壁は菲薄化して輝度が上昇し、拡張末期と収縮末期で心内膜面はほとんど位置の移動がなく、無収縮(akinesis)となっています。

僧帽弁レベル(エコー図④)でも前壁中隔は菲

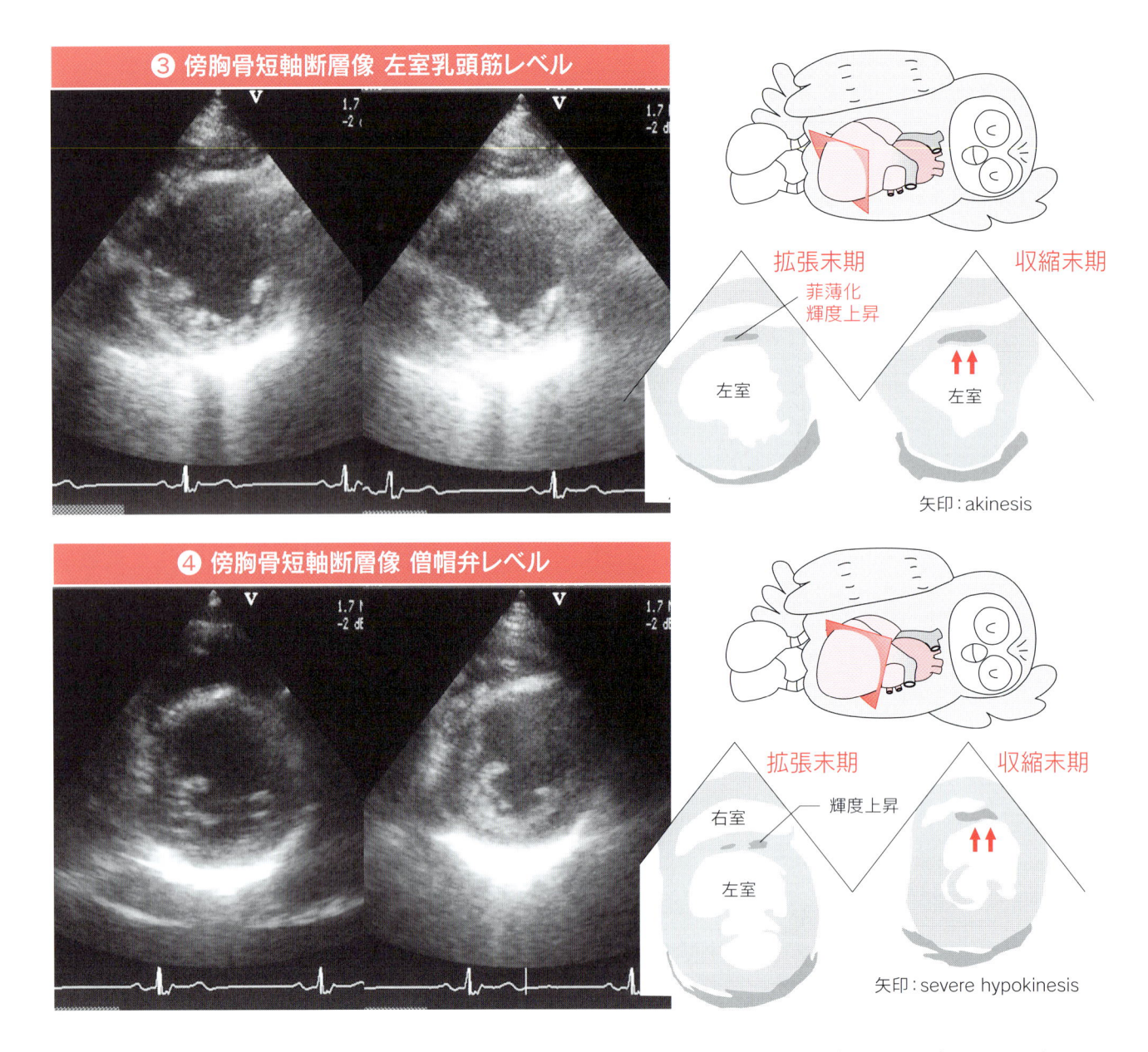

❸ 傍胸骨短軸断層像 左室乳頭筋レベル

拡張末期 — 菲薄化 輝度上昇 / 左室
収縮末期 — 左室
矢印：akinesis

❹ 傍胸骨短軸断層像 僧帽弁レベル

拡張末期 — 右室／左室 輝度上昇
収縮末期
矢印：severe hypokinesis

薄化、輝度上昇し、高度の壁運動低下(severe hypokinesis)がみられます。

この菲薄化し輝度が上昇した心筋は、心筋細胞が壊死・脱落して線維化した部分を表しています。そのため、収縮期に壁厚の増加もないのです。

心尖部四腔断層像(エコー図⑤)、心尖部左室長軸断層像(エコー図⑥)では、前壁中隔の心尖部寄りと心尖部が無収縮であるのがわかります。

このように、壁運動はいろいろな方向からみて左室を全体的に評価します。

ちなみに、この壁運動は何をみて評価しているのでしょうか？ ポイントとなるのは、次の3つです。

1. **心内膜面の動き**(拡張末期像と収縮末期像を比較)
2. **壁厚の変化**(収縮期の壁厚増加；thickening)
3. **壁エコー性状**(輝度上昇)

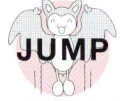

これらを参考にして、壁運動を評価してください。

最後になりましたが、クイズの答えはBの前壁ということになります。

❺ 心尖部四腔断層像

拡張末期　収縮末期

左室　左室
左房　左房

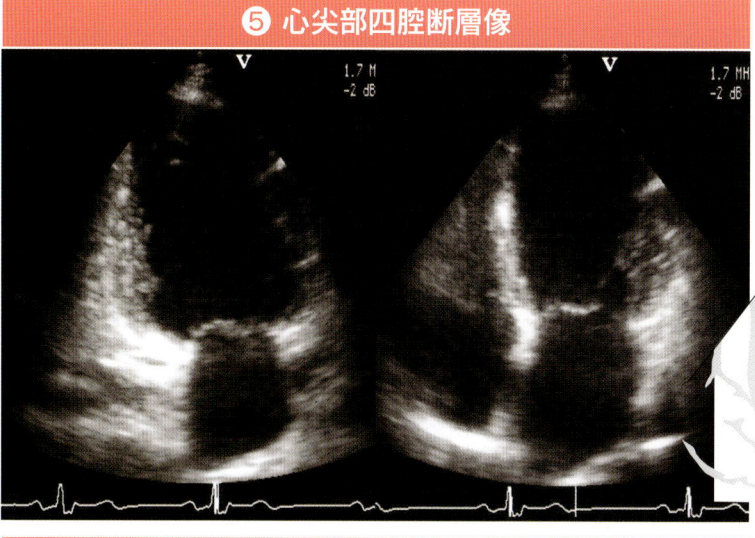

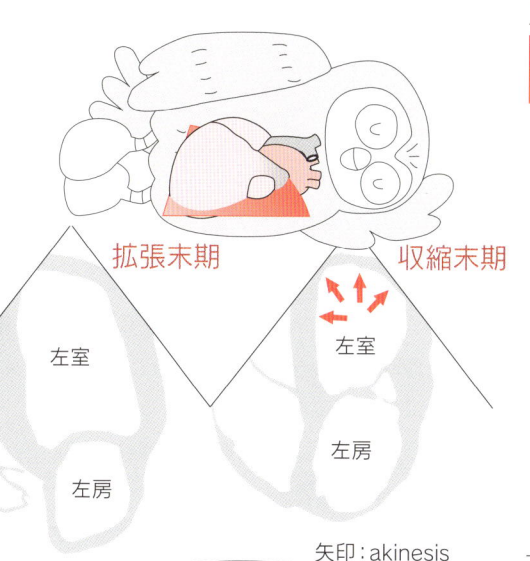

矢印：akinesis

❻ 心尖部左室長軸断層像

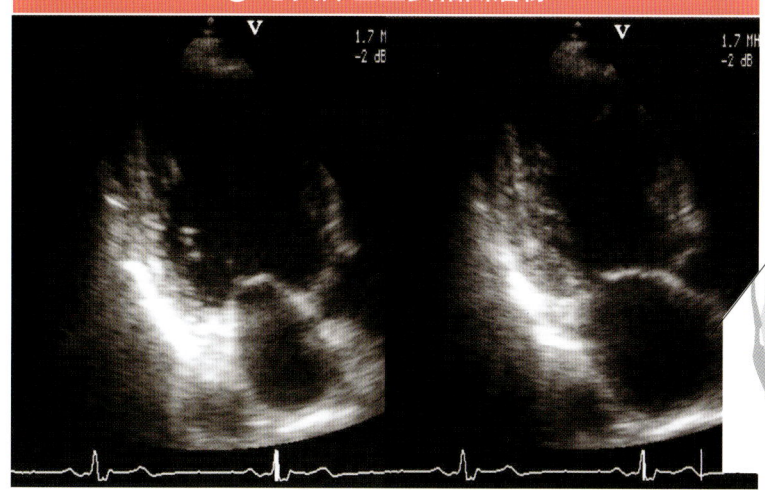

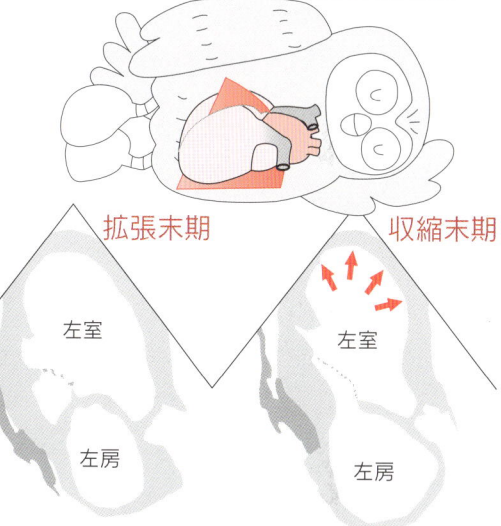

拡張末期　収縮末期

左室　左室
左房　左房

Question 13 左室壁運動に異常がみられるのは、どの部位？

Lesson-13

■**心エコー図診断：** 陳旧性広範囲前壁梗塞、僧帽弁逆流（II度）、左房・左室拡大

■**判読のポイント：** 左室前壁中隔壁厚の菲薄化・輝度上昇、収縮期壁厚増加の減少、壁運動異常、左室拡大、左房拡大

壁運動異常の重症度

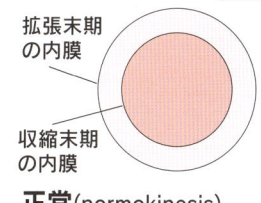

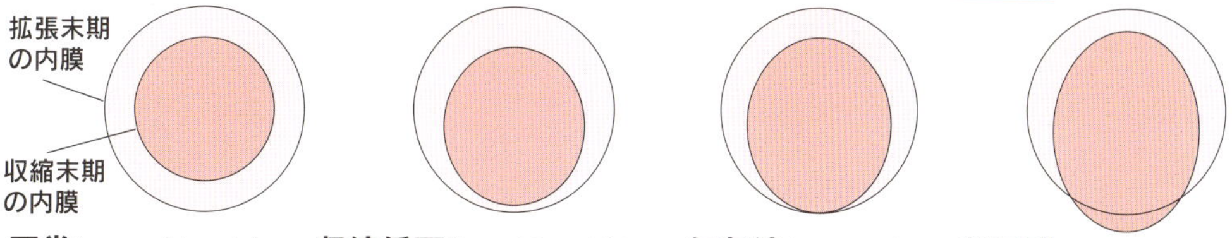

拡張末期の内膜
収縮末期の内膜

正常(normokinesis)
心内膜面の動き、壁厚増加(thickening)が正常

収縮低下(hypokinesis)*
心内膜の動きが健常部に比べて低下し、thickeningも減少

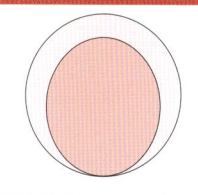

無収縮(akinesis)
心内膜面の動きやthickeningが全くみられない状態

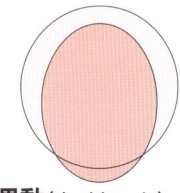

逆運動(dyskinesis)
心内膜面が収縮末期に拡張末期より外方に膨隆し、thickeningが全くみられない状態

*hypokinesisを軽度(mild)、中等度(moderate)、高度(severe)とさらに細かく分けることもあります。

COLUMN

アメリカ心エコー図学会が推奨する左室16分画

心筋梗塞などの虚血性心疾患は、心臓を養っている血管である冠動脈(coronary artery)の狭窄や閉塞により、心筋細胞に十分な酸素や栄養が送られなくなって起こってきます。

冠動脈は、右冠動脈(right coronary artery; RCA)と左冠動脈(left coronary artery; LCA)からなり、左冠動脈は左前下行枝(left anterior descending; LAD)と左回旋枝(left circumflex; LCX)に分かれます。右冠動脈は右室と左室後下壁および心室中隔の後ろ1/3を養い、左前下行枝は左室前壁および心室中隔前2/3を灌流し、左回旋枝は左室側壁から後壁を支配しています。また、一部の例では左回旋枝が左室後下壁を灌流しています。

アメリカ心エコー図学会(American Society of Echocardiography)では、この冠動脈の支配領域を考慮し、左室16分画に分けて壁運動を評価するように推奨しています。これによって、冠動脈の病変部位をある程度まで推定することができます。

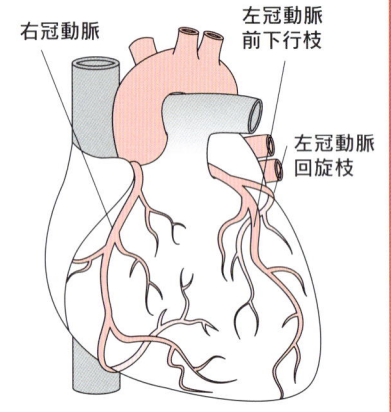

■左室16分画

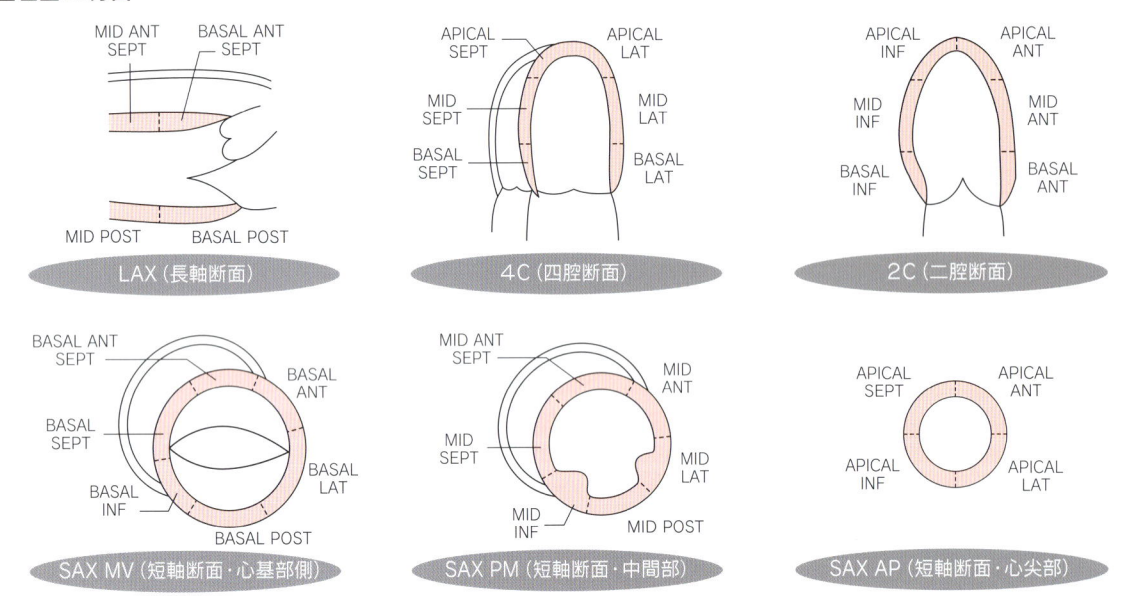

① 左室を心基部・中間部・心尖部の3つに分ける。 心基部:BASE　中間部:MID　心尖部:APICAL
② 心基部・中間部は以下の6分画に分ける。 前壁:ANT　側壁:LAT　後壁:POST　下壁:INF　中隔:SEPT　前壁中隔:ANT-SEPT
③ 心尖部は以下の4分画に分ける。 前壁:ANT　側壁:LAT　下壁:INF　中隔:SEPT

■左室分画と冠動脈支配領域

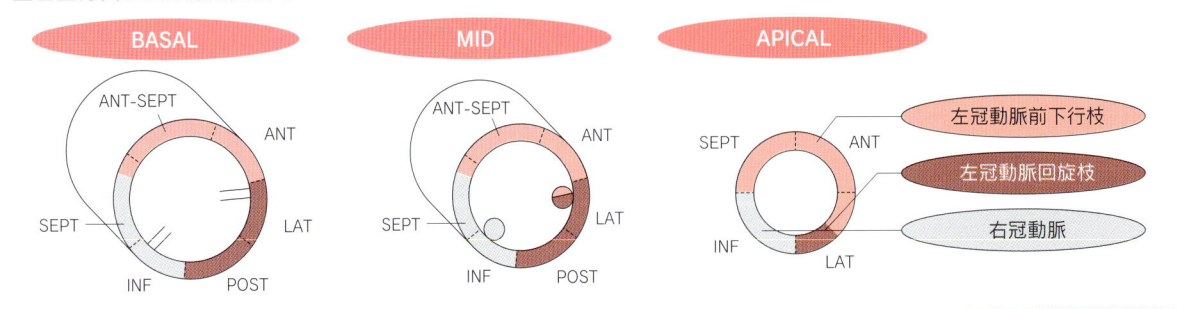

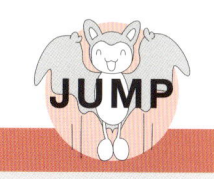

Question 14 心エコー図をみて答えよう
左室壁運動に異常がみられるのは、どの部位？

異常がみられる部位は　A. 前壁　B. 下壁　C. 側壁

70歳の男性、身長160cm、体重65kg、血圧130/80mmHg。15年前に胸痛があったが、放置していたとのこと。今回は、心電図でⅡ, Ⅲ, aVFに異常Q波がみられ、その精査を目的に心エコー図検査をすることになりました。

❶ 傍胸骨長軸断層像

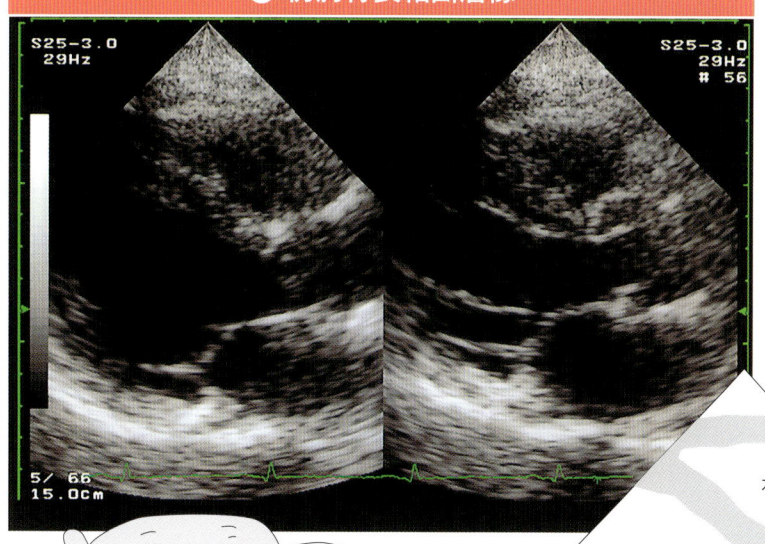

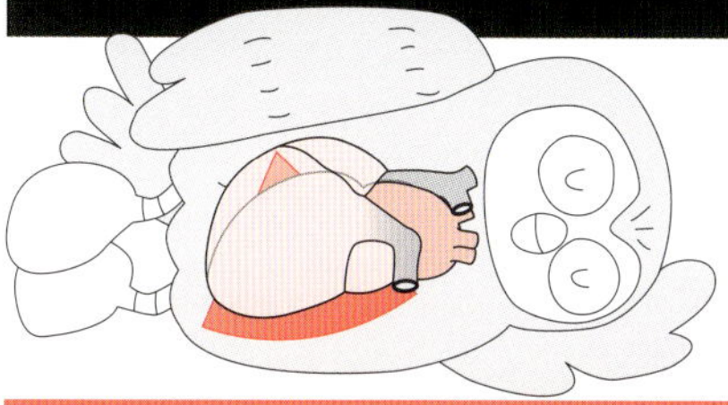

エコー図①の傍胸骨長軸断層像で、異常なところはありますか？ **下壁基部の輝度がやや上昇**していないでしょうか？また、左図の拡張末期像と右図の収縮末期像を比べてみてください。輝度の高い下壁基部の部分の収縮低下(hypokinesis)がみられます。

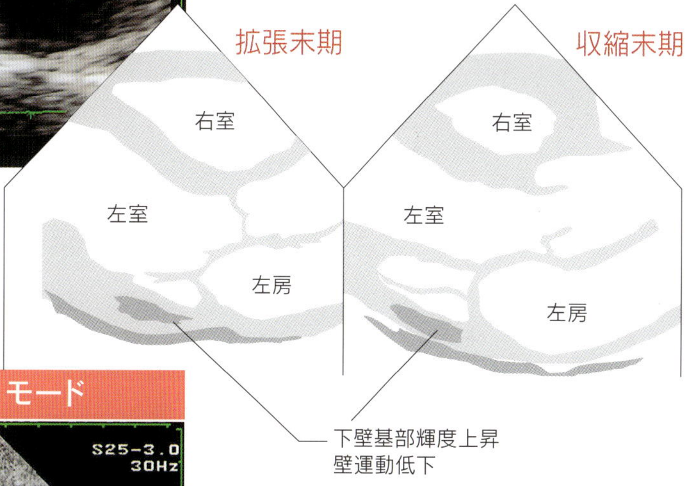

拡張末期　　収縮末期

右室　　右室
左室　　左室
左房　　左房

下壁基部輝度上昇
壁運動低下

❷ 傍胸骨長軸断層像 左室レベル：Mモード

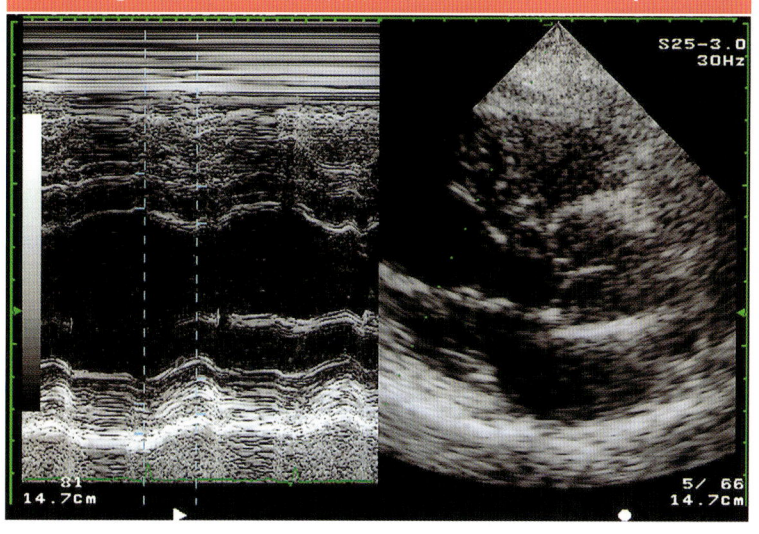

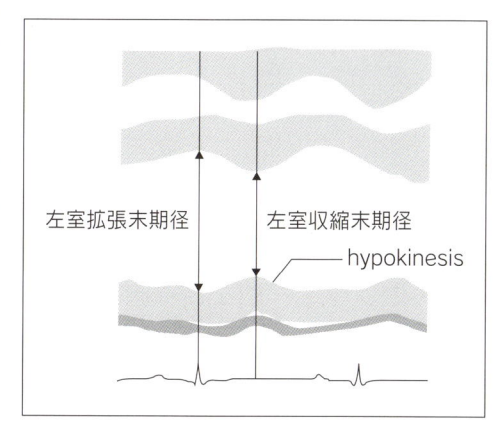

左室拡張末期径　左室収縮末期径
hypokinesis

❸ 傍胸骨長軸断層像：カラードプラ

❹ 傍胸骨短軸断層像 僧帽弁レベル

右室　大動脈　左室　左房

僧帽弁逆流ジェット

拡張末期　収縮末期

右室　左室　右室　左室

下壁　僧帽弁　矢印：hypokinesis

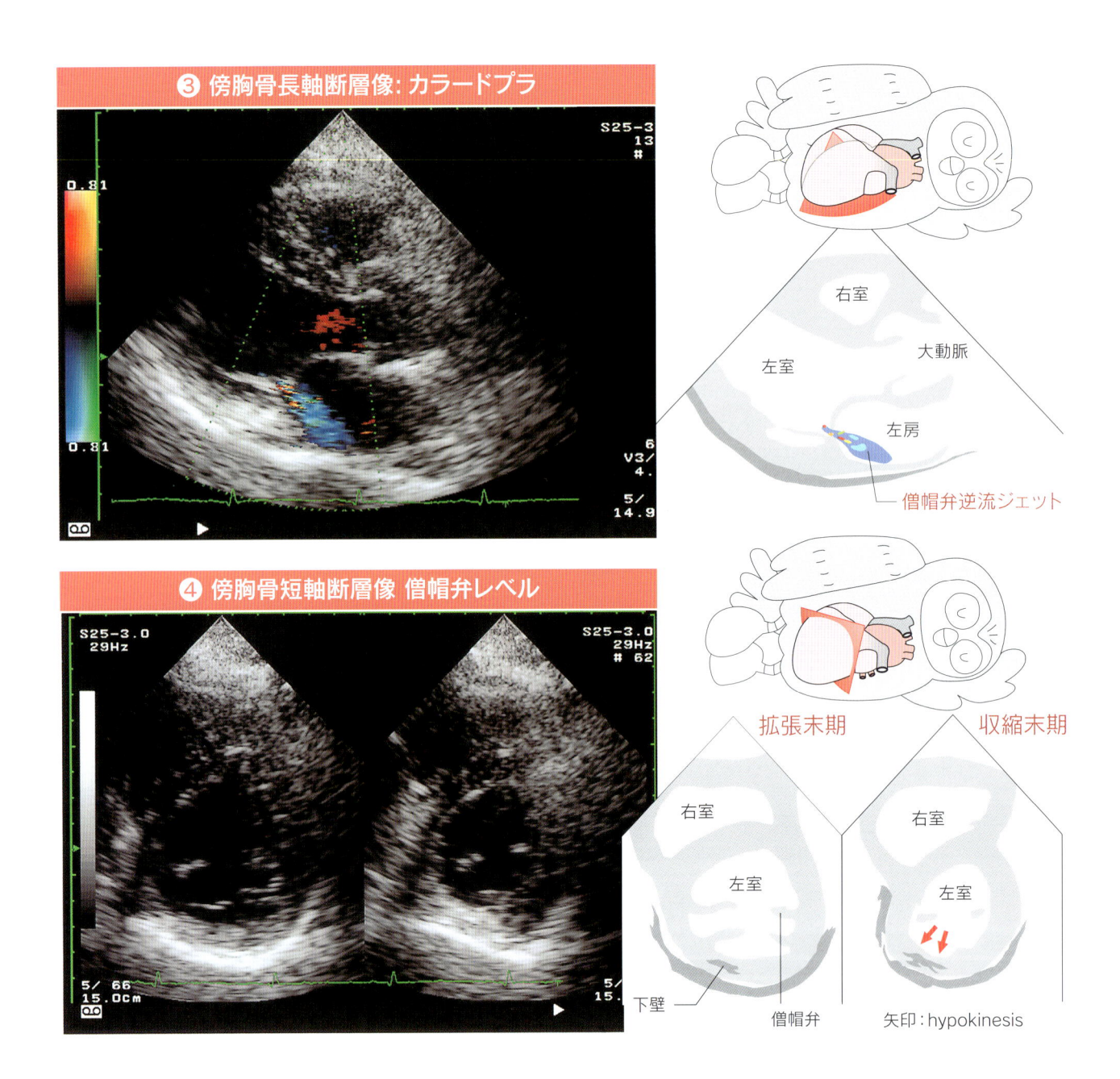

左室レベルのMモード(**エコー図②**)で、計測をしてみてください。

心室中隔厚は11mm、左室後壁10mm、左室拡張末期径61mm、収縮末期径48mm、%FS＝21%、左室駆出率42%でした。左室が中等度拡大し、下壁の動きが低下しています。

クイズの答えは、そう、Bの下壁ですね。

カラードプラモード(**エコー図③**)にすると、僧帽弁逆流(II度)がみられます。左室リモデリングのために、**乳頭筋外側偏位によるtetheringがあり**、**弁尖接合不全**が起きているものと考えられます。

JUMP

傍胸骨短軸断層像僧帽弁レベル(**エコー図④**)では、やはり左室下壁の心筋の輝度が上昇しており、拡張末期と収縮末期像を比べると、壁運動の低下(hypokinesis)がみられます。同部位の心筋梗塞を知らぬ間に起こしていたものと思われます。

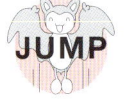

JUMP

❺ 心尖部四腔断層像：カラードプラ

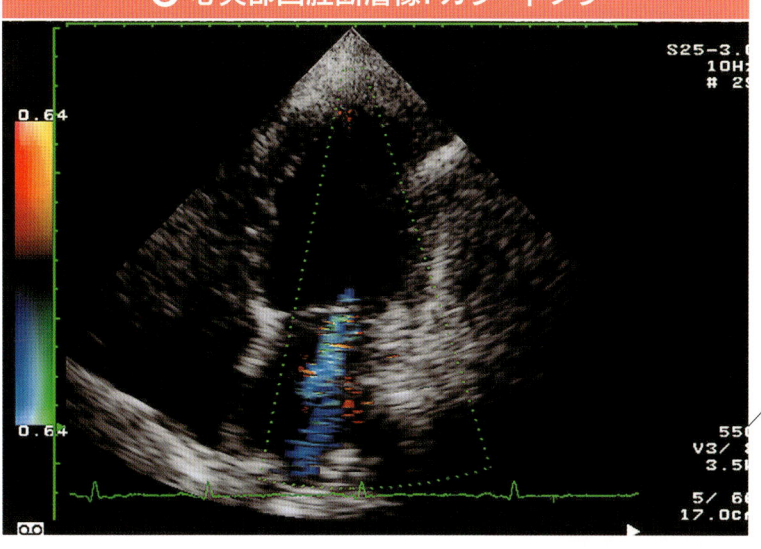

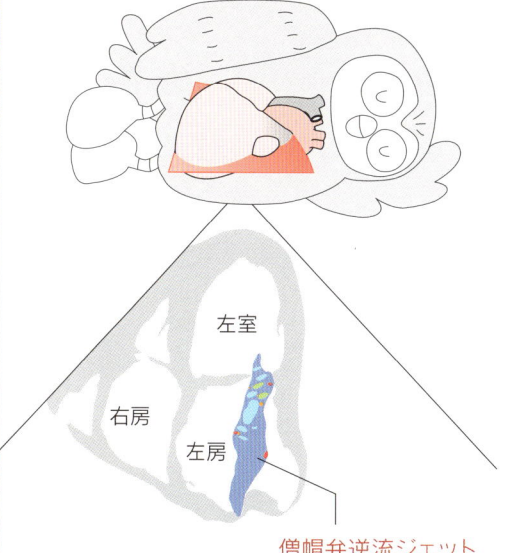

僧帽弁逆流ジェット

❻ 心尖部二腔断層像

後乳頭筋外側偏位（tethering）

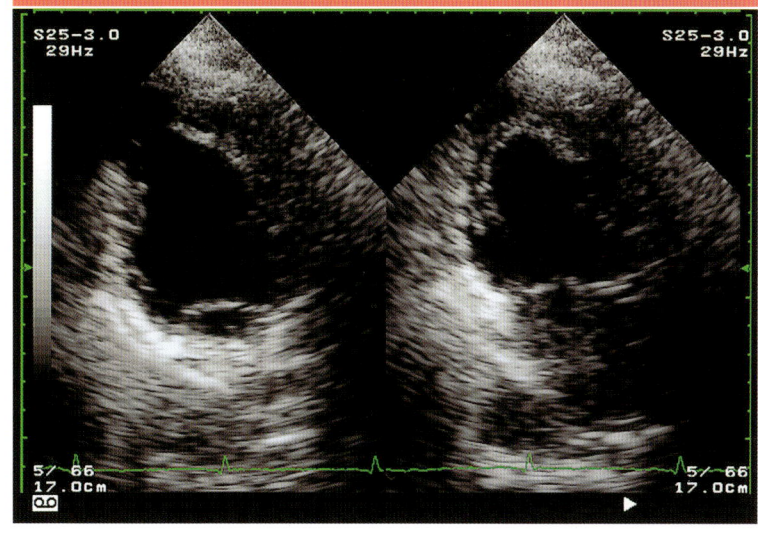

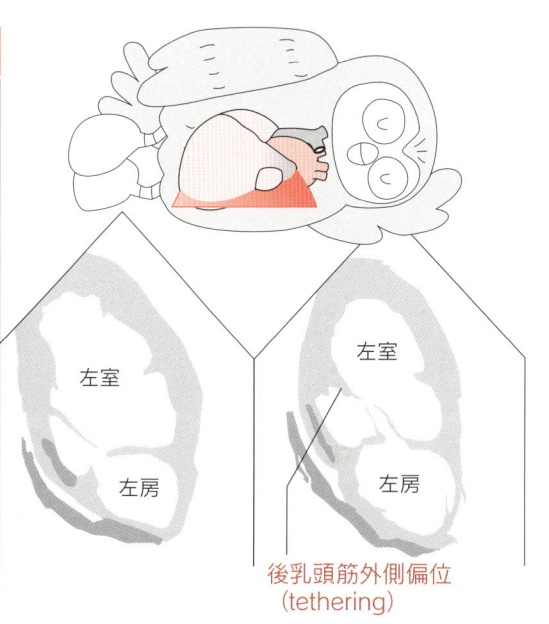

エコー図❺の心尖部四腔断層像のカラードプラでは、**僧帽弁逆流(Ⅲ度)**がみられます。心尖部二腔断層像(エコー図❻)では、下壁基部の輝度上昇とhypokinesisがみられ、後乳頭筋が外方に偏位し、僧帽弁尖が収縮期に心尖部方向に牽引され(tethering)、弁尖の接合不全をきたしているのがわかります。

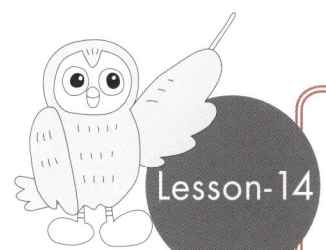

> **Lesson-14**
>
> ■**心エコー図診断**：**陳旧性下壁心筋梗塞、僧帽弁逆流(Ⅱ-Ⅲ度)**
> ■**判読のポイント**：**左室下壁の輝度上昇、壁運動低下、左室拡大、後乳頭筋偏位、僧帽弁のtethering、僧帽弁逆流**

Question 14 左室壁運動に異常がみられるのは、どの部位？

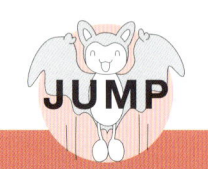

Question 15 心エコー図をみて答えよう
左室壁に異常がみられるのは、どの部位？

異常がみられる部位は A. 前壁　B. 側壁　C. 下壁

60歳の男性、身長170cm、体重65kg、血圧110/60mmHg。1年前に急性心筋梗塞に罹患し、心エコーの定期検査に来院されました。心電図は四肢誘導のII, III, aVFで異常Q波がみられます。

① 傍胸骨長軸断層像

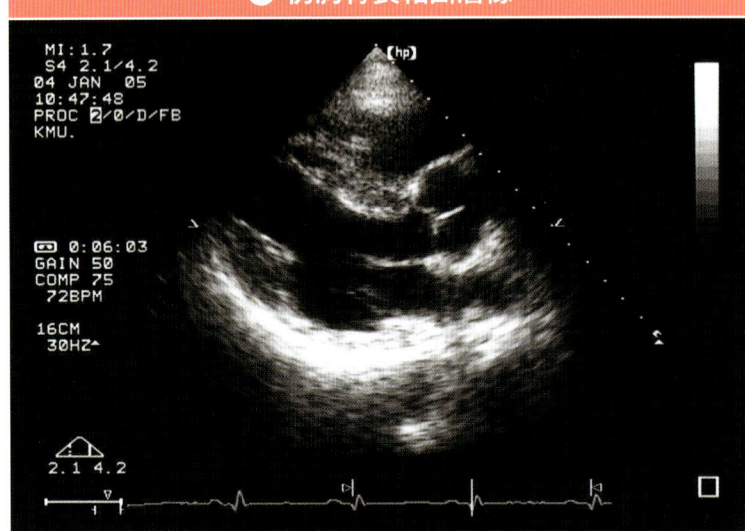

② 傍胸骨短軸断層像 僧帽弁レベル

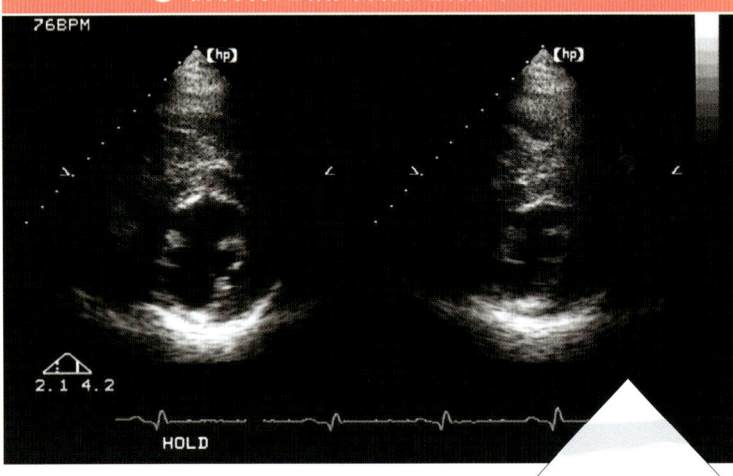

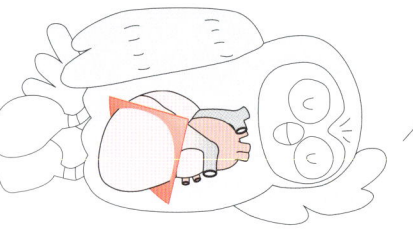

エコー図①の傍胸骨長軸断層像で、おかしなところはどこでしょう？ 左室の心筋はどうですか？ 左室後壁の基部（僧帽弁寄り）に注目してください。

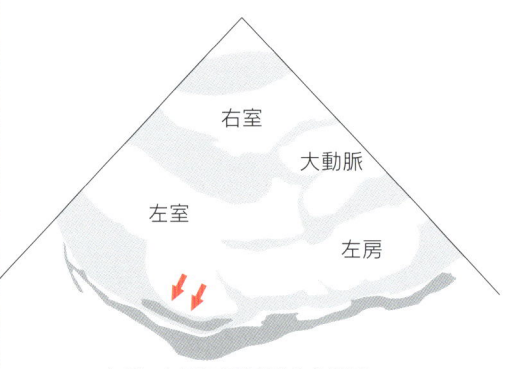

矢印：左室下壁基部の心室瘤

そうです、**心筋が欠落し、壁厚が薄く瘤状で、壁の輝度が高くなっていますね。**このように心筋壊死により、収縮期・拡張期を通じて内腔が瘤状に突出した状態を**心室瘤**(ventricular aneurysm)といいます。左室壁は菲薄化し、

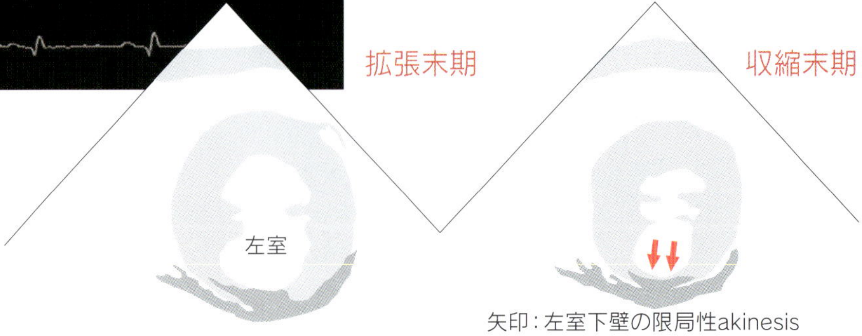

拡張末期　　　収縮末期

左室

矢印：左室下壁の限局性akinesis

akinesisもしくはdyskinesisとなります。
僧帽弁レベルの傍胸骨短軸断層像(エコー図②)で、壁運動はどうでしょう？ 左の拡張末期像で、左室の下壁が限局性に薄くなり輝度が上昇しています。右の収縮末期像と比べると、ちょうどこの部位が無収縮(akinesis)で収縮期の壁厚増加もみられません。

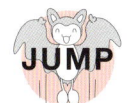

JUMP

心尖部左室長軸断層像(エコー図③)はどうですか？ やはり下壁の基部が菲薄化・輝度上昇し瘤状で、拡張末期と収縮末期像を比べると、この部位がakinesisになっています。
というわけで、クイズの答えはもちろんCです。
心室瘤では瘤内の血流がうっ滞し、内部に血栓を作って脳梗塞などの全身の塞栓症状をきたしたり、不整脈や心不全の原因となることがあります。外科的に心室瘤切除術が必要となる場合もあります。

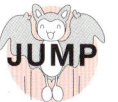

JUMP

さて、この症例の冠動脈の病変部位はどこにあるでしょうか？ 下壁の心筋が傷害されているので、右冠動脈に病変があることが推定されます。Q13でご紹介した左室16分画と冠動脈支配領域を見比べてください。

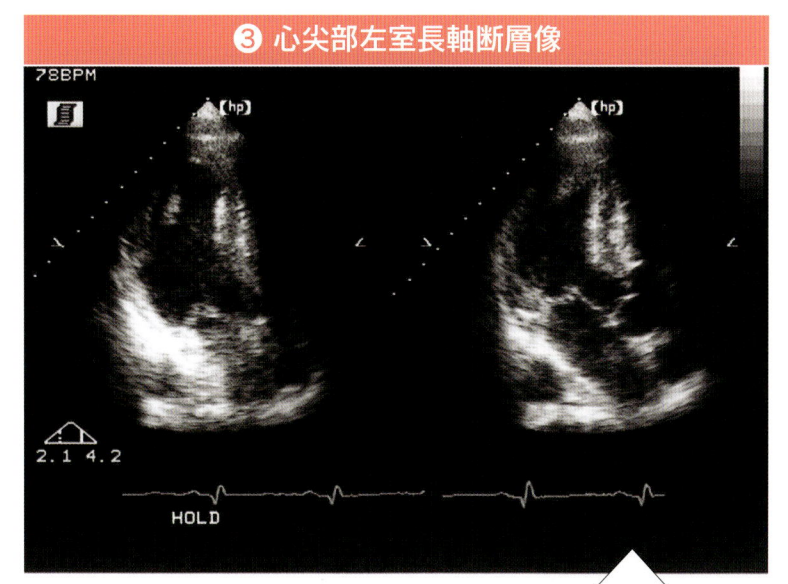

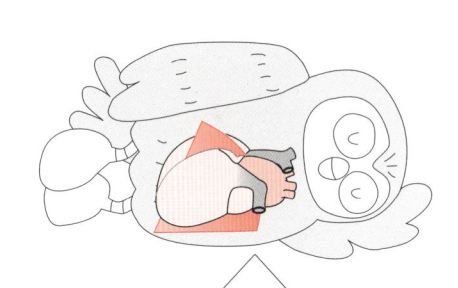

③ 心尖部左室長軸断層像

矢印：左室下壁の心室瘤

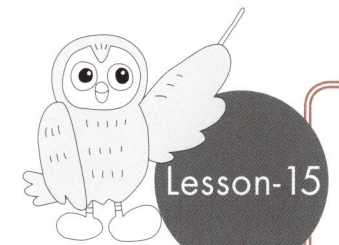

Lesson-15
■心エコー図診断：陳旧性下壁心筋梗塞、下壁心室瘤
■判読のポイント：左室下壁が瘤状、菲薄化、輝度上昇、収縮期壁厚増加の消失、壁運動がakinesis

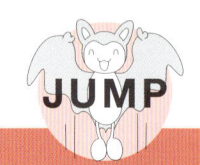

Question 16 心エコー図をみて答えよう
心室の動きが異常な部位はどこでしょうか？

異常がみられる部位は A. 下壁　B. 心尖部　C. 側壁

58歳の男性、身長170cm、体重68kg、血圧138/88mmHg。3か月前に急性前壁心筋梗塞に罹患し、その定期チェックのために心エコー図検査が行われました。心電図はV1-4に異常Q波とST上昇がみられます。

JUMP

エコー図①の心尖部四腔断層像で、心尖部に注目してください。左の拡張末期像で心尖部の壁厚が菲薄化し、瘤状になっています。右の収縮末期像で心尖部の瘤の大きさは拡張末期像と比べてどうでしょうか？ 大きくなっていますね。すなわち、壁運動は**逆運動**(dyskinesis)しているのです。クイズの答えは、Bの心尖部ですね。

収縮末期像で、収縮する健常心筋と外方へ突出する心室瘤との境界に**屈曲点**(hinge point;矢頭)がみられます。心室瘤の診断のポイントは、このhinge pointを描出することです。

JUMP

さて、エコー図②は陳旧性前壁心筋梗塞と心尖部心室瘤のある別の65歳・男性の心尖部長軸像です。少し様相が違いますね。どこがちがうのでしょう？ 心尖部に瘤があるのに、壁厚がむしろ厚くみえます。

実は、菲薄化した心尖部瘤壁の**左室内腔に血栓(小さい矢印)が充満**して付着

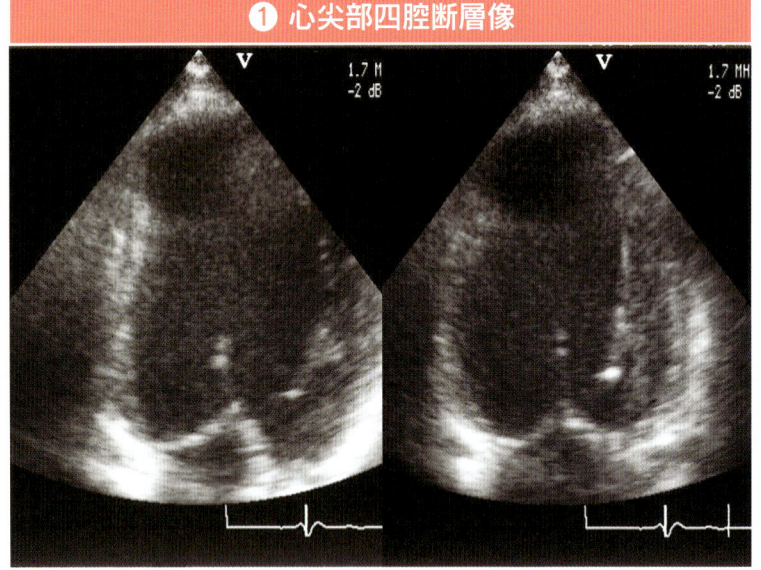

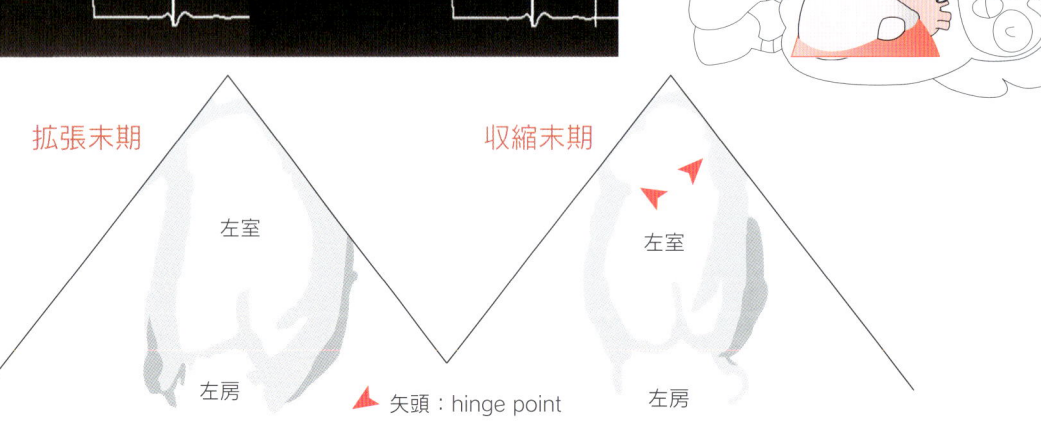

① 心尖部四腔断層像

拡張末期　　　収縮末期

左室　　　　　左室

左房　　　　　左房

▲ 矢頭：hinge point

しているため、あたかも壁厚が肥厚しているようにみえているのです。

よくみると、血栓の輝度は下壁心筋の輝度と少し違います。また、左の収縮末期像では、hinge point(矢頭)が描出されていますね。

このように**心室瘤があると瘤内部に血栓を形成**し、脳梗塞症などの全身の**塞栓症の原因**となるので、血栓の有無を見逃さないことが大切です。血栓があれば、抗凝固療法を行う必要があります。

❷ 心尖部左室長軸断層像

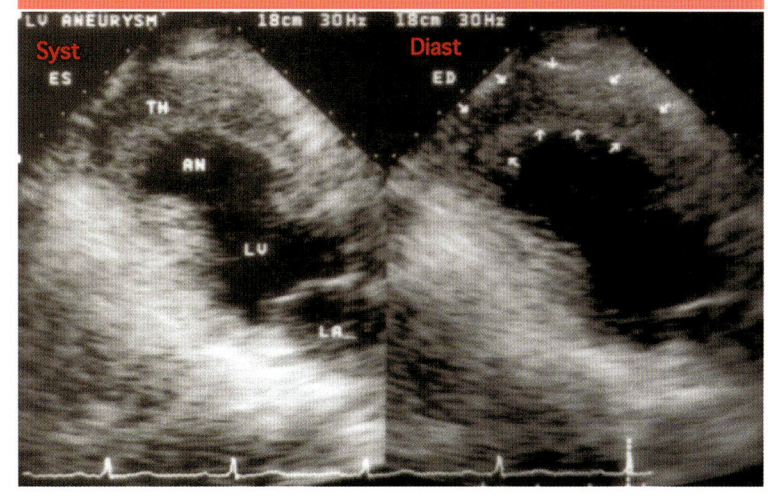

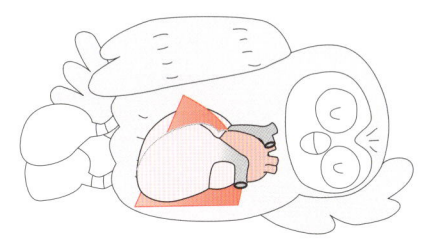

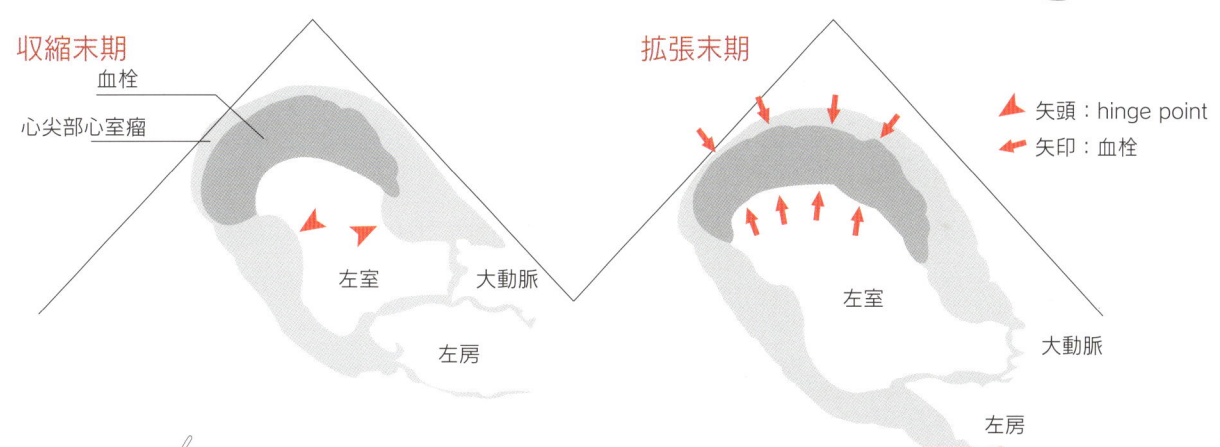

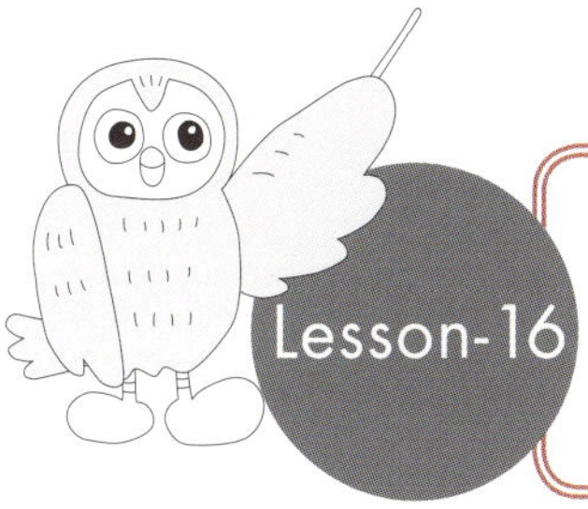

Syst / Diast

収縮末期
- 血栓
- 心尖部心室瘤

拡張末期

矢頭：hinge point
矢印：血栓

左室　大動脈　左房

Lesson-16

■**心エコー図診断：陳旧性前壁梗塞、心尖部心室瘤、（左室心尖部瘤内血栓）**

■**判読のポイント：心室瘤壁の菲薄化・逆運動(dyskinesis)、hinge point**

心室瘤があると血栓を形成し、塞栓症の原因となる。

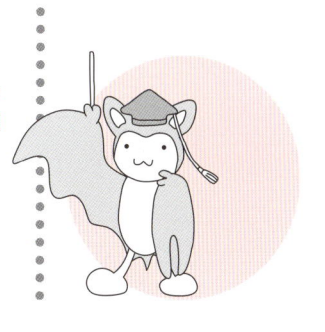

Question 16
心室の動きが異常な部位はどこでしょうか？

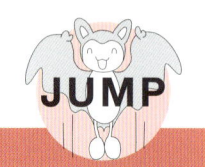

Question 17 心エコー図をみて答えよう

左室壁および壁運動の異常な部位はどこでしょうか？

異常な部位は　A. 心室中隔基部　B. 心尖部　C. 側壁

62歳の男性、身長176cm、体重75kg、血圧130/80mmHg。**ブドウ膜炎、両側肺門部リンパ節腫脹**がみられ、心電図上、完全右脚ブロックと左軸偏位から**完全房室ブロック、心室頻拍**をきたし、ペースメーカー機能を持つ植え込み型除細動器を挿入されています。

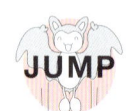

JUMP

エコー図①の傍胸骨長軸断層像と左室レベルのMモードで心室中隔基部の壁厚と壁運動はどうでしょう？ 壁が薄くなり、輝度が上昇していませんか？ Mモードで心室中隔の壁厚を計測してみてください。

5mmと菲薄化し、輝度も上昇しています。左室後壁厚は11mmと正常上限で、左室拡張末期径67mm、収縮末期径54mmです。

心室中隔の動きはどうでしょう？ 収縮期に右室方向に**奇異性運動**(paradoxical motion)がみられます。心尖部よりの心室中隔の壁厚は正常で、輝度も高くなっていません。

JUMP

エコー図②の傍胸骨短軸断層像、エコー図③の心尖部四腔断層像、エコー図④の心尖部左室長軸断層像でも**心室**

① 傍胸骨長軸断層像　左室レベル：Mモード

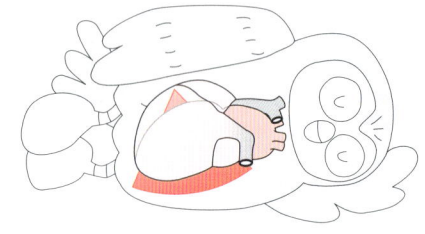

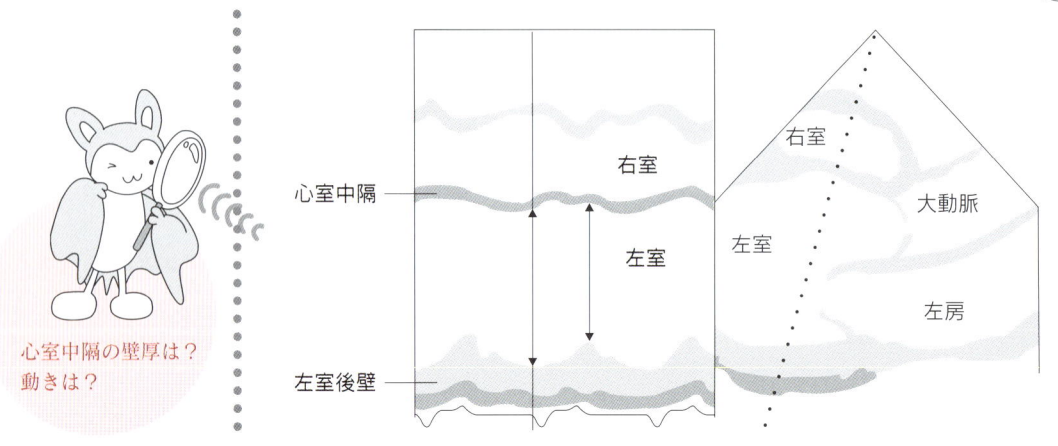

心室中隔の壁厚は？
動きは？

心室中隔 — 右室 / 左室
左室後壁

右室 / 左室 / 大動脈 / 左房

❷ 傍胸骨短軸断層像

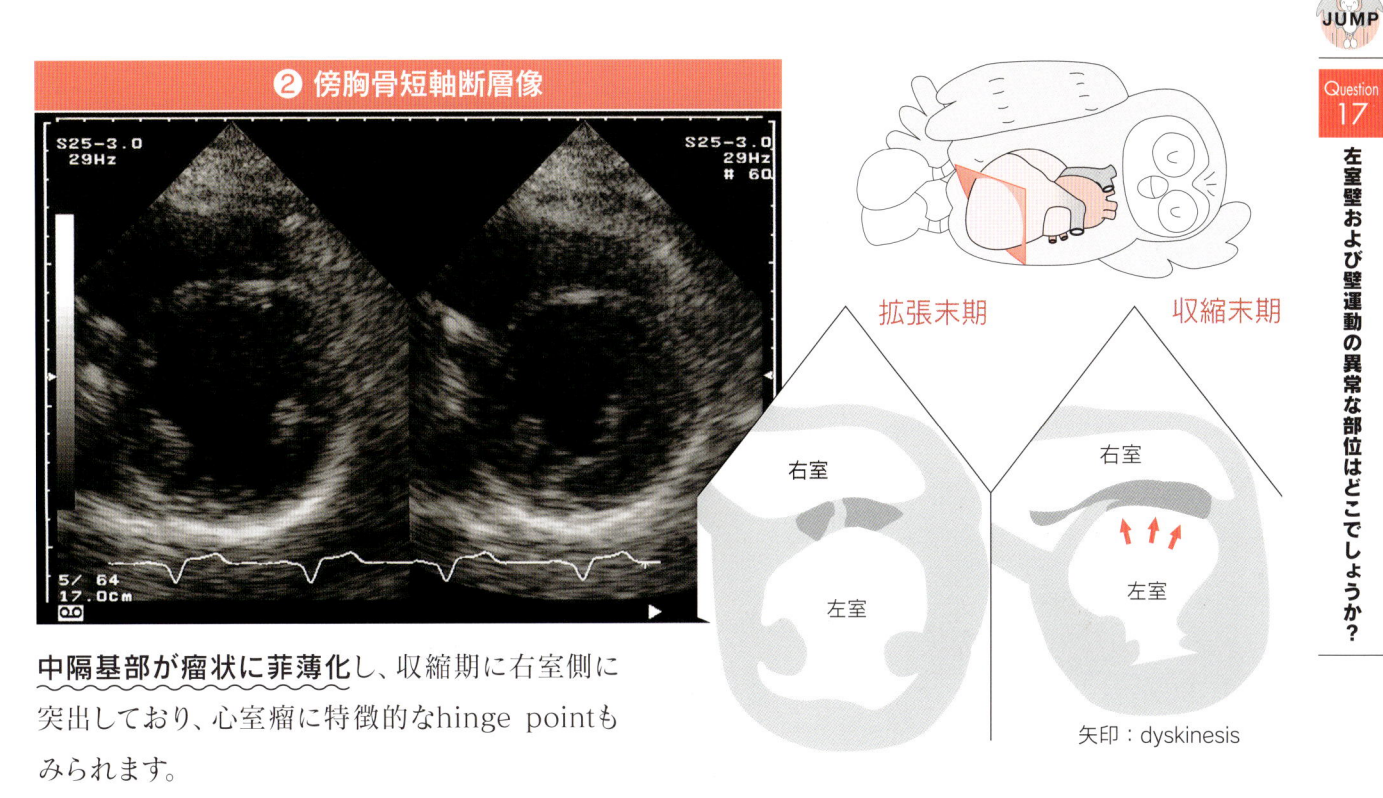

中隔基部が瘤状に菲薄化し、収縮期に右室側に突出しており、心室瘤に特徴的なhinge pointもみられます。

拡張末期　　　収縮末期

右室／左室

矢印：dyskinesis

❸ 心尖部四腔断層像

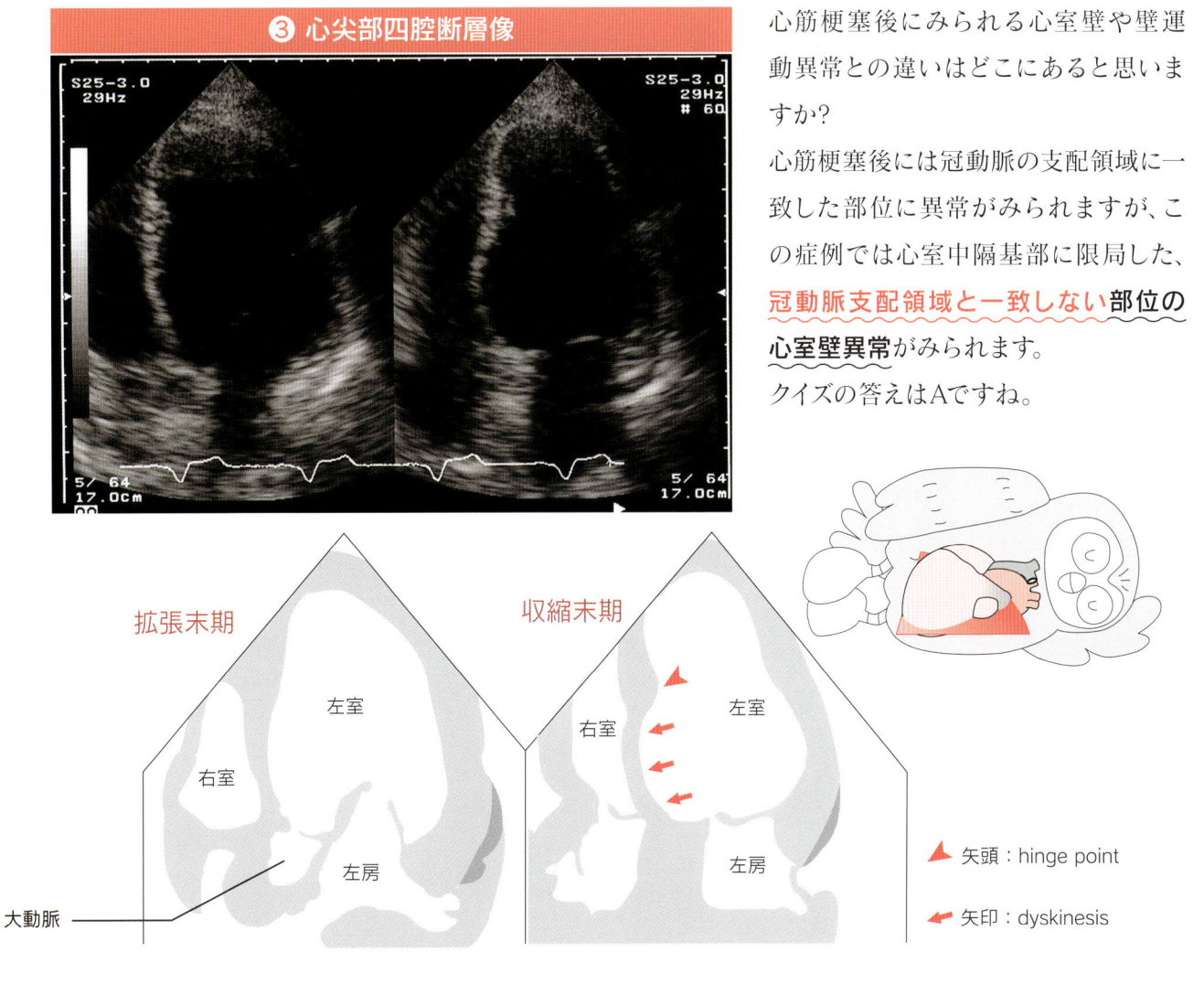

心筋梗塞後にみられる心室壁や壁運動異常との違いはどこにあると思いますか？

心筋梗塞後には冠動脈の支配領域に一致した部位に異常がみられますが、この症例では心室中隔基部に限局した、**冠動脈支配領域と一致しない**部位の**心室壁異常**がみられます。

クイズの答えはAですね。

拡張末期　　　収縮末期

右室／左室／左房／大動脈

矢頭：hinge point
矢印：dyskinesis

Question 17　左室壁および壁運動の異常な部位はどこでしょうか？

この症例は臨床経過、他臓器の異常などから典型的な**心サルコイドーシス**の症例です。完全房室ブロック、左室壁線維化、壁運動異常(心室瘤)を伴う病期も進んだものです。

サルコイドーシスは**非乾酪性肉芽腫**病変が全身性に起こる原因不明の疾患です。心サルコイドーシスでは心室中隔の基部に肉芽腫病変が起こりやすく、刺激伝導路の障害から房室ブロックや心室性不整脈をきたします。

進行すると心筋は線維化し、壁運動異常や心不全症状をきたし、**拡張型心筋症様の病態**となります。

このように、心サルコイドーシスでは心室中隔基部が障害されやすく、疾患によっては**心筋障害の好発部位**があるので、知っておくと心疾患診断の参考となります。

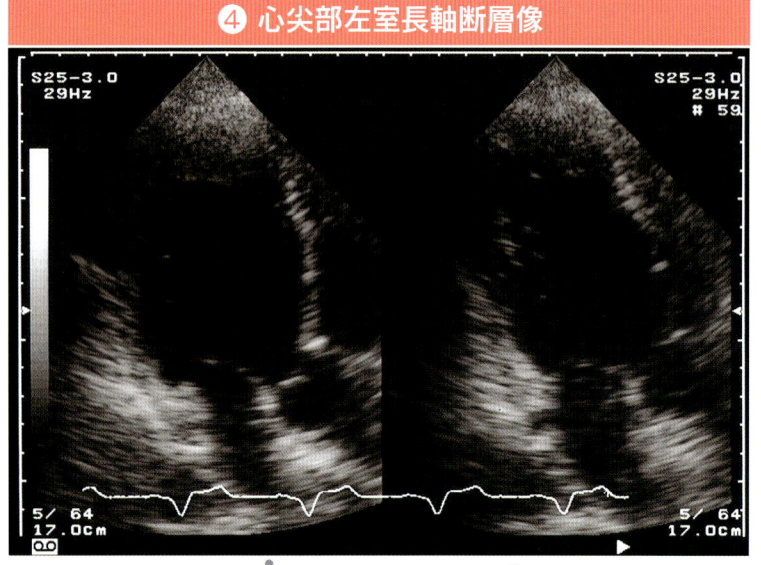

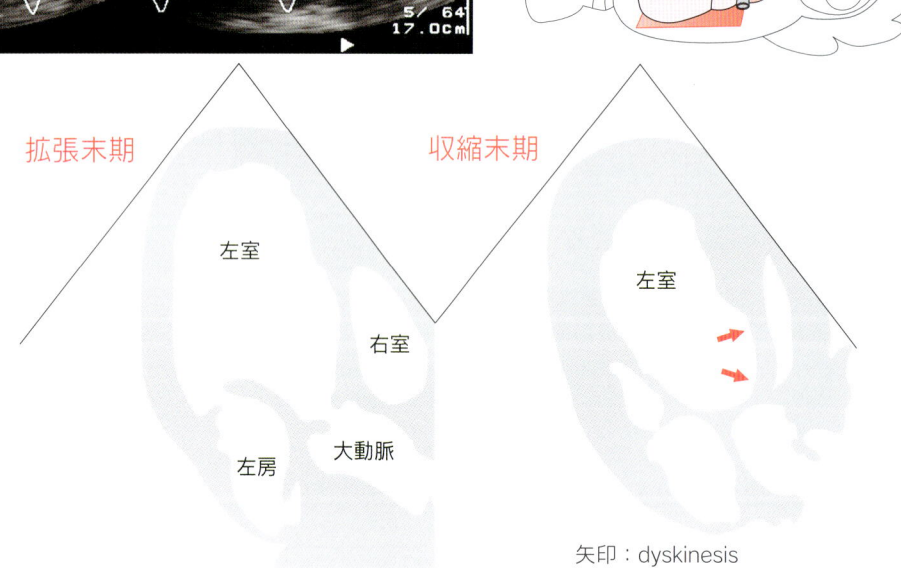

④ 心尖部左室長軸断層像

拡張末期　　　　　収縮末期

左室　右室　左房　大動脈　左室

矢印：dyskinesis

Lesson-17

■ **心エコー図診断：心サルコイドーシス**
■ **判読のポイント：冠動脈支配と一致しない心室中隔基部の菲薄化・輝度上昇・壁運動異常**

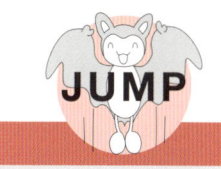

Question 18 心エコー図をみて答えよう
左室の壁運動異常の部位は、どこでしょう？

異常がみられる部位は　A. 前壁　B. 下壁　C. 左室全体

40歳の男性、身長170cm、体重68kg、血圧110/60mmHg。2週間前から感冒症状があり、市販薬を服用して様子をみていました。2日前より労作時呼吸困難、動悸、全身倦怠感が出現し、近医を受診したところ、頻脈、心拡大、胸水がみられ、心不全の精査目的で紹介されて心エコー図検査を受けることになりました。心電図は頻脈(心拍数110bpm)で、四肢誘導で低電位がみられます。

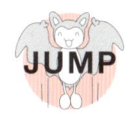

エコー図①の傍胸骨長軸断層像はどうでしょう？左室・左房が拡大し、左室の動きは全体的に中等度低下していますが、左室壁厚はほぼ正常です。それでは、Mモードで左房径、左室拡張末期径・収縮末期径、心室中隔壁厚、左室後壁厚を計ってみましょう。

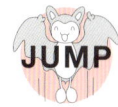

エコー図②の大動脈弁レベルのMモードで、左房径は44mmと軽度拡大しています。

エコー図③の僧帽弁レベルMモードでは、拡張期の僧帽弁の開放幅は小さく、前尖・後尖ともにはっきりと描出されており、心室中隔と僧帽弁前尖の距離が開いています。**このような僧帽弁の波形をdouble diamond型とかfish mouth型**といいます。
1回心拍出量が低下した時の所見です。

エコー図④の左室レベルMモードでは、左室拡張末期径61mm、収縮末期径48mmと中等度拡大し、壁運動も中等度の低下がみられ、%FS=22%、左室駆出率44%と低下していますが、心室中隔厚10mm、後壁厚9mmと正常です。少量のエコーフリースペースがみられ、心嚢液が少し貯留しています。

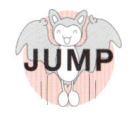

① 傍胸骨長軸断層像

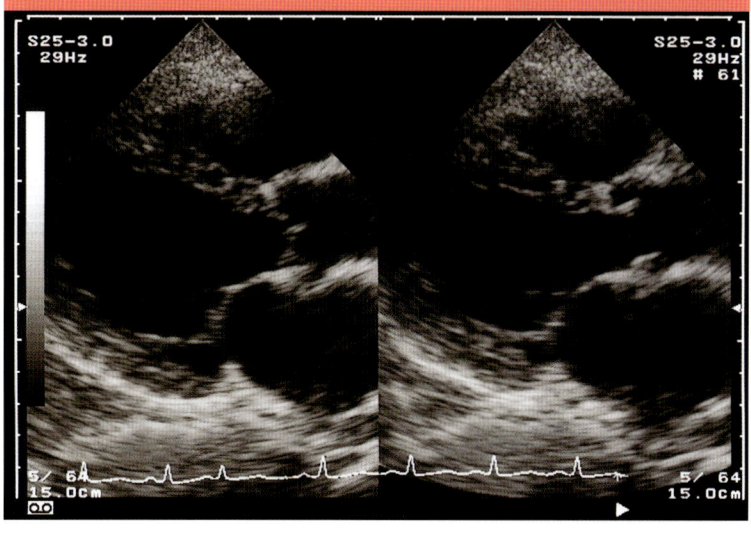

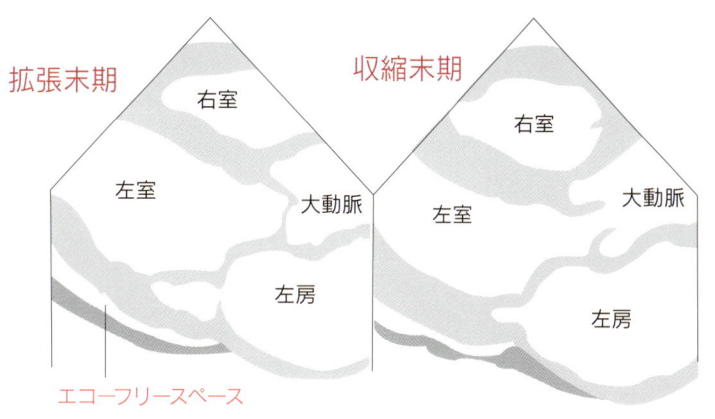

拡張末期　　収縮末期

右室　　右室
左室　大動脈　左室　大動脈
　　　左房　　　　左房

エコーフリースペース

❷ 傍胸骨長軸断層像 大動脈弁レベル：M モード

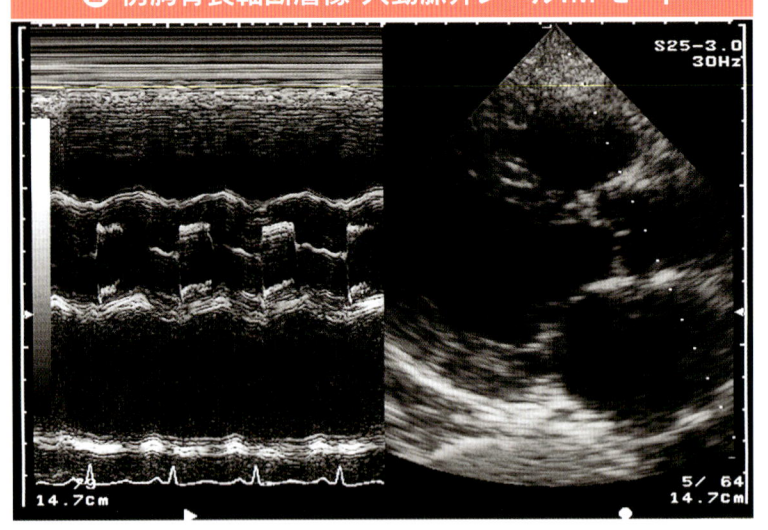

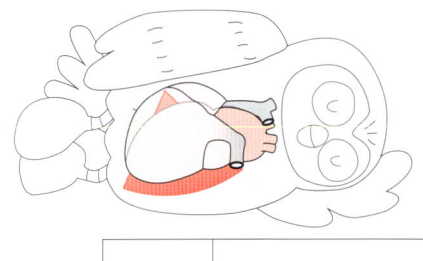

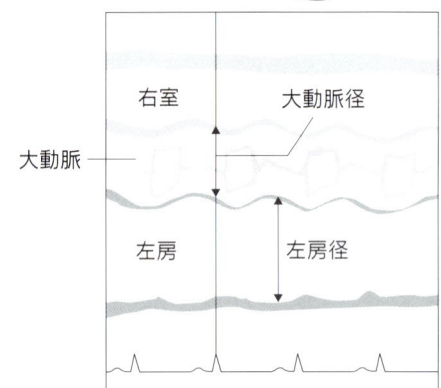

右室　　大動脈径
大動脈
左房　　左房径

❸ 傍胸骨長軸断層像 僧帽弁レベル：M モード

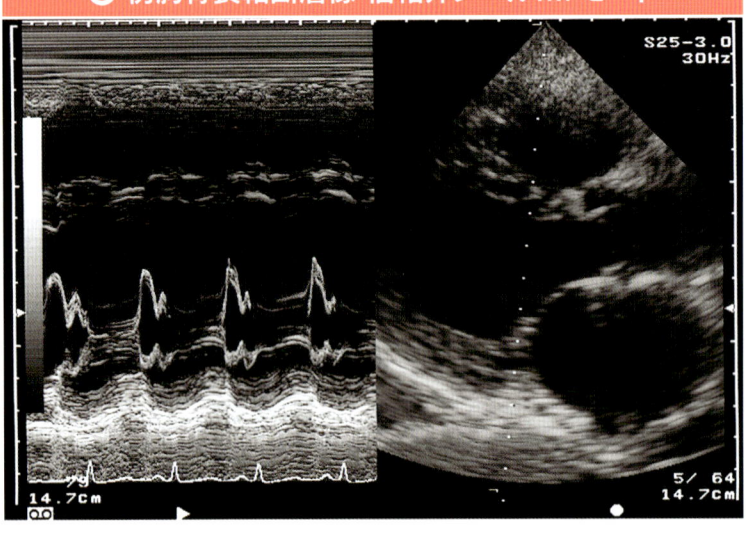

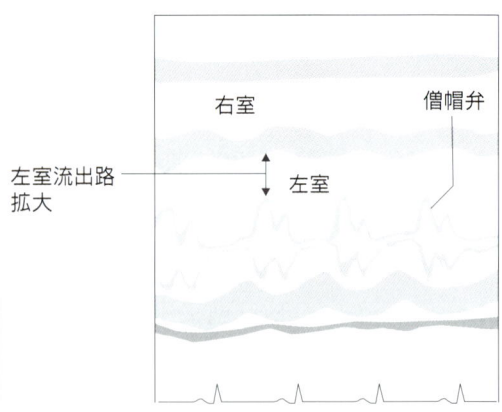

右室　　僧帽弁
左室流出路拡大　　左室

❹ 傍胸骨長軸断層像 左室レベル：M モード

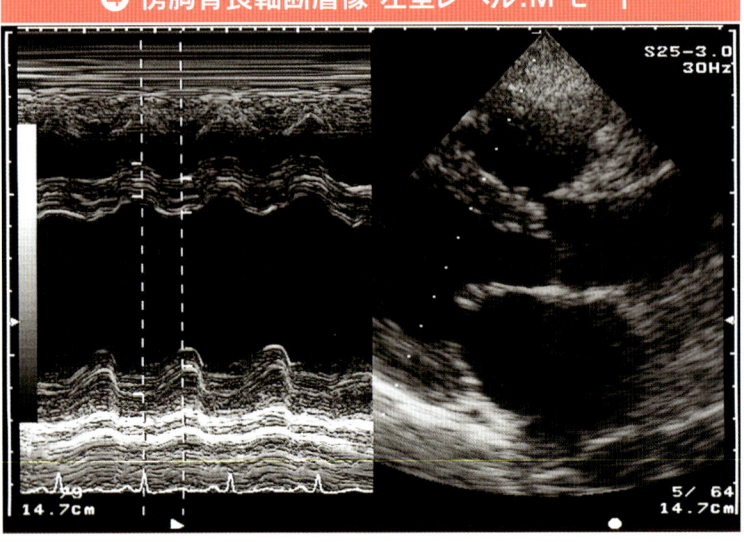

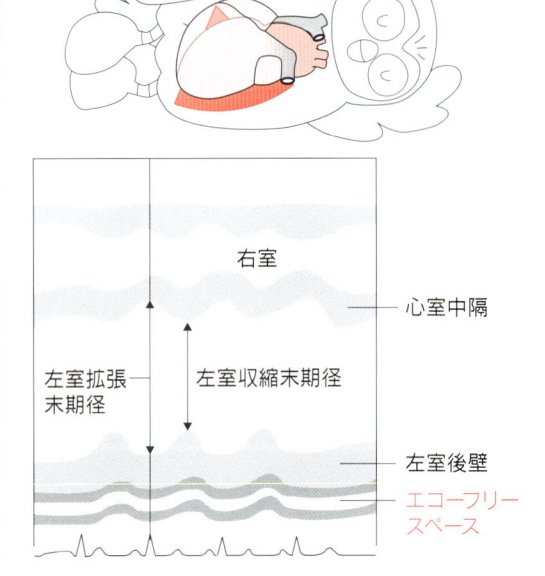

右室　　心室中隔
左室拡張末期径　　左室収縮末期径
左室後壁
エコーフリースペース

❺ 傍胸骨長軸断層像：カラードプラ

僧帽弁逆流ジェット

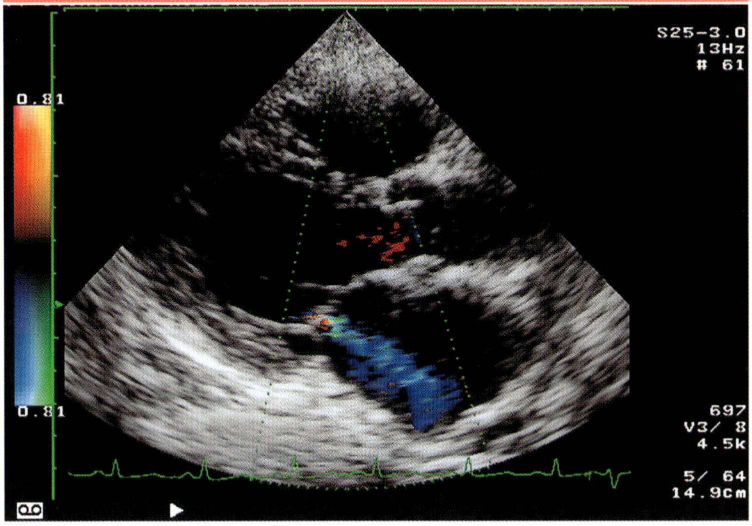

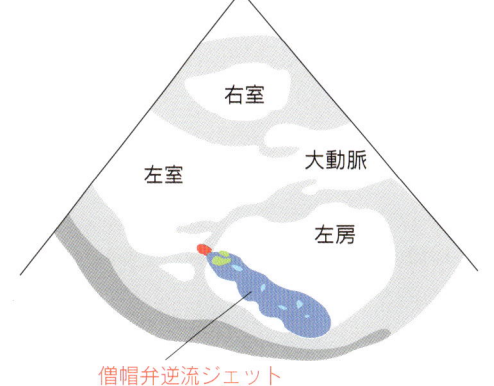

さて、この患者さんに何が起こっているのでしょうか？拡張型心筋症様の所見ですが、左室壁は薄くなっていません。**壁運動低下も全体的にみられ**、冠動脈支配領域に一致して異常がみられる心筋梗塞症などの虚血性心疾患とも違うようです。そうですね、クイズの答えはCの左室全体。

2週間前から**感冒様症状**があったことから、ウイルス感染による**急性心筋炎**(acute myocarditis)を合併し、心筋傷害をきたしたものと考えられます。

そのため、心筋の動きが全体的に悪くなり、心室の拡大を伴ってきたのです。時間経過が短いので心筋壁厚に変化はみられませんが、炎症が強ければ心筋は浮腫状に肥厚してきます。

また、治癒後には心筋が菲薄化し拡張型心筋症のようになることもあります。

急性心筋炎は軽症から重症のものまであり、重症例では重篤な心不全を合併し生命にもかかわります。

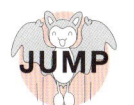

❻ 傍胸骨短軸断層像

右室 / 左室

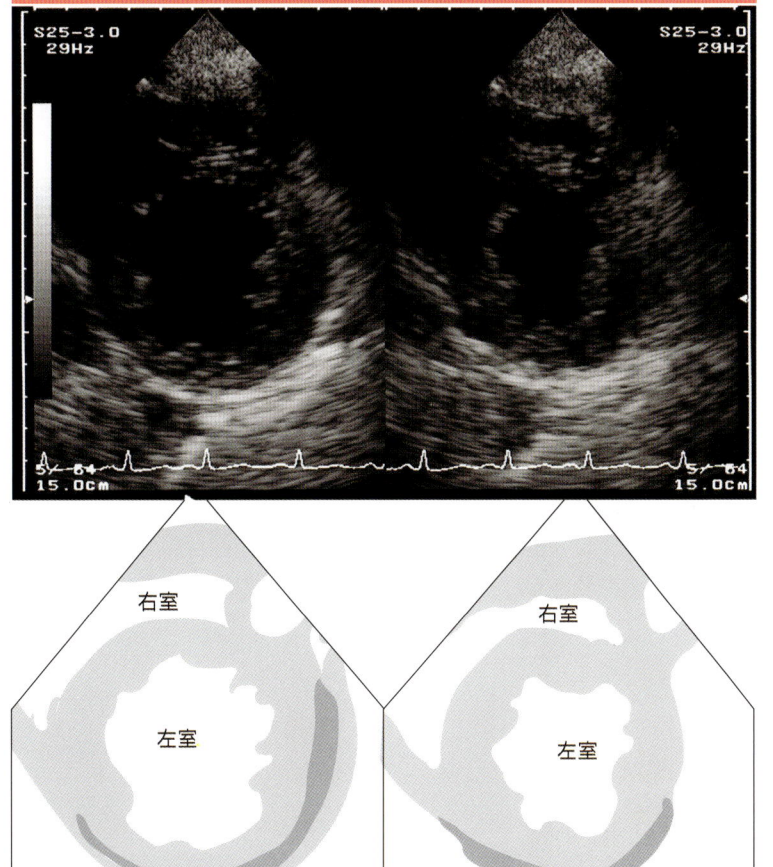

JUMP

さて、左房はなぜ大きいのでしょうか？**エコー図⑤**の傍胸骨長軸断層像カラードプラ図をみてください。僧帽弁逆流がⅡ～Ⅲ度みられます。左室拡大によるtetheringにより僧帽弁逆流をきたし、

左房が拡大しているのです。
傍胸骨短軸断層像(エコー図⑥)でも、左室は拡大し、壁運動は全体的に低下しているのがわかります。

また、三尖弁逆流の連続波ドプラ図(エコー図⑦)から右室収縮期圧は52mmHgと算出され、左心不全から二次的に軽度の肺高血圧(右心不全の合併)をきたしていることがわかります。

❼ 右室流入路血流速波形: 連続波ドプラ

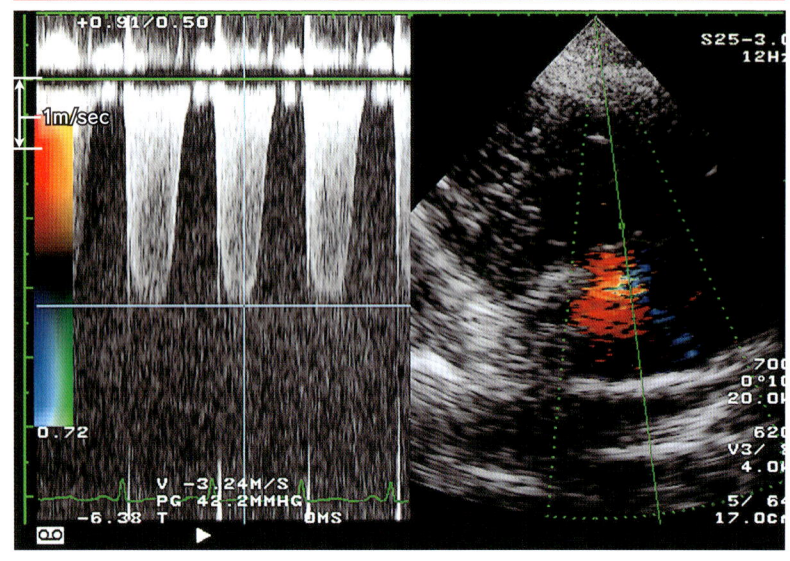

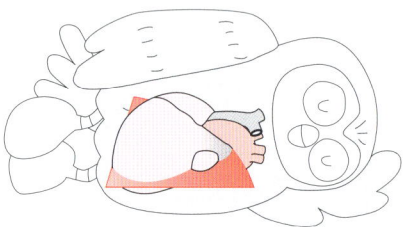

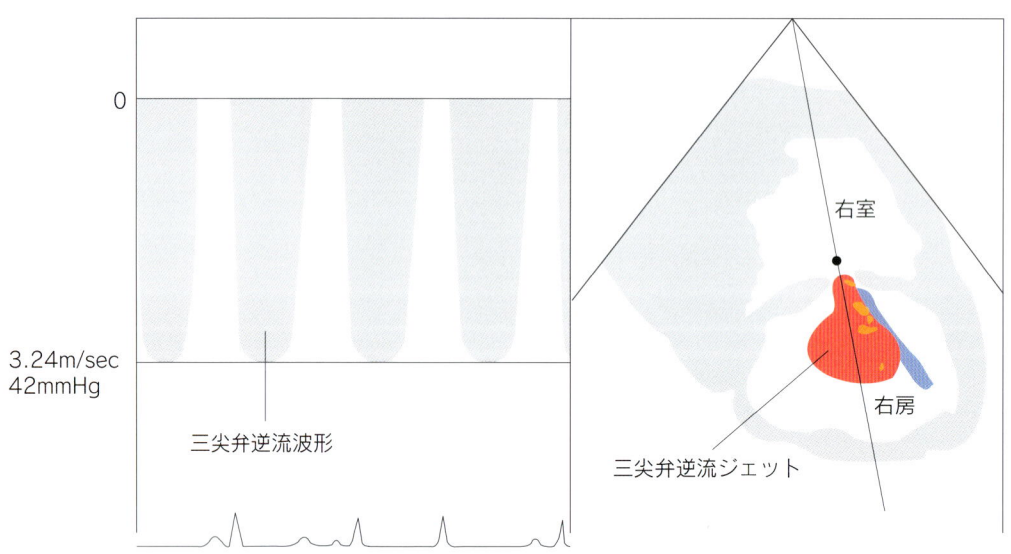

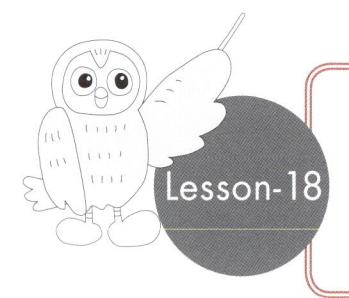

3.24m/sec
42mmHg
三尖弁逆流波形

右室
右房
三尖弁逆流ジェット

Lesson-18

■**心エコー図診断**: 急性心筋炎(両心不全を伴う)、僧帽弁逆流(II-III度)、心嚢液貯留(少量)

■**判読のポイント**: 左室拡大、全体的な左室壁運動低下、左室壁厚は正常

Question 19 心エコー図をみて答えよう
左室レベルMモードで心室中隔の動きは？
A. 正常　B. 低下 (hypokinesis)　C. 奇異性 (paradoxical)

33歳の女性、身長155cm、体重48kg、血圧110/60mmHg。労作時呼吸困難で来院されました。聴診上、II音の固定性分裂、肺動脈弁領域で収縮期駆出性雑音を聴取し、心電図は完全右脚ブロックと右軸偏位を示しています。胸部レントゲン写真では、心拡大と肺動脈の拡張がみられました。

エコー図①の左室レベルMモードで右室の大きさはどうでしょうか？ 右室径は40mmと拡大しています。また、右室腔内に三尖弁のエコーが一部みられます。

心室中隔の動きに注目してください。収縮期に左室側ではなく、右室側に動いています。心室中隔と左室後壁が同じ方向に動いているようにみえます。

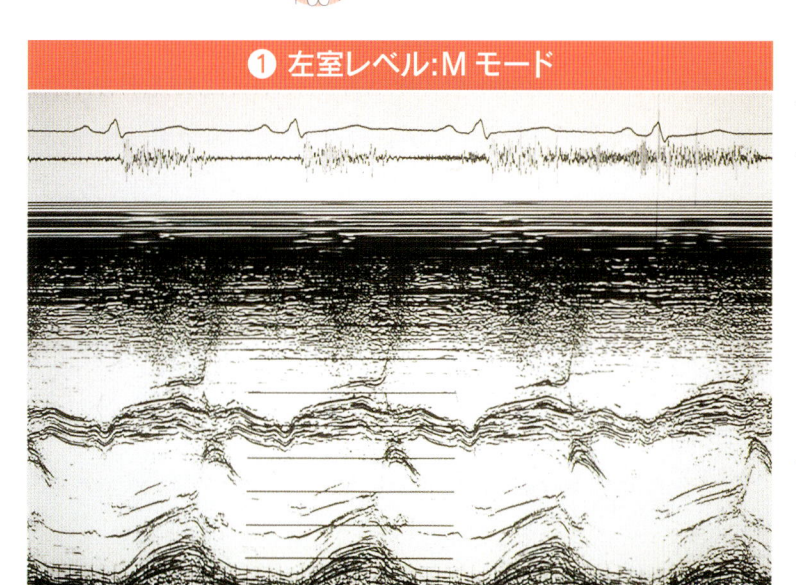

① 左室レベル:Mモード

これを**心室中隔の奇異性運動** (paradoxical motion)といい、**右室に容量負荷がかかった時にみられる**所見です。クイズの答えはCの奇異性ですね。

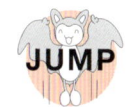

それでは、なぜ右室が拡大し、心室中隔の奇異性運動がみられるのでしょう？

エコー図②は、心尖部左室長軸断層像と傍胸骨長軸断層像の中間あたりにプローブを当てて描出される右室流入路長軸断層像のカラードプラ図です。この

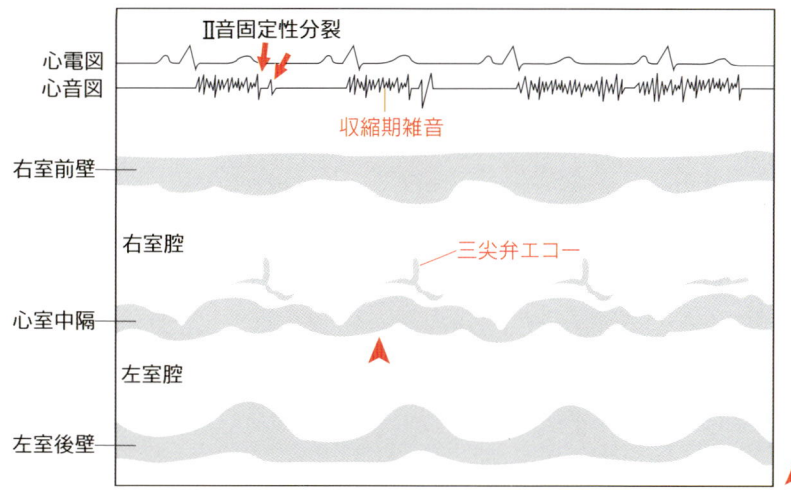

II音固定性分裂
心電図
心音図
収縮期雑音
右室前壁
右室腔
三尖弁エコー
心室中隔
左室腔
左室後壁
▲矢頭：心室中隔奇異性運動

❷ 右室流入路長軸断層像：カラードプラ

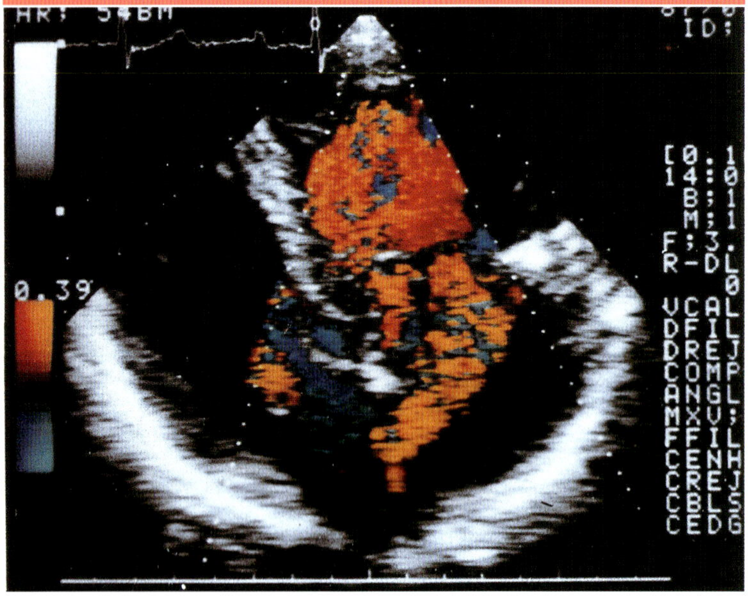

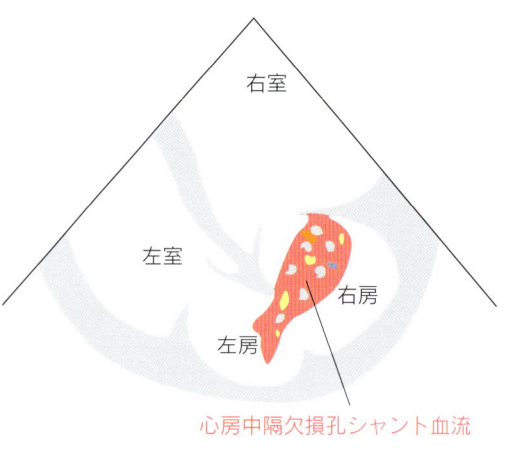

右室
左室
右房
左房
心房中隔欠損孔シャント血流

❸ 心窩部アプローチ断層像とカラードプラ

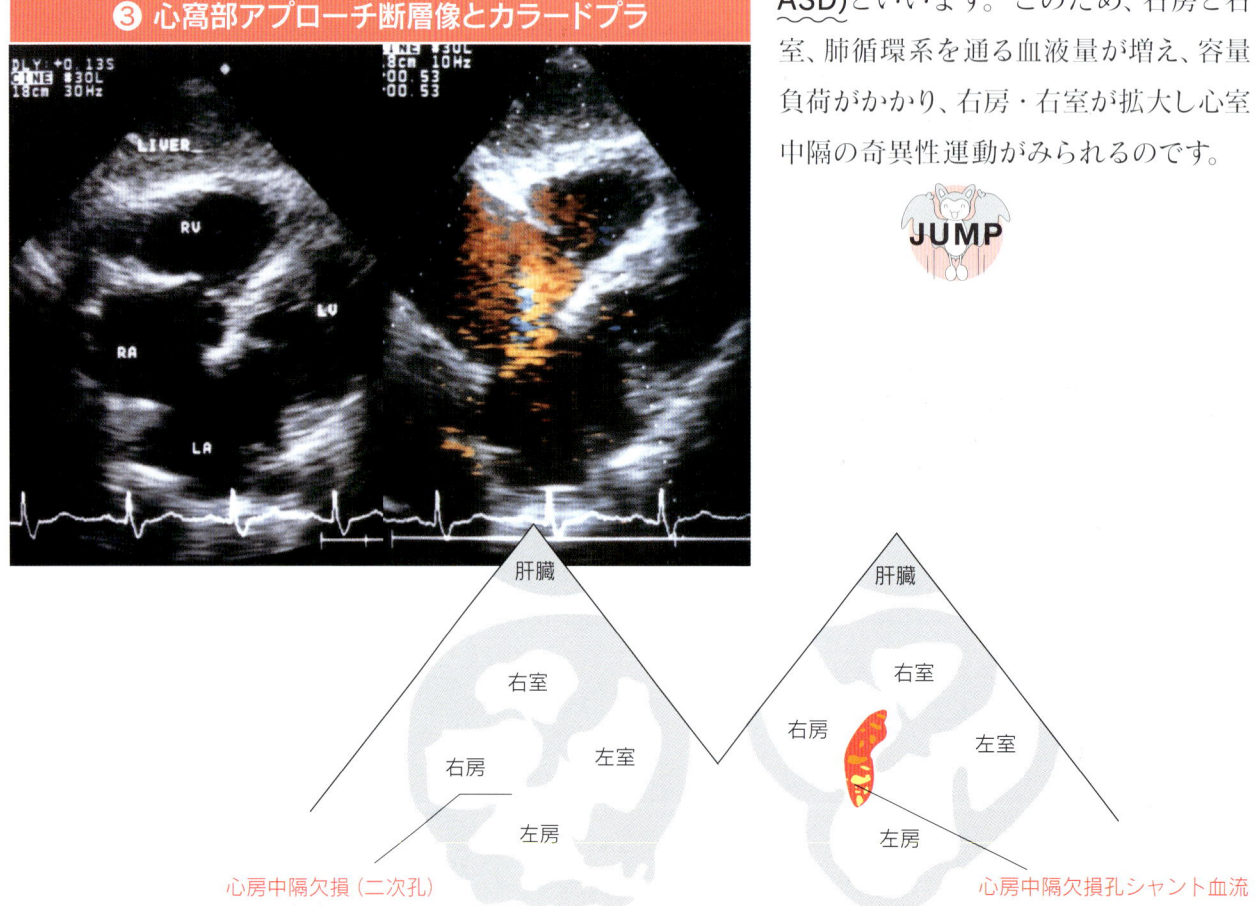

像は心房中隔をみるのにも適しています。
右室・右房は拡大し、左房から右房に心房中隔を横切るシャント血流がみられます。心房中隔に欠損があり、肺静脈を通って左房に入った血流の一部が欠損孔を通り、右房に逆流しているのです。これを<u>心房中隔欠損症</u>(atrial septal defect；ASD)といいます。このため、右房と右室、肺循環系を通る血液量が増え、容量負荷がかかり、右房・右室が拡大し心室中隔の奇異性運動がみられるのです。

JUMP

肝臓
右室
右房
左室
左房
心房中隔欠損（二次孔）

肝臓
右室
右房
左室
左房
心房中隔欠損孔シャント血流

心房中隔の欠損が描出できれば、心房中隔欠損症と診断できますが、通常のviewでは心房中隔は評価が難しく、右室拡大や心室中隔の奇異性運動がみられた時は心房中隔を詳しくみる必要があります。

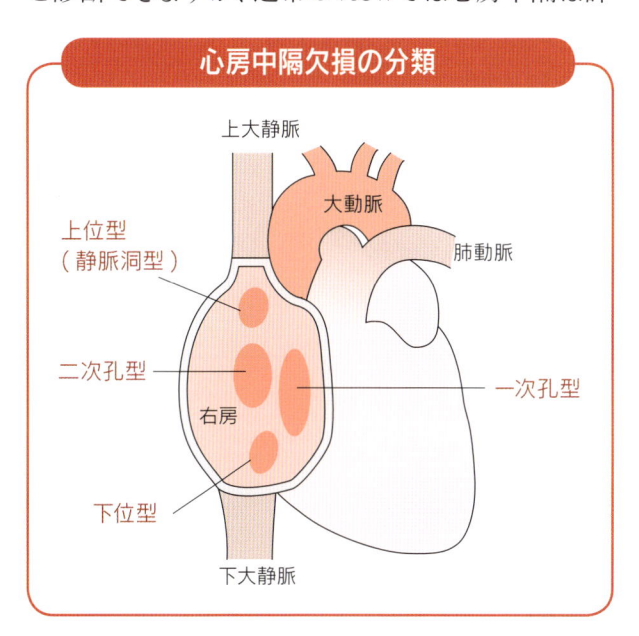

心房中隔欠損症は心房中隔の欠損部位により、**一次孔型、二次孔型、上位(静脈洞)型、下位型**に分類されます。

この症例では、心房中隔の中央にある卵円孔に欠損があり、二次孔型心房中隔欠損症であることがわかります。

心窩部からのアプローチ(subcostal view)も心房中隔をみるのに適した像です。**エコー図③**のように心房中隔の欠損部位がよくわかります。

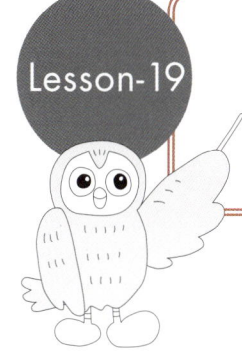

心房中隔欠損の分類

（図：上大静脈、大動脈、肺動脈、上位型(静脈洞型)、二次孔型、一次孔型、右房、下位型、下大静脈）

Lesson-19

■ **心エコー図診断**：二次孔型心房中隔欠損症

■ **判読のポイント**：右房・右室拡大、心室中隔奇異性運動、心房中隔を横切るシャント血流

右室拡大や心室中隔の奇異性運動があれば、心房中隔を詳しくみよう！

COLUMN

Mモード心エコー図で心室中隔奇異性運動のみられる病態

Mモードの心エコー図で心室中隔奇異性運動がみられる病態には、どのようなものがあるでしょうか?

この症例の心房中隔欠損症のように右室容量負荷をきたす疾患以外にも、次のような病態で心室中隔奇異性運動がみられます。

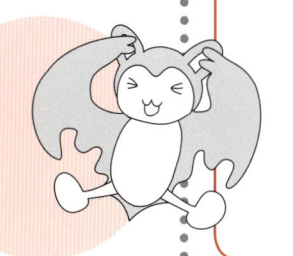

- 左脚ブロック
- 心室ペースメーカー植え込み後
- 心膜切開術後
- 早期興奮症候群(WPW症候群)
- 収縮性心膜炎
- 心筋虚血・梗塞
- 心室中隔心筋傷害をきたす二次性心筋症(サルコイドーシスなど)

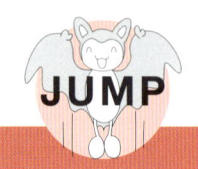

Question 20 心エコー図をみて答えよう

異常シャント血流は、どの部位にみられるでしょうか？

A. 心房中隔　B. 心室中隔膜様部　C. 動脈管

56歳の女性、身長154cm、体重55kg、血圧130/80mmHg。幼少期より心雑音を指摘されていましたが、自覚症状も特になく、精査も行っていなかったとのことです。感冒時に受診した近医で心雑音を再度指摘され、精査目的で心エコー図検査を行うことになりました。

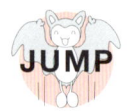

JUMP

エコー図①の傍胸骨長軸断層像のカラードプラで、何か異常なところはないでしょうか？心内腔の大きさはほぼ正常ですが、右室腔内にモザイク状の異常血流がみられます。異常血流は心室中隔か

① 傍胸骨長軸断層像：カラードプラ

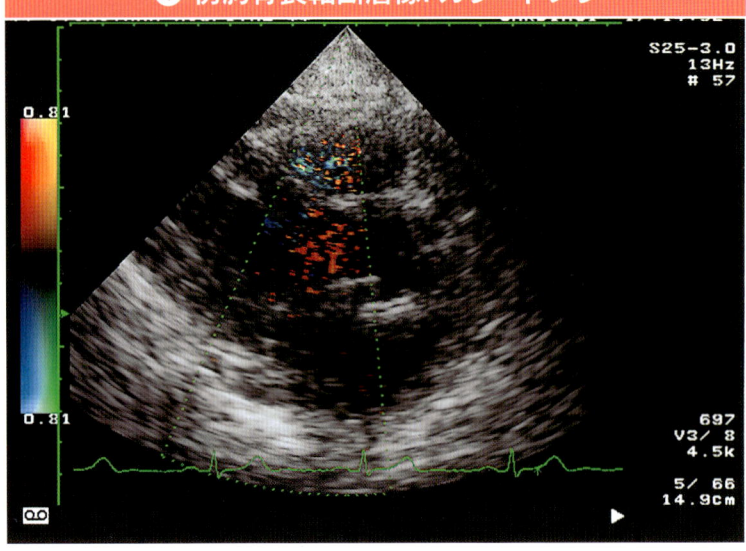

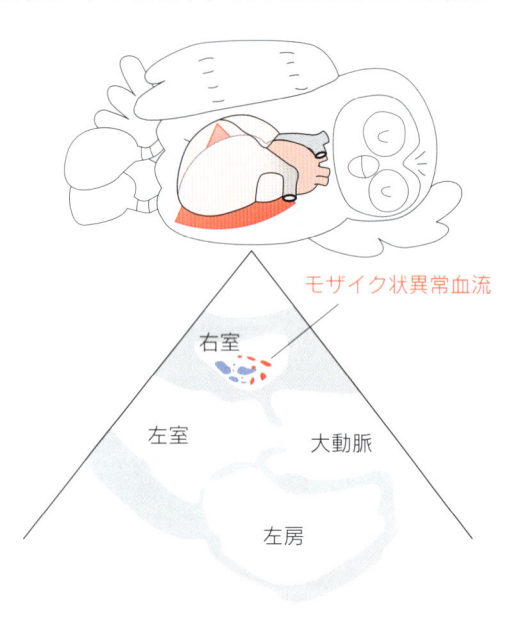

モザイク状異常血流
右室
左室　大動脈
左房

② 傍胸骨短軸断層像　大動脈弁直下レベル

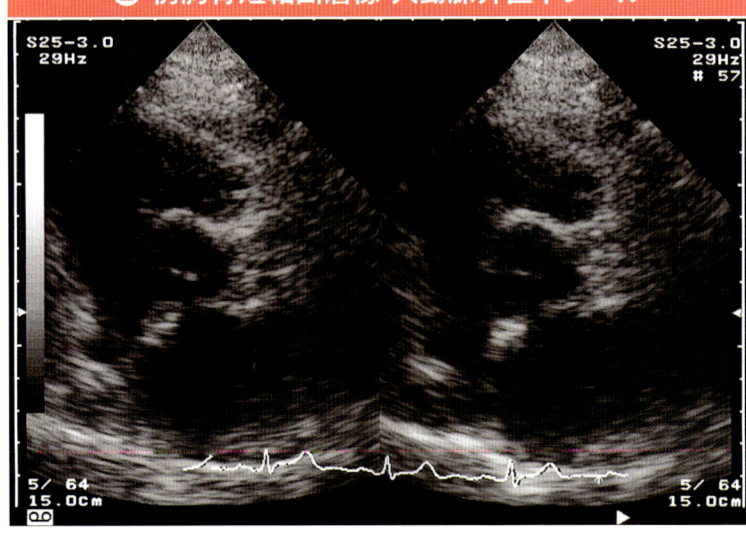

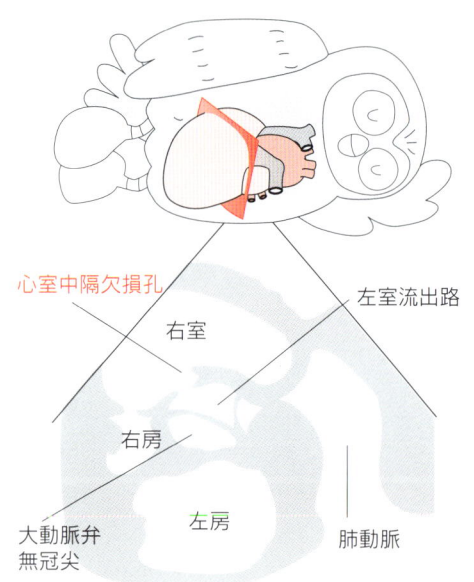

心室中隔欠損孔　左室流出路
右室
右房
大動脈弁無冠尖　左房　肺動脈

❸ 傍胸骨短軸断層像 大動脈弁直下レベル：カラードプラ

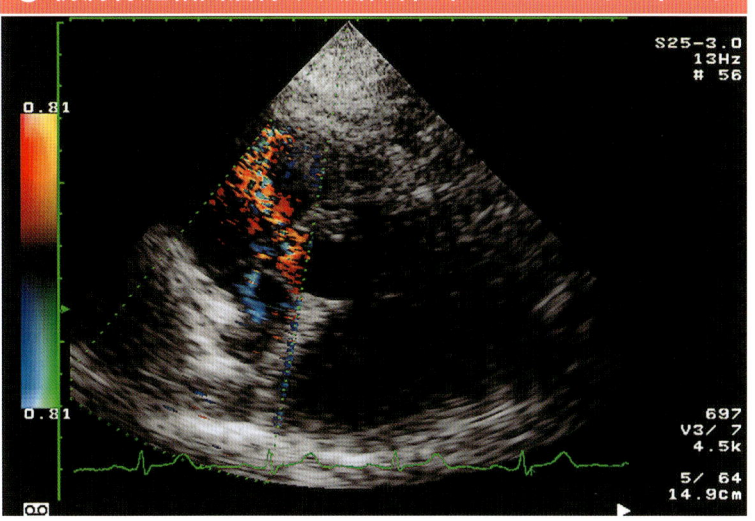

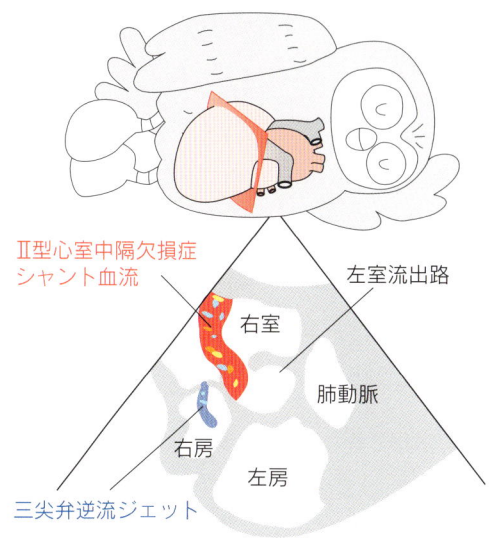

Ⅱ型心室中隔欠損症
シャント血流

左室流出路

右室

肺動脈

右房

左房

三尖弁逆流ジェット

❹ 心尖部四腔断層像：カラードプラ

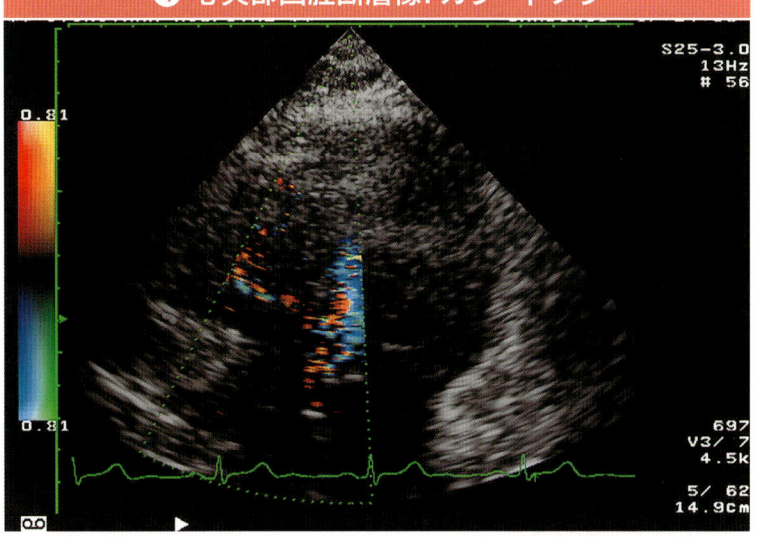

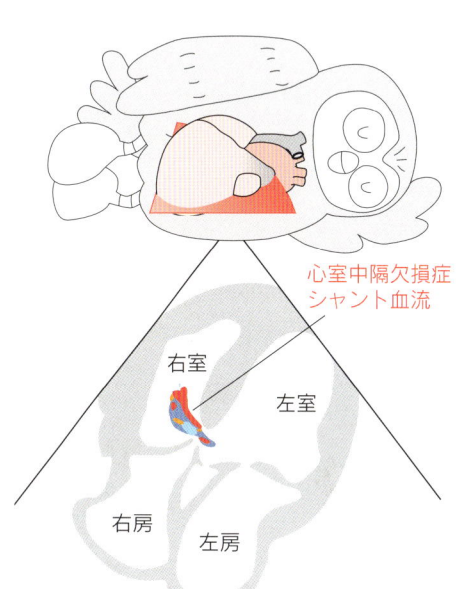

心室中隔欠損症
シャント血流

右室

左室

右房

左房

❺ 心尖部左室長軸断層像：カラードプラ

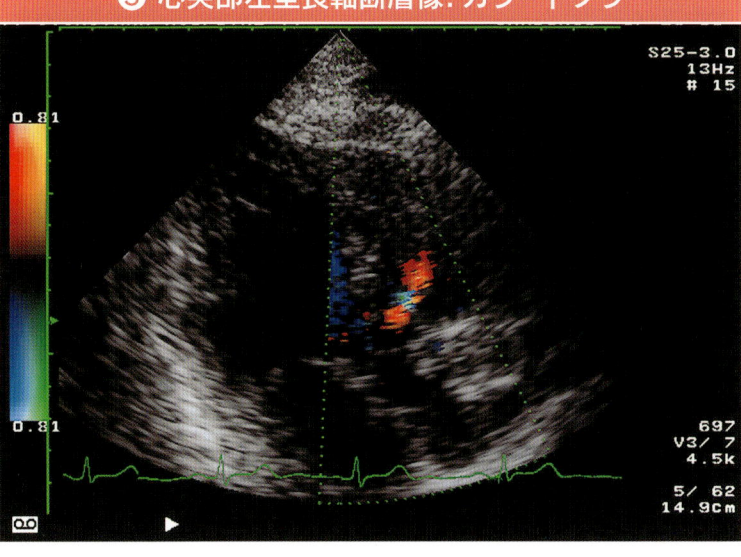

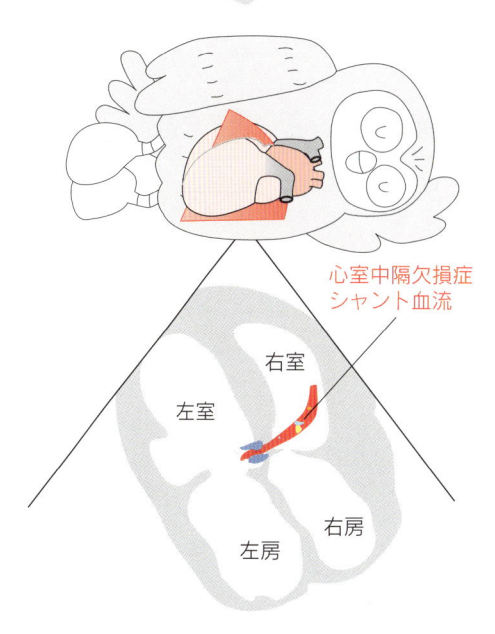

心室中隔欠損症
シャント血流

右室

左室

右房

左房

Question 20

異常シャント血流は、どの部位にみられるでしょうか？

ら出ているようにみえますが、明らかな欠損孔は不明です。

次に、傍胸骨短軸断層像の大動脈弁レベルで、少し左室流出路寄りの断面(エコー図②)をみてみましょう。**左室流出路の三尖弁寄りの右室との境の壁に、欠損孔**がみられます。ここでカラードプラモード(エコー図③)にすると、その欠損孔を通って、左室流出路から右室内に逆流するモザイク状のシャント血流がみられます。

JUMP

これは、**心室中隔欠損症**(ventricular septal defect ; VSD) **Ⅱ型**の所見です。

心室中隔の膜様部という部位の欠損です。心尖部四腔断層像(エコー図④)および長軸断層像(エコー図⑤)カラードプラ図でも、心室中隔欠損孔を通過するシャント血流がみられます。

クイズの答えは、そうです、Bの心室中隔膜様部ですね。

膜様部心室中隔欠損症では、出生時に心室中隔欠損がみられても自然閉鎖するものが多いのです。自然閉鎖しない症例でも欠損孔が小さく、シャント血流の量が少なければ、この症例のように心内腔の拡大もなく、自覚症状もないものがあります。

ただし、高圧の左室から狭い欠損孔を通って低圧の右室にシャント血流が逆流するので、**大きな心雑音**が聴こえます。このような心室中隔欠損症をRoger typeといいます。

心室中隔欠損症の分類

心室中隔欠損症の分類法には、「Kirklinの分類」と「心エコー図による分類」があります。

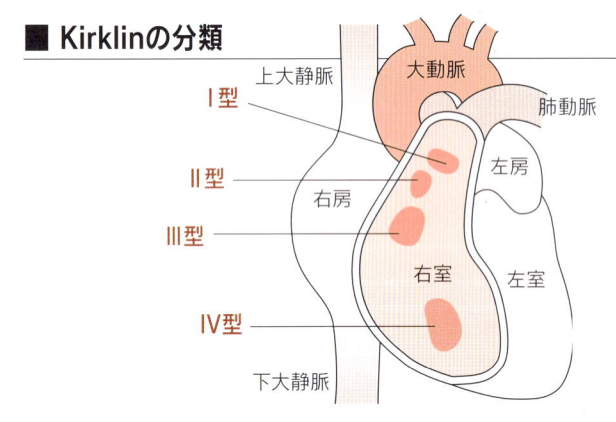

■ Kirklinの分類

Ⅰ型：漏斗部中隔欠損(右室流出路の肺動脈弁直下の欠損)
Ⅱ型：膜様部欠損(心室中隔の膜様部およびその周辺の欠損)
Ⅲ型：心内膜床欠損(三尖弁中隔尖の下方の欠損)
Ⅳ型：筋性部欠損(心尖部寄りの筋性部中隔欠損)

■ 心エコー図による分類

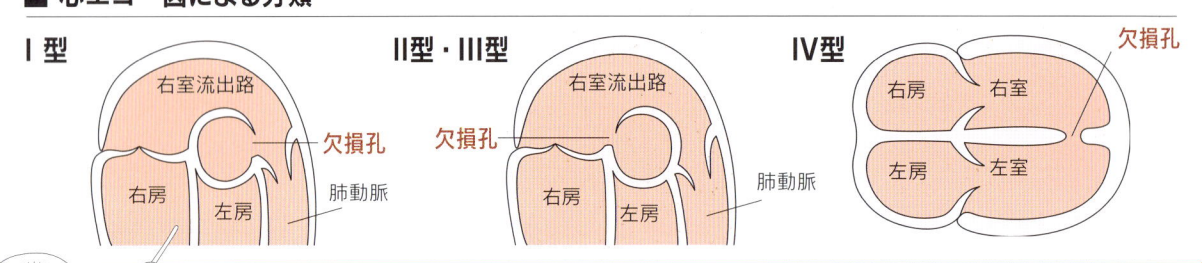

Ⅰ型　　Ⅱ型・Ⅲ型　　Ⅳ型

Lesson-20

■ **心エコー図診断**：**心室中隔欠損症 Ⅱ型**
■ **判読のポイント**：**心室中隔の欠損孔、欠損孔を通過するシャント血流**

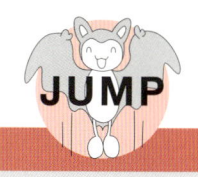

Question 21 心エコー図をみて答えよう
弁の付着位置がおかしいのは、どの弁でしょうか？

A. 僧帽弁前尖　B. 三尖弁前尖　C. 三尖弁中隔尖

53歳の女性、身長152cm、体重48kg、血圧90/56mmHg、脈拍160/分。動悸があり、心電図で発作性上室性頻拍症がみられました。発作消失後の心電図は、**WPW症候群**を示しています。器質的心疾患の有無を調べる目的で、心エコー図検査が行われました。

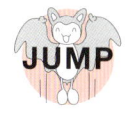

❶ 心尖部四腔断層像

機能的右室／三尖弁中隔尖／三尖弁前尖／右室／左室／右房／右房化右室／僧帽弁前尖／左房

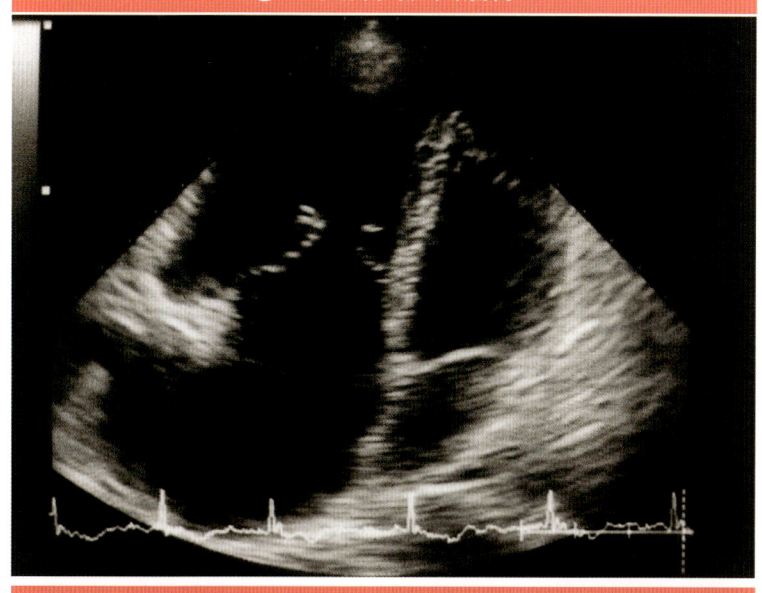

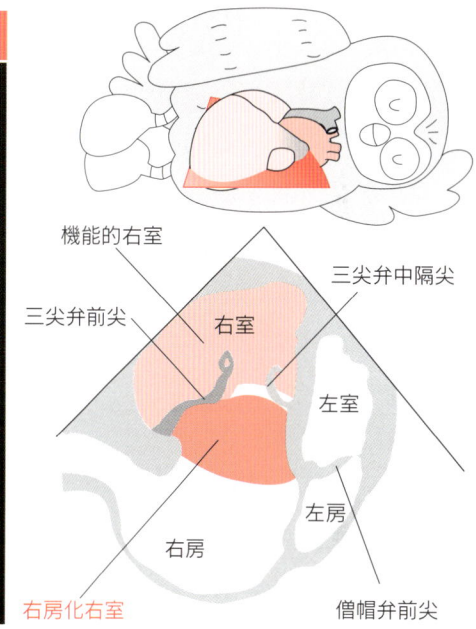

❷ 右室流入路長軸断層像

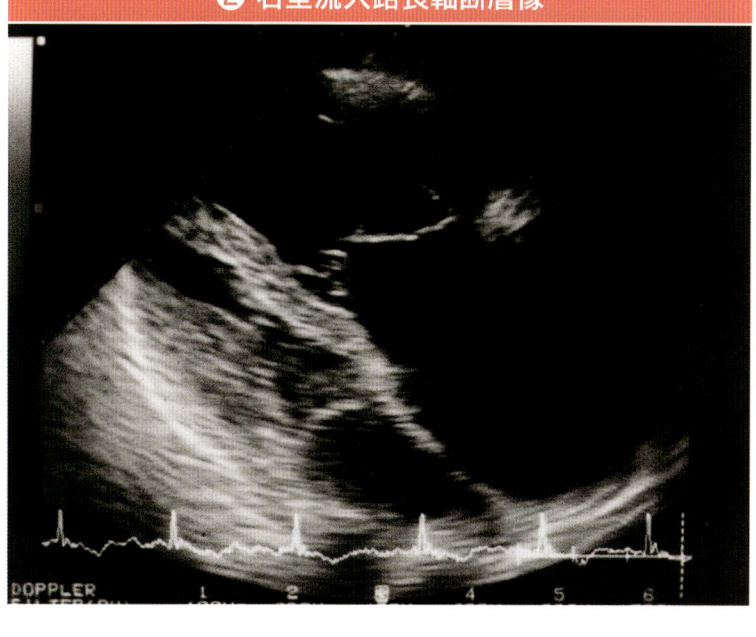

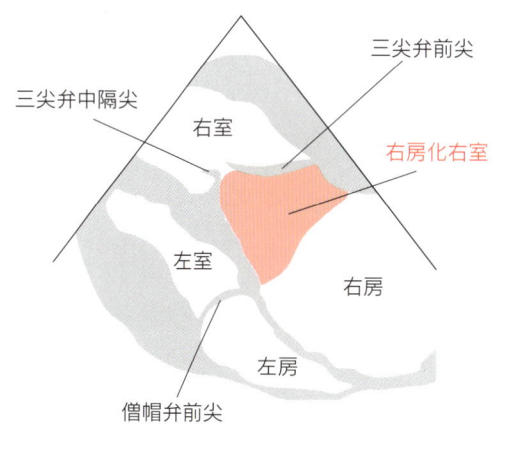

三尖弁中隔尖／三尖弁前尖／右室／右房化右室／左室／右房／左房／僧帽弁前尖

エコー図①は心尖部四腔断層像です。右房・右室の大きさはどうでしょうか？　左室・左房と比べてかなり拡大していますね。なぜ、大きくなっているのでしょうか？三尖弁に注目してください。

三尖弁の中隔尖が、僧帽弁前尖の付着位置に比べて、かなり心尖部寄りに付着しています。このため、右室の基部が右房の一部となり、本来の右室は**右房化右室**と**機能的右室**に二分されます。

このような異常を**エプスタイン奇形**(Ebstein anomaly)といいます。三尖弁中隔尖(および後尖)の付着位置が僧帽弁の付着位置より**8mm/㎡(体表面積で補正)以上心尖部寄り**であれば、エプスタイン奇形と診断されます。この三尖弁の付着位置(右房化右室と機能的右室の相対的大きさ)により、重症度が決まります。

右室流入路長軸断層像(**エコー図②**)でも、三尖弁の付着位置がよく観察できます。

というわけで、クイズの答えはCの三尖弁中隔尖です。

JUMP

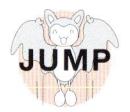

付着異常を示す三尖弁中隔尖・後尖は発育不全がみられ、逆に**三尖弁前尖は巨大化**して帆状の過大運動を示します。

三尖弁の接合不全による三尖弁逆流を合併し、右房・右室の拡大がみられ、左室が圧排されて狭小化がみられます。

また、右房化右室の心室中隔の動きは**奇異性運動**を示します。

エプスタイン奇形の75%に**卵円孔開存**や**二次孔欠損型心房中隔欠損症**を合併し、右-左短絡を生じチアノーゼをきたすことがあります。

心房中隔に異常がないか、チェックすることも大切となります。

また、しばしばWPW症候群を合併します。

Lesson-21

■**心エコー図診断:エプスタイン奇形**

■**判読のポイント:心尖部側に偏位した三尖弁中隔尖(右房化右室)、三尖弁前尖の巨大化、三尖弁逆流、右房・右室の拡大、心室中隔奇異性運動**

Question 22

心エコー図をみて答えよう

連続波ドプラ三尖弁逆流波形から推定される右室収縮期圧は、どのくらいでしょうか？

右室収縮期圧は　A. 30 mmHg　B. 65 mmHg　C. 105 mmHg

70歳の男性、身長160cm、体重68kg、血圧110/70mmHg。7年前より労作時呼吸困難があり、精査の結果、慢性肺血栓塞栓症と診断されました。定期検査で心エコー図検査を行いました。

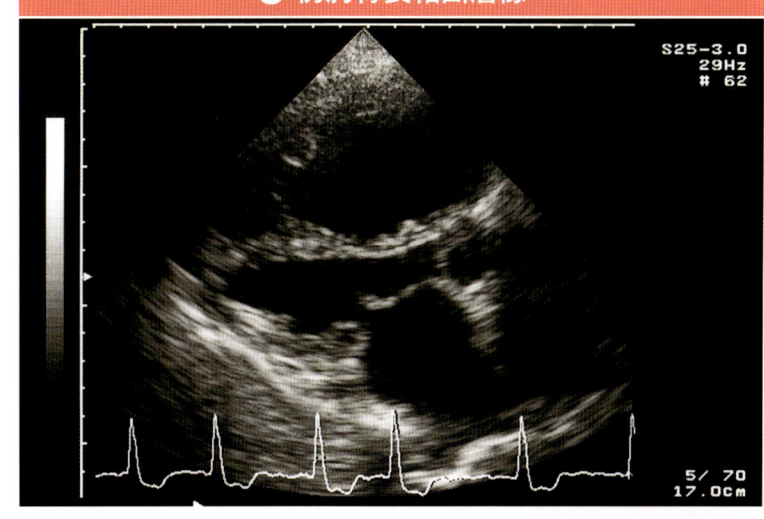

エコー図①の傍胸骨長軸断層像で、右室の大きさはどうでしょうか？著明に拡大し、右室自由壁も肥厚しています。そのため、心室中隔が左室側に圧排され**左室が狭小化**しています。

エコー図②の左室レベルMモードで、右室径を測ってみてください。52mmと拡大しています。右室前壁厚も15mmと肥厚しています。

それに比べて左室拡張末期径は31mm、収縮末期径13mmと小さくなっています。

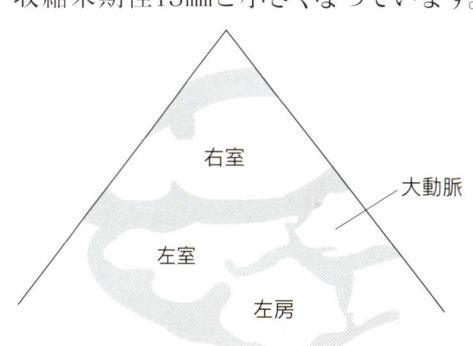

❶ 傍胸骨長軸断層像

❷ 傍胸骨長軸断層像　左室レベル：Mモード

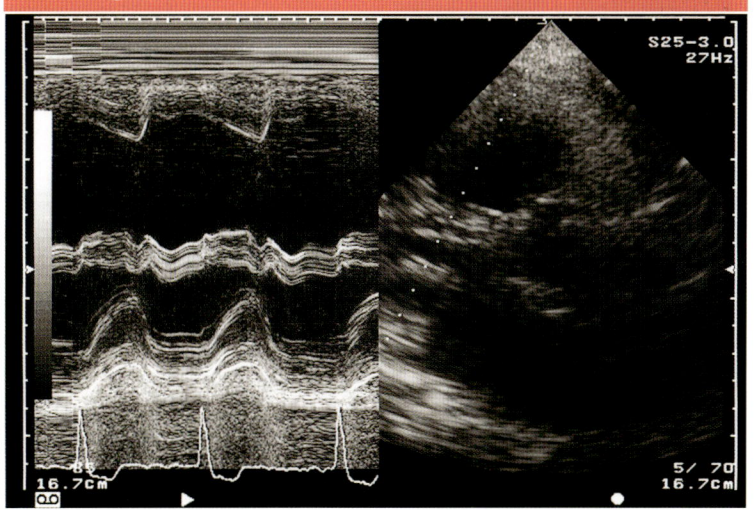

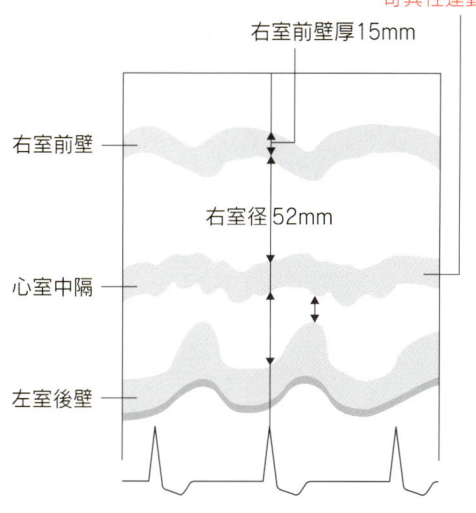

右室／大動脈／左室／左房

奇異性運動
右室前壁厚15mm
右室前壁
右室径52mm
心室中隔
左室後壁

❸ 傍胸骨短軸断層像 乳頭筋レベル

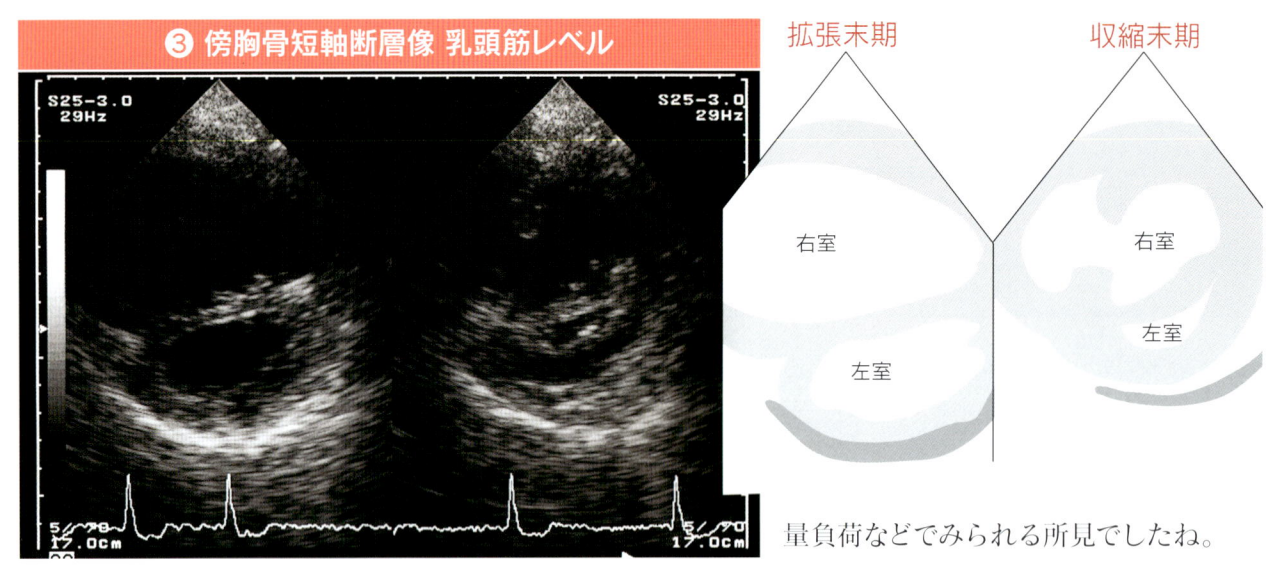

拡張末期　　　　収縮末期

右室　　　　　　右室

左室　　　　　　左室

心室中隔厚10mm、左室後壁厚11mmです。
さて、心室中隔の動きはどうでしょうか？収縮期に右室側に向かって動く**奇異性運動**(paradoxical motion)を示しています。右室容量負荷などでみられる所見でしたね。

ここで、傍胸骨短軸断層像乳頭筋レベル(エコー図❸)にしてみましょう。右室が著明に拡大し、心室中隔が左室側に圧排されて、左室の形状は円形でなく**扁平(D shape)**になっています。

❹ 傍胸骨短軸断層像 大動脈弁・肺動脈弁レベル:Mモード

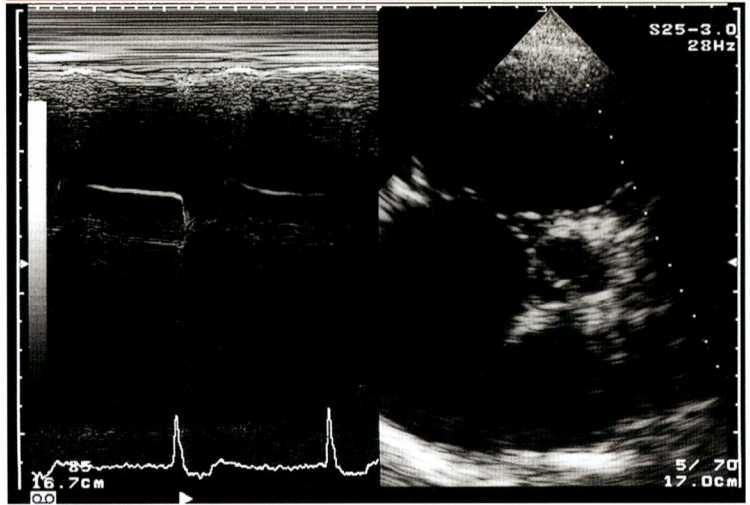

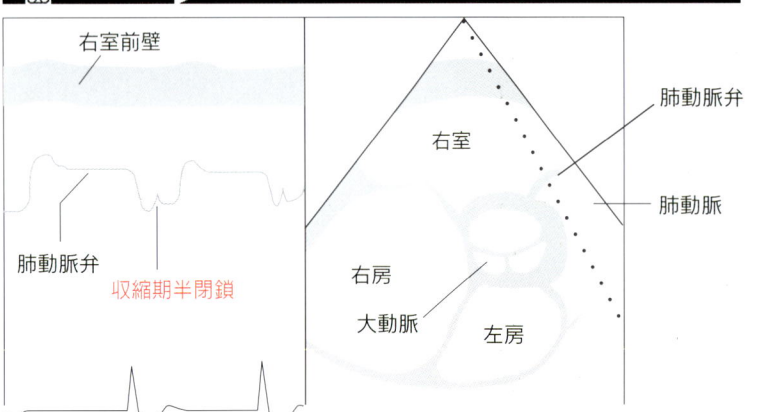

右室前壁
肺動脈弁
収縮期半閉鎖

右室
肺動脈弁
肺動脈
右房
大動脈
左房

エコー図❹の傍胸骨短軸断層像大動脈弁レベルおよび肺動脈弁のMモード図では、肺動脈弁が全周期で明瞭に描出されており、肺動脈弁は**収縮期に半閉鎖**を示しています。

これは肺動脈圧上昇により、いったん開いた肺動脈弁が押し戻される所見で、**肺高血圧症**(pulmonary hypertension)でみられます。

プローブを少しずらして、肺動脈基部から分岐部がみえる断面(エコー図❺)にしてみましょう。肺動脈基部および左右肺動脈が、著明に拡大しているのがわかります。肺動脈基部径を計測すると58mmと拡大しています。

エコー図❻の心尖部四腔断層像カラー

❺ 傍胸骨短軸断層像 大動脈弁レベル 肺動脈断面像

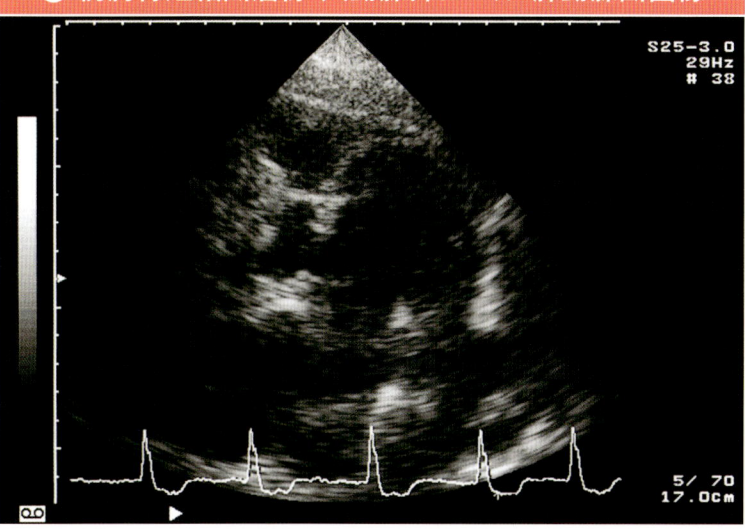

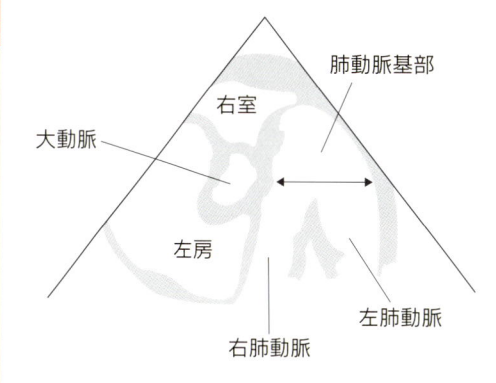

❻ 心尖部四腔断層像：カラードプラと三尖弁逆流連続波ドプラ

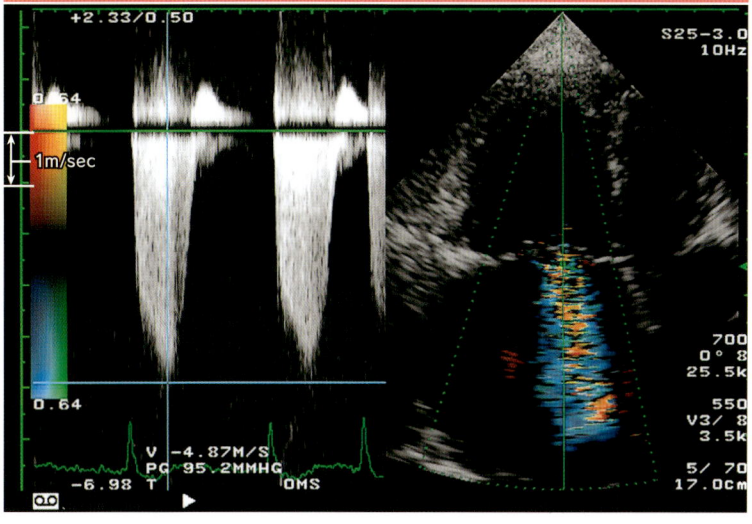

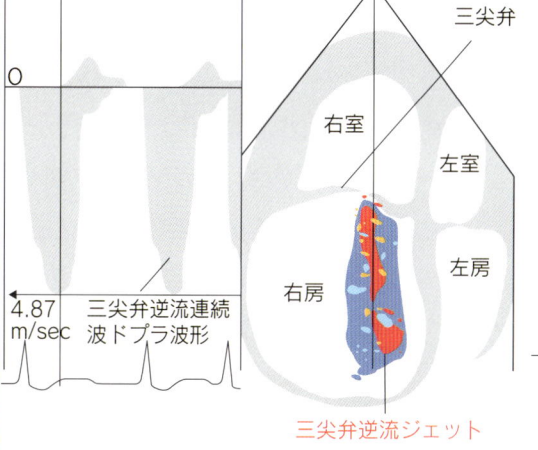

ドプラ図、および三尖弁逆流の連続波ドプラ波形では、右室・右房の拡大とⅢ-Ⅳ度の三尖弁逆流がみられます。

三尖弁逆流の最高血流速度は4.87m/secで、右室-右房間の圧較差は

簡易ベルヌーイの式（$\Delta P=4V^2$）から

$4\times 4.87\times 4.87=95\text{mmHg}$

と計測されます。

右房圧を10mmHgとすると、右室収縮期圧（すなわち、肺動脈の収縮期圧）は105mmHgと算出され（p.136参照）、高度の肺高血圧症が存在することがわかります。

そうです、クイズの答えはCですね。

Question 22
連続波ドプラ三尖弁逆流波形から推定される右室収縮期圧は、どのくらいでしょうか？

Lesson-22

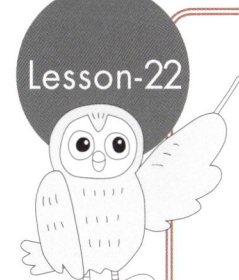

■**心エコー図診断**：慢性肺血栓塞栓症による肺高血圧症、三尖弁逆流（Ⅲ-Ⅳ度）、推定右室収縮期圧105mmHg、肺動脈・右房・右室拡大

■**判読のポイント**：肺動脈・右室・右房拡大、心室中隔圧排、左室狭小化・扁平化、心室中隔奇異性運動、肺動脈弁収縮期半閉鎖、三尖弁逆流、推定右室収縮期圧105mmHg

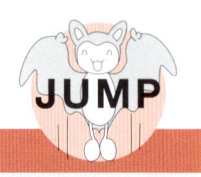

Question 23 心エコー図をみて答えよう
僧帽弁レベルMモード図の所見から、考えられる心疾患は？

A. 僧帽弁狭窄症　B. 僧帽弁輪石灰化　C. 左房粘液腫

71歳の女性、身長150cm、体重40kg、血圧100/50mmHg。労作時呼吸困難と動悸を訴えて来院。胸部レントゲン写真で心陰影左第3弓の突出を認め、聴診上、拡張期のIII音に一致する時相で過剰心音が聴こえ、拡張期ランブルを聴取しました。精査目的で、心エコー図検査を受けることになりました。

JUMP

エコー図①の僧帽弁レベルMモード図で異常なところは、どこでしょうか？僧帽弁のMモードでは、洞調律であれば僧帽弁前尖はE波とA波がみられ、M型を示すのでしたね。

さて、僧帽弁前尖はM型を示していますか？僧帽弁前尖の後退速度(DDR)が低下し、あたかも僧帽弁狭窄症のような波形を示しています。

正常では、いったん開いた僧帽弁は一時元に戻り(E波)、心房収縮でもう一度開きます(A波)。

この症例では、なぜ僧帽弁は開いたままになっているのでしょうか？

拡張期に開いた僧帽弁の内側に注目してください。何か、実質性のエコーが内部にみられませんか？いったい、これは何なのでしょう？

JUMP

心尖部四腔断層像(エコー図②)にしてみましょう。左の収縮期像では、左房内に**腫瘤状のエコー**がみられます。右の拡張期像では、左房内にあった腫瘤が開いた僧帽弁内に逸脱しているのがわかります。僧帽弁レベルMモード図で、拡張期に開いた僧帽弁内にみられた実質性エコーはこの腫瘤だったのです。よくみると、腫瘤は茎を持って心房中隔に付着し、**収縮期には左房内、拡張期には僧帽弁内に行ったり来たりしています**。これは、心臓腫瘍で最も多い良性の**粘液腫**(myxoma)の特徴的な所見です。

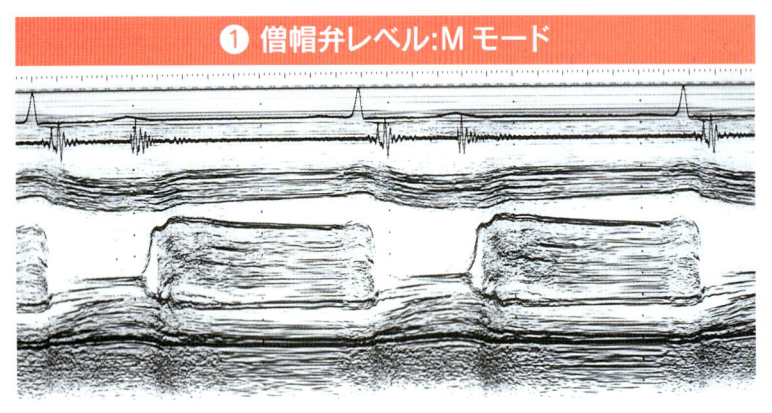

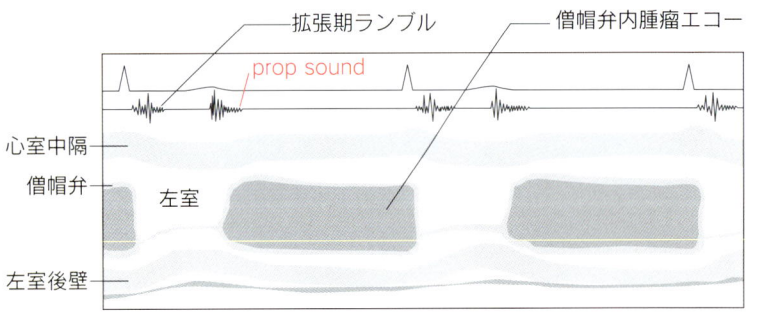

JUMP

エコー図③の心尖部四腔断層像カラードプラ図をみてください。**拡張期に腫瘤が僧帽弁内に逸脱**するため、僧帽弁を通過する血流は腫瘤と僧帽弁の隙間を通り、僧帽弁狭窄症と同じような血行動態になっています。

① 僧帽弁レベル：Mモード

拡張期ランブル　僧帽弁内腫瘤エコー
prop sound

心室中隔
僧帽弁　左室
左室後壁

❷ 心尖部四腔断層像

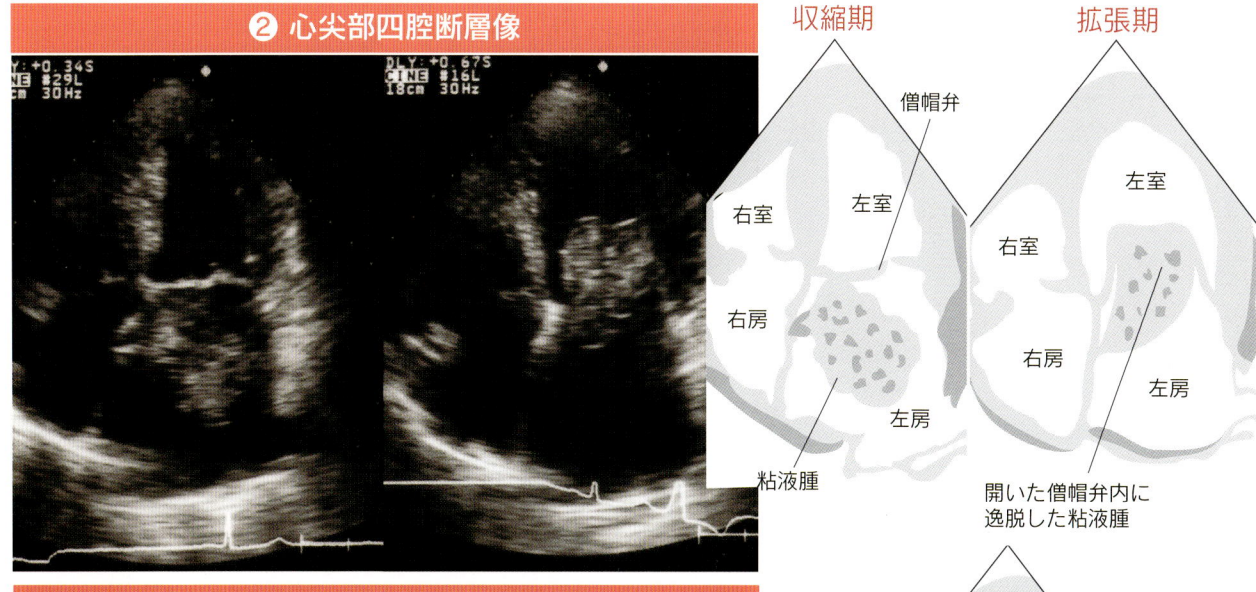

❸ 心尖部四腔断層像：カラードプラ

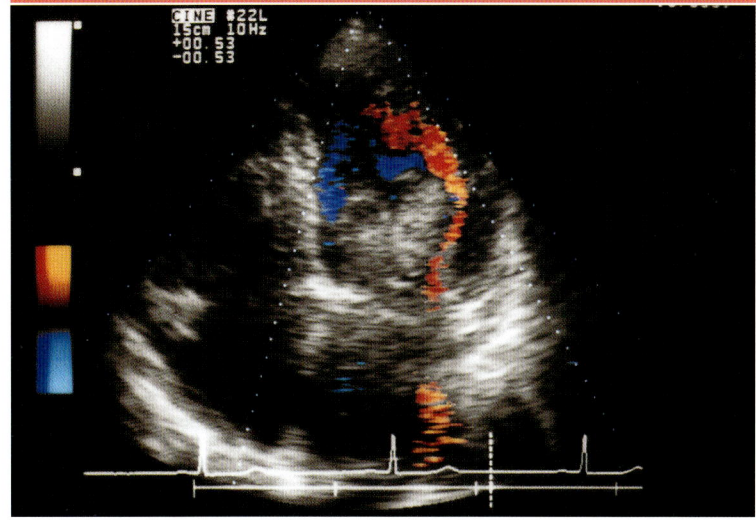

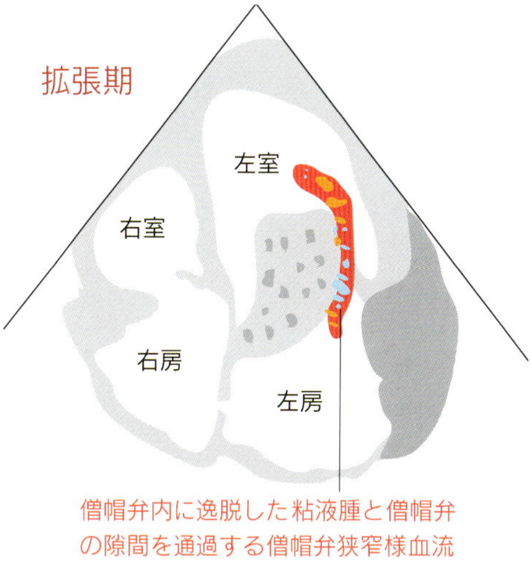

収縮期
僧帽弁／左室／右室／右房／左房／粘液腫

拡張期
左室／右室／右房／左房
開いた僧帽弁内に逸脱した粘液腫

拡張期
左室／右室／右房／左房
僧帽弁内に逸脱した粘液腫と僧帽弁の隙間を通過する僧帽弁狭窄様血流

そのため、僧帽弁狭窄症に特徴的な心雑音である拡張期ランブルが聴取され、腫瘤が拡張期に僧帽弁内に逸脱する時の音が、Ⅲ音の位置に聴こえる**過剰心音**(prop sound)となるのです。

粘液腫の75％は左房内に発生し、心房中隔の卵円窩近傍から茎を持って発生します。僧帽弁を腫瘤が行き来するので、僧帽弁は慢性的に刺激されて変性を起こし、**僧帽弁逆流を合併**することが多く、左房拡大を助長します。

左房内血栓との鑑別が重要となりますが、血栓は茎を持たないことが多く、左房壁にべたっと付着していることが多いです。

また、血栓の場合は僧帽弁狭窄症や心房細動といった、血栓を形成しやすい基礎疾患がみられます。

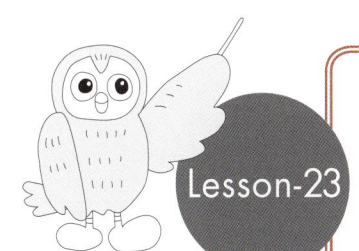

Lesson-23

■ **心エコー図診断：左房粘液腫**

■ **判読のポイント：僧帽弁レベルMモード図で僧帽弁内に実質性エコーを伴った僧帽弁前尖の後退速度(DDR)低下、心房中隔卵円窩付近に茎を持って付着する可動性に富んだ腫瘤**

APPENDIX
超音波と心エコー図関連の数式

周波数:f(Hz) 周期:t(s)	$f = 1/t$
周波数:f(Hz) 音速:c(m/s) 波長:λ(mm)	$c = f \times \lambda$
距離分解能:⊿X(mm) 波数:n 波長:λ(mm)	$\Delta X = (n \times \lambda)/2$
音速:$c_1 \cdot c_2$(m/s) 入射角:θ_1 屈折角:θ_2 $(\sin\theta_1/\sin\theta_2) = (c_1/c_2)$	
音響インピーダンス:Z 密度:ρ(g/cm³) 音速:c(m/s)	$Z = \rho \times c$
反射強度:Ri 音響インピーダンス:$Z_1 \cdot Z_2$	$Ri = \{(Z_1 - Z_2)/(Z_1 + Z_2)\}^2$
参照周波数(超音波周波数):fo(MHz) ドプラシフト周波数:fd(kHz) 音速:c(m/s) 流速:v(m/s) 入射角:θ $fd = (2 \times v \times \cos\theta \times fo)/c$	
フレームレート:R(Hz) 走査線数:N(本) 視野深度:D(cm) 音速:c(m/s)	$R = c/(2 \times D \times N)$
%FS(%) 左室拡張末期径:LVDd(cm) 　　　　 左室収縮末期径:LVDs(cm)	%FS = (LVDd − LVDs)/LVDd
駆出率:EF(%) 左室拡張末期容積:EDV(mL) 　　　　　　 左室収縮末期容積:ESV(mL)	EF = (EDV − ESV)/EDV
圧較差:⊿P(mmHg) 血流速度:V(m/s)	$\Delta P = 4V^2$
左室流出路断面積:A_1　　　大動脈弁口面積:A_2 左室流出路の流速積分値:TVI_1　大動脈弁の流速積分値:TVI_2	$A_1 \times TVI_1 = A_2 \times TVI_2$ $A_2 = A_1 \times TVI_1/TVI_2$
Pressure half time:PHT(msec)	僧帽弁口面積 = 220/PHT (cm²)
左室心筋重量(g) = 1.04×[(左室拡張末期径+心室中隔厚+左室後壁厚(cm))³−左室拡張末期径(cm)³]−13.6g	
右室(肺動脈)圧(mmHg) = 右室・右房の圧較差(⊿P)+右房圧(10mmHg) [収縮期]	

参考文献

1) 大木 崇：断層心エコー法・ドプラ法の臨床, 医学書院, 1987.

2) 吉川純一他：初心者のための心エコー図マニュアル, 最新医学社, 1993.

3) 五島雄一郎他編集：心エコーのABC.日本医師会雑誌 臨時増刊 114 (No.5), 1995.

4) 長井 裕, 伊東紘一：絵でみる超音波(改訂第2版), 南江堂, 2000.

5) 三原昭二：図解ハイベーシック超音波検査, メディカルサイエンス社, 2001.

6) 吉川純一：臨床心エコー図学(第2版), 文光堂, 2001.

7) 和賀井敏夫, 甲子乃人：改訂版超音波の基礎と装置, コンパクト超音波シリーズ, Vol.6,(第3刷), 2003.

8) 社団法人 日本超音波医学会編：医用超音波用語集(第3版), 2004.

9) 日本超音波検査学会監修：心臓超音波テキスト(第1版第4刷), 医歯薬出版株式会社, 2004.

10) 松崎益徳企画・構成：特集:僧帽弁閉鎖不全症を見直す, Heart View (7月号), MEDICAL VIEW, 2005.

11) Feigenbaum H, et al : Feigenbaum's Echocardiography. Sixth Edition, Lippincot Williams & Wilkins, Philadelphia, 2005.

著者略歴

小糸仁史（こいと・ひとし）

昭和 54 年	関西医科大学卒業、関西医科大学内科研修医
昭和 55 年	関西医科大学大学院入学（内科学第二講座）
昭和 60 年	米国 ECFMG/FMGEMS 合格、関西医科大学医学博士
昭和 61 年	米国マサチューセッツ州立大学医学部、セントヴィンセント病院　内科・心臓病部門フェロー
昭和 63 年	関西医科大学助手（内科学第二講座）
平成　2 年	関西医科大学心エコー室 室長
平成　6 年	関西医科大学講師（内科学第二講座）
平成 11 年	関西医科大学助教授（内科学第二講座）
平成 12 年	関西医科大学附属男山病院内科部長
	現在に至る

資格：米国内科学会Fellow(FACP)、米国胸部疾患学会Fellow(FCCP)、内科認定医・専門医・指導医、超音波専門医・指導医、循環器専門医、心臓病学会特別正会員(FJCC)、老年病専門医・指導医、核医学専門医

Editor:American Journal of Noninvasive Cardiology, Journal of Noninvasive Cardiology

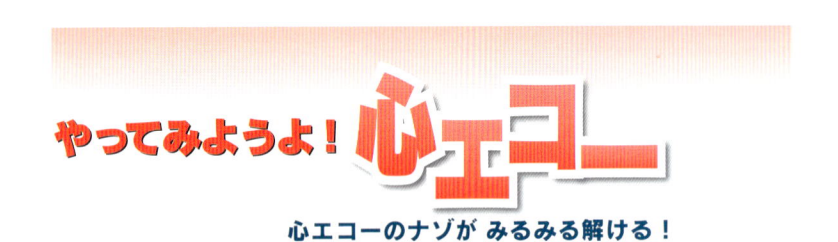

やってみようよ！心エコー
心エコーのナゾが みるみる解ける！

2005 年 11 月 30 日 初版第 1 刷発行
2012 年 10 月 10 日 初版第 4 刷発行

［著　者］小糸仁史
［発行者］赤土正幸
［発行所］株式会社インターメディカ
　　　〒102-0072　東京都千代田区飯田橋 2-14-2
　　　TEL 03-3234-9559　FAX 03-3239-3066
　　　ホームページ http://www.intermedica.co.jp
［印　刷］三報社印刷株式会社

協力 / 東芝メディカルシステムズ株式会社

編集 / 小沢ひとみ
ブックデザイン・DTP/ 安藤千恵 (AS)
イラスト / 松田健　図版 / 山口雅也 (AS)

ISBN978-4-89996-161-1 C3047
定価はカバーに表示してあります。